现代儿童口腔医学规范诊疗手册

"十三五"国家重点出版物出版规划项目

北大医学口腔临床规范诊疗丛书

现代儿童口腔医学 规范诊疗手册

主　编　秦　满

编　者　（按姓名汉语拼音排序）

陈　洁　郭怡丹　胡　嘉　贾维茜

李　静　凌　龙　刘　鹤　马文利

彭楚芳　秦　满　王建红　王岐麟

王　潇　王媛媛　吴　南　吴晓冉

夏　斌　杨　杰　杨　媛　张　笋

章晶晶　赵双云　赵玉鸣　周　琼

朱俊霞

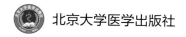

北京大学医学出版社

XIANDAI ERTONG KOUQIANG YIXUE GUIFAN
ZHENLIAO SHOUCE

图书在版编目（CIP）数据

现代儿童口腔医学规范诊疗手册/秦满主编. —北京：
北京大学医学出版社，2022.10（2024.4重印）
ISBN 978-7-5659-2604-4

Ⅰ.①现… Ⅱ.①秦… Ⅲ.①小儿疾病—口腔
疾病—诊疗—手册 Ⅳ.①R788-62

中国版本图书馆CIP数据核字（2022）第039892号

现代儿童口腔医学规范诊疗手册

主　　编：秦　满
出版发行：北京大学医学出版社
地　　址：（100191）北京市海淀区学院路38号　北京大学医学部院内
电　　话：发行部 010-82802230；图书邮购 010-82802495
网　　址：http://www.pumpress.com.cn
E-mail：booksale@bjmu.edu.cn
印　　刷：北京信彩瑞禾印刷厂
经　　销：新华书店
策划编辑：董采萱
责任编辑：李　娜　责任校对：靳新强　责任印制：李　啸
开　　本：889 mm×1194 mm　1/32　印张：10.375　字数：298千字
版　　次：2022年10月第1版　2024年4月第2次印刷
书　　号：ISBN 978-7-5659-2604-4
定　　价：88.00元
版权所有，违者必究
（凡属质量问题请与本社发行部联系退换）

丛书序言

20 年前，北京医科大学口腔医学院（现北京大学口腔医学院）先后编写出版了《现代口腔科诊疗手册》和"口腔临床医师丛书"。这两套书籍因其便于携带、易于查阅、实用性强的手册形式，言简意赅、富有科学性和指导性的编写风格，受到了广大读者的欢迎和喜爱。其间，我收到了很多读者和一些作者的反馈，北京大学医学出版社的领导也多次向我提出，希望北京大学口腔医学院再次启动丛书的修订再版。

时隔 20 年，口腔医学发生了翻天覆地的变化，新理论、新知识、新技术、新材料不断涌现。随着显微根管治疗和现代口腔种植技术的广泛应用，现代牙体牙髓治疗和口腔修复与传统的"补牙"和"镶牙"已经不是一个概念；部分以手工操作为主的技工室已经被全自动化的无人车间所替代。数字化技术的广泛应用显著提高了口腔疾病诊疗的质量和效率。口腔医生需要及时更新自己的知识，不断"充电"，才能跟上口腔医学知识和技术的快速发展，才能满足口腔疾病诊治的需要。我们编写出版的诊疗手册也理所当然地要反映出这些年口腔医学领域的新进展。

基于此，北京大学口腔医学院组织专家修订了丛书，更名为"北大医学口腔临床规范诊疗丛书"，内容扩展为 10 个分册，涵盖口腔临床医学的各个专科，使其更为系统和完整。本着规范与创新相结合的原则，这套丛书既重点叙述经典的诊疗规范，也适当介绍前沿新概念、新知识和新技术的临床应用。在保持简便实用的手册风格的基础上，采用现代图书出版的数字化技术，大大增强了丛书的可读性。通过这一系列的更新和改进，新手册将以崭新的面貌呈现在广大读者面前，也将再次得到大家的欢迎和喜爱。可喜的是，这套丛书还顺利入选

"十三五"国家重点出版物出版规划项目，并得到了国家出版基金的资助。

北京大学口腔医学院（北京大学口腔医院）是国际上规模最大的口腔专科医院，是国家口腔医学中心，也是我国建院历史悠久、综合实力一流的口腔医学院校，长期以来发挥着口腔医学界领头羊的作用。参加本套丛书编写的作者都是活跃在临床一线的口腔医学专家，具有丰富的临床和教学经验。由他们编写而成的诊疗手册具有很强的权威性、指导性和实用性。

衷心祝贺"北大医学口腔临床规范诊疗丛书"出版面世，祝贺北京大学口腔医学院在打造口腔医学诊疗手册传世精品的道路上迈出了雄健的步伐！也诚挚地把这套手册推荐给我们的口腔医学同道。

俞光岩

丛书前言

北京大学口腔医学院编写的《现代口腔科诊疗手册》和"口腔临床医师丛书"小巧实用，便于随身携带查阅，出版以来，深受广大口腔医师欢迎，成为口腔医师的良师益友。为了适应口腔医学的不断发展，提升丛书质量，使丛书能够更好地服务于临床工作，满足不断增长的口腔医师临床工作的需求，我们对丛书进行了更新，并更名为"北大医学口腔临床规范诊疗丛书"。

"北大医学口腔临床规范诊疗丛书"共包含 10 个分册，即《现代口腔颌面外科学规范诊疗手册》《现代口腔修复学规范诊疗手册》《现代口腔正畸学规范诊疗手册》《现代牙体牙髓病学规范诊疗手册》《现代牙周病学规范诊疗手册》《现代儿童口腔医学规范诊疗手册》《现代口腔黏膜病学规范诊疗手册》《现代口腔全科医学规范诊疗手册》《现代口腔颌面医学影像学规范诊断手册》和《现代口腔颌面病理学规范诊断手册》。这套手册内容涵盖了口腔临床的各个专科，成为一套系统、完整的口腔医学诊疗手册。为适应住院医师规范化培训需求，此次修订增加了口腔颌面医学影像学、口腔颌面病理学和口腔全科医学方面内容的三个分册。

近年来，口腔临床医学得到了很大发展。数字化口腔医学技术在临床中普遍应用，口腔医学新知识、新技术和新疗法不断涌现并逐步成熟。这套手册在介绍经典诊疗规范的同时，注意适当介绍前沿新概念、新知识和新技术的临床应用，以保证整套手册内容的先进性。在编写方式上，本版手册尝试采用了现代图书出版的数字化技术，既丰富了内容，也使内容的呈现方式更加多元化，明显提高了本套丛书的可读性与临床实用性。这些新编写方式的采用既给编者们提供了更多展示手册内容的手段，也提出了新的挑战。感谢各位编委在繁忙的工作中适应新的要求，为这套手册的编写所付出的辛勤劳动和智慧。

这套手册是在北京大学口腔医学院前两套手册基础上的传承，感谢前辈们为这套手册的出版所做出的贡献。中华口腔医学会原会长俞光岩教授担任丛书顾问并作序，提出了宝贵的修改意见。这套手册的修订也得到了北京大学医学出版社的大力支持。在此，向所有为丛书编写出版做出努力和贡献的同仁致以崇高的敬意！

由于丛书编写涉及口腔各专科领域，各专科存在交叉重叠情况，编写人员专业特长不同，加之水平有限，书中难免存在不足之处，敬请广大读者给予批评指正！

郭传瑸

前　言

　　北京大学口腔医学院曾于2000年牵头编写了《现代口腔科诊疗手册》和"口腔临床医师丛书"，出版以来，受到读者的广泛欢迎，深刻影响了我国口腔科医师规范化培训和规范诊疗体系的建立，曾多次印刷再版。为适应我国口腔医学的高水平发展，我们将其中的"儿童口腔医学"章节独立成书，服务于全国儿童口腔科临床医师。

　　北京大学口腔医学院儿童口腔科由我国儿童口腔医学创始人之一李宏毅教授创建于1951年，是我国配置最完善、规模最大的儿童口腔医学专业科室。2002年，北京大学口腔医学院儿童口腔科成为我国首个儿童口腔医学二级学科，2007年起成为我国首个儿童口腔医学博士学位授权学科点，2014—2016年完成了儿童口腔科国家临床重点专科建设项目，成为国家临床重点专科。依托于北京大学口腔医学院国家口腔医学临床中心，我科在医疗、教学、科研方面全面发展，综合水平位于全国前列。得益于我科一直以来传承和坚持的严谨规范的诊疗体系，我们撰写了《现代儿童口腔医学规范诊疗手册》，希望可以帮助儿童口腔科医师、规培住院医师以及口腔医学研究生提高儿童口腔医学规范化诊疗水平，从临床诊断、治疗设计及预后评估等方面提高解决临床实际问题的能力，更好地服务于我国儿童口腔健康福祉。

　　本书的编写始于2019年，历时3年。在这期间，人类遭遇了新冠肺炎的严峻考验。所有编者共同努力，克服了重重困难，终于让书稿经过疫情的洗礼，得以付梓出版，这对我们来说也是对这段难忘时光的纪念。另外，我们也深深地感受到儿童口腔医学发展的日新月异，知识不断更新，临床诊疗新技术、新规范不断涌现。限于学科之快速发展，本书难免有不完善之处和差错，恳请广大读者不吝指正。

秦　满

目　录

第一章

儿童口腔检查

第一节　病史采集

完整的病史采集是对临床疾病正确诊治的基础。儿童口腔科是一个综合性学科，临床诊疗范围主要包括儿童口腔的各类疾病。其中，龋病、牙髓和根尖周病、牙外伤、牙齿发育异常和咬合诱导是临床最常见的几类疾病。针对每一类疾病的病史采集应有不同的侧重点。同时，儿童时期个体在不断地生长发育，因此，在进行病史采集时，也要考虑到不同发育阶段儿童的特点。

病史采集的内容主要包括：患儿的一般情况、主诉、现病史、既往史、全身情况和家族史。对儿童进行病史采集时，应注意使用与儿童年龄相符的语言和方式，以确保患儿能够理解，并避免提示性问题。同时应注意，当患儿年龄较小时，由家长代述可能会存在一定的偏差，需进行甄别分析。

一、患儿一般情况

一般情况应包括患儿姓名、出生年月、性别、家庭住址和联系方式。

二、主诉

主诉为患儿本次就诊的最主要原因和目的，通常为患儿感受到的最明显的症状和体征，可使用一两句话概括主要症状的发生部位及持续时间。某一患儿可能会同时存在多个方面的问题，应进行归纳总结。

1

三、现病史

现病史的采集应主要围绕患儿的主诉展开，包括最初发病或感觉到主诉症状的时间、部位、程度，是否存在缓解或加重等反复情况，以及缓解或诱发因素和出现的时间；是否曾经进行检查和治疗，如进行过治疗，是否有效；对可能影响全身发育的疾病应关注患儿生长发育是否受到影响；同时注意询问相关疾病的重要阴性体征。

四、既往史

既往史包括既往口腔疾病状况和治疗史。还应询问既往接受牙科治疗的方式和效果，以了解患儿对口腔治疗的接受程度和行为表现。

五、全身情况

全身情况包括全身各系统疾病情况，既往手术史、用药史、药敏史及罹患传染病等情况。对特殊患儿，还应询问生长发育情况及是否存在精神智力障碍。

六、家族史

家族史应包括患儿父母、兄弟姐妹和家族中相关成员的与疾病相关的全身情况及口腔健康情况。对一些患有系统性疾病的儿童，还应询问母亲孕期情况、父母职业及患儿居住地环境污染情况等。

七、各类主要疾病的病史采集特点

（一）龋病及相关牙髓和根尖周病的病史采集特点

对于龋病的病史，应着重询问龋病发生的时间、进展速度，是否有对各种温度、机械刺激的疼痛表现。如患儿已出现疼痛等自觉症状或曾经有过自觉症状，注意询问疼痛的性质、持续时间，是否有诱发因素，是否有自发性疼痛，以及是否有软组织肿胀。此外，还应询问是否曾针对疼痛进行过诊治，效果如何。

对于儿童和青少年，还应结合其年龄进行详细的喂养饮食情况及口腔卫生习惯的病史采集，包括：喂养史，如母乳或人工喂养时间、睡前及夜间喂养频率；间食情况，如间食种类、频率；含糖饮料摄入量及频率，对于青少年还应包括碳酸类饮料摄入情况；口腔卫生习惯，包括开始刷牙时间、每日刷牙次数、是否有家长帮助刷牙、含氟牙膏及牙线使用情况等。

（二）牙外伤的病史采集特点

对于发生牙外伤的患儿，首先应注意询问患儿全身情况，以排除颅脑损伤和口腔颌面部及全身其他部位的严重损伤；其次，应询问发生外伤的时间、地点、面部着地方式，外伤后是否有疼痛、松动、牙齿移位影响咬合情况，以及是否曾进行急诊诊治，治疗后症状缓解情况等，同时询问患牙是否曾有既往外伤史。

（三）牙齿发育异常的病史采集特点

全口釉质发育不全与牙齿发育过程中外界环境对成釉细胞的不良影响有关，应注意询问母亲的孕产史，包括孕期营养、疾病和用药情况，患儿出生孕周及体重情况，以及患儿生后 1~3 年间的身体健康状况、营养状况等。对个别牙齿的釉质发育不全者，要注意询问乳牙牙髓和根尖周病变情况及乳牙外伤史。

对多生牙及牙齿先天缺失者，应注意询问有无家族史，同时注意询问全身骨骼系统及皮肤、毛发等有无发育异常。

多颗牙齿萌出及脱落异常可能与一些全身疾病或遗传性综合征相关，应注意询问相关系统性疾病。

第二节　儿童口腔基本检查方法

一、视诊

1. 口镜为视诊的主要器械，或可采用直视的方法。口镜有反光的作用，可使光线反射并聚光于检查部位，增加检查部位的亮度；同时可对唇、颊、舌等软组织进行牵拉，起到保护和扩大视野的作用。

2．视诊检查时，首先要观察和记录牙面上菌斑、软垢的附着情况，评估患儿的口腔卫生状况。为客观反映菌斑在牙齿表面的附着情况，同时使患儿及家长对于菌斑产生更加深刻的印象，可以使用菌斑染色剂（图 1-1）。

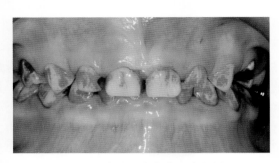

图 1-1　牙齿表面涂布菌斑染色剂后

评估口腔卫生状况后，应清洁牙面，以便看清牙面变色、脱矿情况。必要时气枪吹干牙面，有助于发现（前）磨牙边缘嵴处的颜色及透光性的改变，防止对（前）磨牙邻面龋的漏诊（图 1-2）。

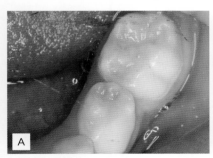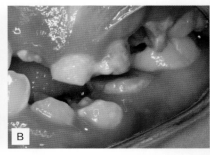

图 1-2　视诊

A. 视诊观察到 74、75 边缘嵴处墨浸状改变；B. 视诊可见 63 近颈部釉质有白垩色脱矿。

3．检查时要按照一定顺序（例如从右上象限开始顺时针检查）全面检查，不要遗漏牙面或区域，以免漏诊。

要注意观察口腔内牙齿萌出情况及数目；牙齿形态、大小；牙齿硬组织发育情况；龋坏情况，包括龋洞的位置、范围、洞内腐质的颜色等，是否存在充填体、修复体等；牙龈及软组织情况，包括牙龈肿胀或瘘管（图1-3）以及牙龈缘水肿、充血、出血、增生等情况。

对于牙外伤的患儿，应检查牙齿完整性和颜色（图1-4）。如有折断，应确认部位、范围、程度和有无露髓，以及牙齿是否存在移位。如有位置改变，应观察移动的方向和程度，是否伴发软组织损伤和牙槽骨骨折以及咬合创伤等。

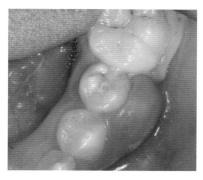

图1-3 牙齿及软组织视诊
可见35畸形中央尖折断，
颊侧牙龈明显肿胀。

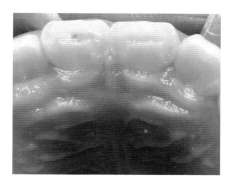

图1-4 外伤牙视诊
可见11牙冠折断，牙髓暴露，
21牙冠折断，断面处透粉。

最后应检查咬合情况，牙齿覆𬌗覆盖、末端平面（磨牙关系）是否正常，还应关注是否因乳牙龋病、外伤等导致了间隙的丧失及𬌗间高度的减小，同时也应观察患儿是否仍存在口腔不良习惯，导致错𬌗畸形。

二、探诊

1. 探诊的主要工具为探针及牙周探针。

2. 探诊时必须有支点，采用握笔式，动作轻柔，避免意外划伤软组织。

3. 探诊主要用于探查牙体硬组织病损的范围、深浅度和硬度，发现牙体组织的敏感点和穿髓孔，检查充填体悬突等（图1-5）。探诊也用于探查窦道及其方向。

4. 探诊力度要轻，避免对脱矿的牙釉质表面人为地造成实质性缺损。探诊时应先探查正常牙面，逐渐移至可能出现疼痛的部位，同时观察患儿的表情及动作。对于明确或疑似穿髓点，未进行局部麻醉前不应进行探诊。儿童窦道探查应注意避免引起过度疼痛，尽量在局部麻醉下操作，且探针应缓慢推进，避免用力过猛，损伤邻近组织。

5. 牙周探针尖端为钝头，探针上有刻度，主要用于探查牙周袋深度，也可用于外伤折断牙断面深度的探查（图1-6）。

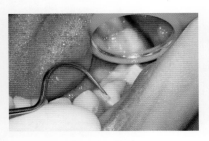

图 1-5　探诊
龋齿探诊，注意支点。

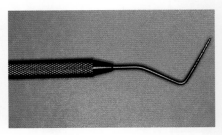

图 1-6　牙周探针

三、叩诊

1. 叩诊常用器械为金属器械手柄的末端，如金属口镜、银汞充填器等（图1-7）。

2. 叩诊方向可以为垂直叩诊及水平叩诊，其中垂直叩诊在儿童常用，叩击方向与牙齿长轴一致，以检查患牙根尖周组织的健康状况（图1-8）。

3. 叩诊时还应注意听叩诊音调，金属高调音常提示牙齿挫入或牙齿固连。

4. 叩诊时应先叩正常牙作为对照，再叩诊患牙。叩诊的力量一般以正常牙不引起疼痛的力量为宜，从轻到重进行。叩诊时注意观

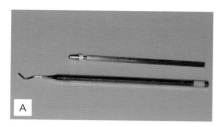
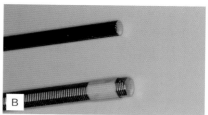

图 1-7　叩诊常用器械
A. 叩诊器械为金属器械；B. 其手柄末端为平头。

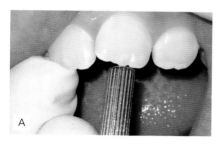
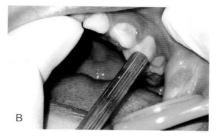

图 1-8　叩诊
A. 前牙叩诊；B. 后牙叩诊。

察患儿的反应，避免因患儿恐惧出现假阳性。

5. 当患儿不能配合叩诊检查时，或者对于局部肿胀明显，主诉有明显咬合痛的牙齿，可用镊子或手指轻压牙冠，或采用咬诊的方法，将棉签放在可疑牙的殆面，嘱患儿咬合，以免叩诊引起患儿不必要的恐惧或过度疼痛（图 1-9）。

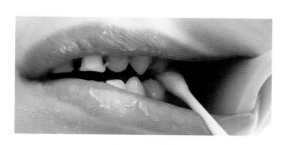

图 1-9　咬诊

四、扣诊

1. 扣诊为用手指扣触病变部位，了解病变的范围、质地，有无压痛、波动感等，主要用于检测根尖周炎症及咬合创伤。

2. 根尖部扣诊疼痛提示根尖周组织炎症。

3. 局部牙龈肿胀者，扣诊内容主要为肿胀部位的范围、质地，是否有波动感，是否有扣诊后溢脓等（图1-10）。

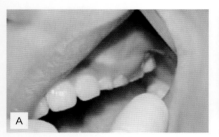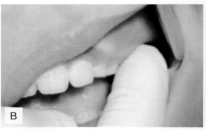

图 1-10　扣诊
A. 64, 65 颊侧牙龈肿胀；B. 牙龈肿胀区扣诊。

4. 咬合创伤检查时，可将示指指腹放置于患牙和邻近健康牙齿的牙颈部与牙龈交界处，嘱患儿做正中咬合、侧方及前伸运动，来感觉患牙是否有异常动度（图1-11）。

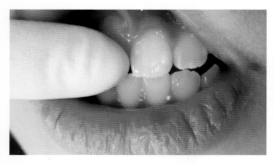

图 1-11　咬合创伤检查

五、松动度检查

1. 松动度检查的主要器械为镊子。

2. 前牙松动度检查时使用镊子夹持切缘摇动，检查后牙时将镊子并拢并抵于咬合面窝沟中央，分别向唇舌侧、近远中方向摇动。垂直向松动度检查沿牙长轴方向进行（图1-12）。

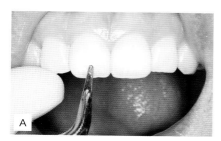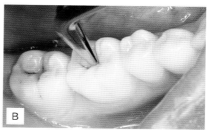

图1-12　松动度检查

A.前牙松动度检查；B.后牙松动度检查。

3. 刚萌出的年轻恒牙生理动度较大，牙根吸收期的乳牙也可有不同程度的松动，应根据患儿年龄、牙龄及与健康对照牙进行对照来判断。

第三节　儿童口腔常用辅助检查方法

儿童口腔常用辅助检查主要包括牙髓活力检查、龋齿的激光荧光和近红外光透照技术及影像学检查。

一、牙髓活力检查

牙髓活力检查主要包括牙髓温度测试、牙髓电活力检查和激光多普勒血流检测。

（一）牙髓温度测试

常用温度测试可分为冷测法和热测法，但其结果判定依赖于患儿的主观表达。低龄儿童感知和语言表达能力受限，可能难以客观反映牙髓的状态，故只作为辅助手段。

在进行温度测试时应首先清洁牙面，先检查正常对照牙，然后检查患牙。冷测时可使用小冰棒（5~6 cm 长、一端封闭的塑料管内注满水，冷冻）或使用四氟乙烷喷雾喷于小棉球上，然后置于被测牙的唇（颊）或舌面中 1/3 处的完好牙面上，观察患儿的反应（图 1-13）。热测时将牙胶棒的一端在酒精灯上加热变软（加热时间不要过长，避免牙胶棒熔化），立即置于被测牙的唇（颊）或舌面的中 1/3 处，观察患儿的反应，在患儿对热测作为出反应之后，立即移开牙胶棒，拭去粘到牙面上的残留部分（图 1-14）。

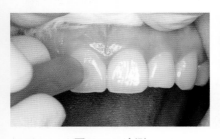
图 1-13　冷测

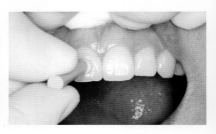
图 1-14　热测

在进行温度测试时应用棉卷隔离，避免对患儿的口腔黏膜或皮肤造成烫伤，以及冷水刺激牙龈，引起感觉出现混淆。热牙胶牙髓温度测试存在烫伤风险，在学龄前儿童一般不适用；在学龄儿童使用时也要慎重，特别是后牙区，避免烫伤患儿。

（二）牙髓电活力检查

牙髓电活力检查是利用牙髓电活力测试仪的脉冲电流对牙髓进行电刺激，记录牙髓对电刺激的反应值，根据正常对照牙和被检查牙齿牙髓对电流刺激反应阈值的不同来检测和评价牙髓状态（图 1-15）。牙髓电活力检查时要注意对患儿的充分告知，如可能出现的感觉、出现感觉后的表达方式等。操作步骤包括：

1. 棉卷隔湿干燥牙面，在测试部位放置牙膏等导电体。

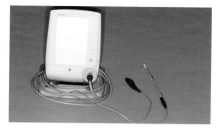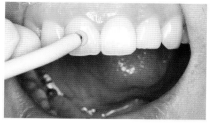

图 1-15 牙髓电活力测试仪和牙髓电活力检查

2. 测试部位应避开金属充填体以免产生假阳性。

3. 探头在唇（颊）或舌侧完好釉质表面的中 1/3 区域测量。

4. 患儿示意时，将工作头撤离并记录读数。检查时也应先测健康对照牙，再测患牙。

应注意由于乳牙根尖孔较大，而年轻恒牙牙根尚未发育完成，不能形成根尖部的高电阻回路，牙髓电活力检查的结果往往不准确，常有假阴性结果出现，准确性较低，临床上仅作为参考。

（三）激光多普勒血流检测

激光多普勒血流检测是通过检测牙髓血流量等客观指标来获得血氧饱和度、血细胞移动速率等信号波形，以此反映牙髓状态，因此对牙髓活力评估有较高的准确性，结果也相对客观。但该方法可能受到牙周组织和口腔黏膜对血流信号的干扰，牙体组织形态、探头位置及周围环境温度变化等也可能会影响检测的敏感度和准确性（图 1-16）。

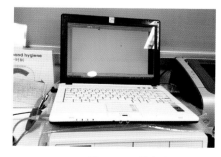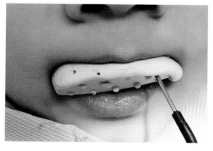

图 1-16 激光多普勒血流仪和激光多普勒血流检测

二、龋齿的激光荧光和近红外光透照技术

（一）激光龋蚀检测

激光龋蚀检测主要是依据一定波长的激光照射牙齿表面时，龋坏和正常的牙体组织能够被激发出不同强度的荧光反射，从而对龋蚀作出诊断，可作为临床检查和 X 线检查的补充（图 1-17）。

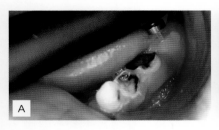
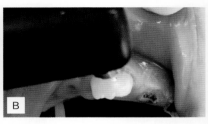

图 1-17　激光龋蚀检测

A. 激光龋蚀检测仪检查龋齿磨牙区；B. 激光龋蚀检测仪检查龋齿前牙区。

（二）近红外光透照技术

近红外光透照技术是光纤透照法（fiber-optic transillumination，FOTI）的延伸（1970 年由 Friedman 和 Marcus 提出光纤透照法），其原理是龋坏组织对光的透照指数低于正常组织，因而显示为较周围正常组织色暗的影像。近红外光可以轻易地透过坚硬的牙釉质并形成龋损和健康硬组织的良好对比（图 1-18）。

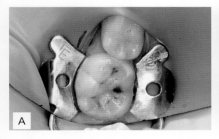
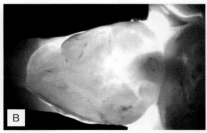

图 1-18　近红外光透照技术

A. 视诊可见 74、75 边缘嵴处变色；B. 近红外光透照图像显示龋坏范围。

三、影像学检查

儿童口腔科常用影像学检查包括根尖片、咬合翼片、曲面体层片及锥形束 CT（cone beam CT，CBCT）。

（一）根尖片

根尖片是儿童口腔科应用最广泛的 X 线检查方法，主要用于检查牙体牙周组织病变、牙齿发育情况、根尖周及根分歧病变，同时可用于辅助根管治疗，评价根管充填的质量等。主要观察内容包括：

1. 牙体硬组织的完整性，如有龋坏影像，观察其位置、深度及与髓腔的关系（图 1-19）。

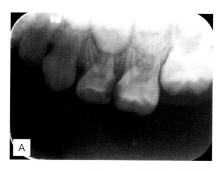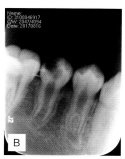

图 1-19　根尖片检查牙体硬组织

A. 可见 64、65 龋坏接近髓腔，根周膜清晰连续，未见根尖周病变，恒牙胚存在，且冠方硬骨板连续；B. 可见 45 牙根发育未完成，龋坏极近髓，根周膜清晰，无明显根尖周病变，44 牙根在根尖 1/3 处分叉。

2. 牙根是否存在折断线、生理或病理性吸收，髓腔的形态、大小，根管形态，根分歧或根尖周骨密度情况（图 1-20）。

3. 牙根在牙槽窝内的位置有无改变（图 1-21）。

4. 恒牙胚及发育情况，萌出方向，恒牙胚周围硬骨板的连续性（图 1-22）。

5. 年轻恒牙根尖片应注意牙根发育的状态，根管形态及根尖周骨密度情况（图 1-23）。

6. 评价根管治疗的完善性（图 1-24）。

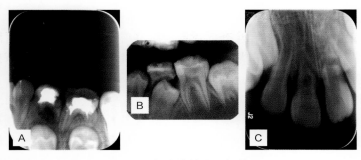

图 1-20　根尖片检查牙根状况

A. 可见 74 根分歧区低密度影，牙根侧壁吸收，恒牙胚冠方硬骨板有破坏；B. 可见 75 接近替换，牙根生理性吸收，但 35 牙冠有扭转；C. 可见 11 牙齿部分脱出，根尖处根周膜明显增宽，21 根尖 1/3 处根折，且冠部折断部分明显移位。

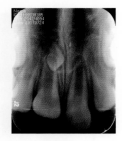

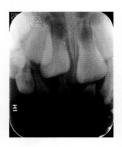

图 1-21　根尖片检查牙根在牙槽窝内的位置

可见 21 牙冠折断，牙齿部分脱出，根尖处根周膜明显增宽，并可见一多生牙与 11 牙根重叠。

图 1-22　根尖片检查恒牙胚的发育状况

可见 51、61 根尖周骨密度减低，牙根外吸收，恒牙胚上方硬骨板破坏，且 11 牙胚扭转。

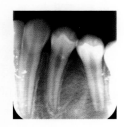

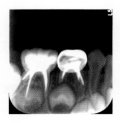

图 1-23　年轻恒牙根尖片

可见 34、35 为年轻恒牙，35 牙发育 Nolla 8 期，根尖周低密度影，34 牙根发育 Nolla 9 期，根周膜清晰连续，34 有畸形中央尖。

图 1-24　根尖片检查根管充填效果

可见 85 根管充填恰填，三维密实，84 根充未达根尖，为欠填。

（二）咬合翼片

咬合翼片主要用于检查牙冠部，观察磨牙的邻面龋坏，可用于检查邻面龋坏的深度和髓腔的大小及与龋坏的关系，同时也可观察邻面充填物的边缘密合情况，是否存在继发龋及牙槽嵴顶是否有吸收。咬合翼片是磨牙区早期邻面龋X线检查的首选方法（图1-25）。

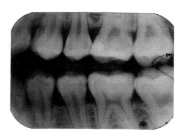

图 1-25 咬合翼片检查

可见45远中邻面龋坏，26近中充填体边缘密合。

（三）曲面体层片

全口曲面体层片主要用于检查儿童颌骨及乳恒牙发育的整体情况，包括牙齿数目、形态及萌出方向等，并可观察牙齿周围组织结构发育异常及其疾患，如口腔颌面部囊肿、肿瘤、涉及颌骨的外伤等，还可用于观察颞下颌关节部位。其缺点是对细微结构的观察不十分清晰，尤其对前牙区域的细微结构显示不清（图1-26）。

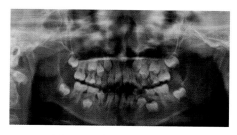

图 1-26 曲面体层片检查

可观察乳恒牙发育状况（包括牙齿、牙胚数目、方向等），以及大致的龋坏情况，但对于细微结构尤其是前牙区显示不清晰。片中可见双侧下颌侧切牙缺失，左下第一前磨牙牙胚方向朝向远中，左下第一、第二乳磨牙大范围龋坏，但根尖细微结构显示不够清晰。

（四）锥形束 CT（CBCT）

CBCT 主要用于显示病变部位的三维立体影像，在多生牙、弯曲阻生牙的定位方面有重要意义，也可用于观察外伤后的根折影像，以及更好地明确根尖周病变的位置及范围，观察解剖形态异常的根管影像等。

需要注意的是，CBCT 的辐射剂量比较大（通常是全口曲面体层片的 2~10 倍），不是首选的临床检查手段，在低龄儿童慎用。只有当根尖片或定位根尖片无法明确诊断时，且该诊断直接影响治疗方法的选择时，在患儿或监护人知情同意的情况下，做好必要的防护，才可以使用（图 1-27）。

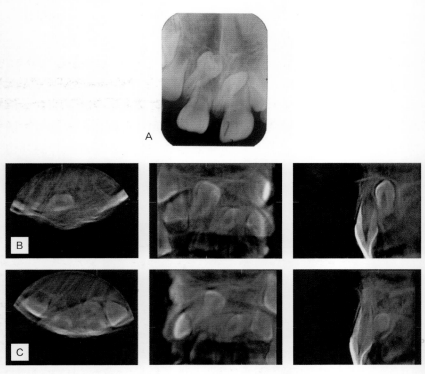

图 1-27 同一部位 CBCT 和根尖片的检查
A. 根尖片显示上前牙区两颗多生牙；B，C. CBCT 中可显示其三维位置及与上前牙牙根关系。

第四节 不同年龄阶段儿童的口腔检查要点

1989 年 11 月 20 日，联合国大会通过《儿童权利公约》，公约将"儿童"界定为 0 ~ 18 岁的人群。儿童期由婴儿期、幼儿期、学龄前期、学龄期、青少年期五个阶段构成。从呱呱落地的新生儿到即将迈入成年门槛，这是人类生命周期中变化最为迅速的 18 年。不同年龄阶段儿童的口腔检查要点与其生长发育特点密切相关。

一、婴幼儿期

（一）婴儿期发育特点及口腔健康主要问题

1 周岁以内为婴儿期，其中包括新生儿期（1 个月以内）。此期为生长发育最迅速的时期。婴儿身高、体重迅速增长，孩子的喂养问题是家长们最为关注的。新生儿阶段可能出现"诞生牙""新生牙"以及俗称"马牙子"的牙槽嵴黏膜角化上皮珠。乳牙在 6 个月左右开始萌出。乳牙萌出前，牙槽嵴可能出现萌出性囊肿（图 1-28）。部分儿童牙齿萌出早，喂养习惯不良，缺乏口腔清洁措施，在 1 岁以前就可能发生乳切牙的龋坏。

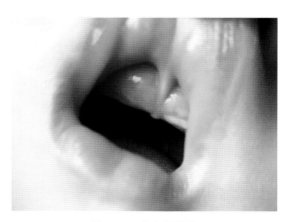

图 1-28 萌出性囊肿
10 个月婴儿右上中切牙即将萌出，牙槽嵴黏膜处有
淡青色萌出性血肿表现。

（二）幼儿期发育特点及口腔健康主要问题

1 周岁至 3 周岁为幼儿期。此期体格生长速度减慢，智能发育加速。乳牙陆续萌出，一般 2.5～3 岁时乳牙全部萌出建𬌗。此阶段除了龋病的问题外，1 岁多的幼儿开始会走，活动范围增大，意外伤害（乳牙外伤）和罹患传染性疾病的风险性增加。

（三）婴幼儿期的口腔检查要点及注意事项

3 岁之前属低龄儿童期，第一颗乳牙萌出至 3 岁属于乳牙列形成期。我们把婴幼儿阶段的口腔检查要点合并在一起叙述。

1. 病史询问

（1）现病史的调查：婴幼儿口腔病史询问过程要围绕主诉展开现病史调查。例如，家长描述婴儿上前牙一长出来就是"坏的"，医生就需要询问牙齿萌出时间，牙齿刚刚萌出时的色、形、质是否正常，原本正常的牙齿表面是何时出现异常改变的，进展速度如何，采取过哪些干预措施。

（2）喂养习惯的调查：包括是母乳喂养还是人工喂养，喂奶的频次、单次喂奶的时间，是否含奶嘴（乳头）入睡，是否已经停止夜奶，患儿喝什么水，间食的频次及喜好。

（3）口腔卫生习惯的调查：包括是否清洁牙齿（口腔），开始时间、具体方法和频次。

（4）特殊行为习惯的调查：注意询问患儿与口腔相关的特殊行为习惯，如吮指和使用安慰奶嘴等。

（5）患儿全身健康状况。

（6）药物过敏史。

（7）母亲妊娠及分娩过程中出现过哪些问题。

（8）与患儿关系密切的家庭成员的口腔健康状况。

2. 临床检查　应注意观察评估患儿以下几方面。

（1）全身发育状况、营养水平及智力水平。

（2）暴露出来的头面部、四肢皮肤是否有外伤性损害及皮疹等。

（3）面型发育是否协调、对称，是否存在发育缺陷。

（4）口腔检查时须注意观察的情况。

1）唇、颊、舌、牙槽嵴、硬腭、软腭等解剖结构是否正常。

2）口腔各部位黏膜是否有病损或外伤性损害。

3）牙齿萌出时间及顺序、牙齿形态、结构、牙齿数目等是否正常。

4）是否有口腔不良习惯，如吮指、吐舌、过度使用安慰奶嘴等。

该阶段比较多见的是牙齿出现龋源性损害和外伤性损害。从牙齿开始萌出至2岁这个阶段是上颌乳切牙龋坏的高发期，夜奶频繁、断奶时间晚的婴幼儿往往上、下第一乳磨牙萌出不久即受累，有些严重的病例下颌乳切牙也会受累。幼儿期是乳牙外伤发病的高峰期，蹒跚学步的孩子走路经常跌倒，症状不明显的牙外伤往往会被监护人所忽视。

3. 口腔检查注意事项　婴幼儿时期，绝大多数患儿对于陌生环境的适应性差，合作度低，所以口腔检查的难度较大。初检时，可以采用"膝对膝"的体位（图1-29），即医生和患儿家长膝对膝就座，患儿骑跨在家长腿上，手和腿由家长协助固定，然后平躺于医生膝头，医生双手固定患儿头部。检查时应动作轻柔，尽量避免对患儿的刺激。对于哭闹严重的婴幼儿，一定确保其头部的稳定，防

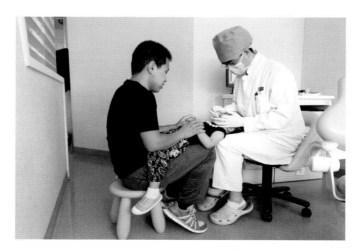

图 1-29　"膝对膝"检查

止意外伤害的发生。检查时要注意用柔软的棉球将患儿牙面认真清洁，确保视诊时能观察到真实的牙面，及时发现牙齿缺损、变色等异常现象，以避免漏诊。婴儿闭嘴抗拒检查时，最好用手指拉开嘴唇，辅以口镜观察，避免直接用口镜拉口角、压迫牙龈，造成患儿疼痛。

二、学龄前期

（一）学龄前期发育特点及口腔健康主要问题

3～6岁为学龄前期，儿童体格发育逐渐减慢，但智能发育增快，理解力逐渐加强，可用语言表达自己的思维和感情。此阶段乳牙龋病、口腔不良习惯发生率进一步增加。乳牙建𬌗后，错𬌗畸形也逐渐引起家长重视。由于儿童运动能力提高及活动范围增大，牙外伤的发生率保持较高水平。

（二）学龄前期的口腔检查要点及注意事项

1. 病史询问　学龄前期患儿问诊的内容体系与婴幼儿期基本一致，但侧重点有所不同，比如在喂养及饮食习惯方面，除了婴幼儿阶段喂养史外，间食总量、种类、频率与含糖饮料摄入量及频率也成为问询的重点。

2. 口腔检查　3～6岁龋病的好发牙面为第二乳磨牙𬌗面以及乳磨牙和尖牙的邻面，在口腔检查时要重点观察。邻面龋的隐匿性强，早期不易发现。检查前要把菌斑、软垢清除干净，吹干牙面有助于观察牙齿边缘嵴处色泽或折光率的改变。建议使用牙线清理邻间隙的菌斑及食物残渣，一方面有利于视诊观察；另一方面，如果牙线通过时感觉牙面粗糙，甚至牙线被"刮毛"，提示邻面形成龋洞的可能性大。

该阶段比较多见的口腔不良习惯如吮指、吐舌（图1-30）、口呼吸、偏侧咀嚼等，常常造成前牙深覆𬌗覆盖、开𬌗、上牙弓缩窄、开唇露齿等问题；还有乳牙列期常见的各种原因造成的前牙反𬌗、后牙反𬌗等错𬌗畸形，均应在口腔检查中予以关注。

3. 口腔检查注意事项　面对学龄前期的儿童，要使用形象化、

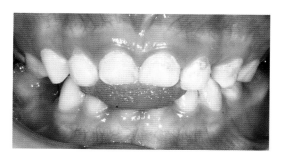

图 1-30 吐舌不良习惯

易理解的语言进行问诊，努力获得患儿的合作，结合患儿及家长的叙述获取尽可能真实的信息。检查时，可以利用儿童好奇心强的特点，预先演示各种检查器械的作用，消除患儿的紧张心理。牵拉口角、清洁牙面、探诊、叩诊、动度检查等各个环节要注意动作轻柔。如非必要，勿做可能引起明显疼痛的检查，比如探查露髓点、重叩患急性根尖周炎的患牙等，以免激惹患儿，给下一步的治疗造成困难。

三、学龄期

（一）学龄期发育特点及口腔健康主要问题

学龄期是指 6～12 岁。此阶段是乳恒牙交替的时期，即混合牙列期，是儿童颌骨和牙弓主要的生长发育期，也是恒牙建𬌗的关键时期。本阶段的主要任务是：恒牙龋的早期防治，牙龈炎的早期防治，恒牙外伤的防治，错𬌗畸形的预防和早期矫治，诱导建立正常𬌗。

（二）学龄期的口腔检查要点

1. 龋病 6～7 岁时，第一恒磨牙在萌出早期极易出现龋坏（图 1-31），检查时要注意用探针辅助清洁牙齿表面的软垢、菌斑，顺便探查窝沟点隙，特别是被龈瓣覆盖或位于龈缘以下的部分。

2. 牙龈牙周疾病 相比乳牙列期，儿童在恒牙萌出后更易患与菌斑相关的牙龈病（图 1-32）。9～14 岁时，牙龈炎的发生率及严重程度会有一个小高峰。因此，对于学龄期儿童牙面菌斑、软垢的检查要更加重视。注意观察是否存在牙列拥挤不齐、开唇露齿等容

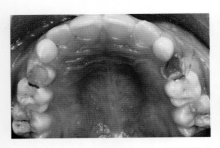

图 1-31　可见双侧上颌第一恒磨牙窝沟内龋坏

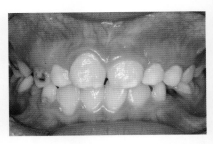

图 1-32　混合牙列期儿童，牙面尤其牙颈部大量软垢，牙龈缘水肿

易导致菌斑集聚、清除困难的问题。注意检查牙龈的色、形、质、出血指数，是否有牙石形成等。

3．牙齿生长发育异常　随着恒牙的萌出，检查中要关注牙齿萌出和脱落、数目、形态、结构发育异常等问题，特别要重视前磨牙的畸形中央尖以及多发于上颌切牙的牙内陷等畸形。早发现有利于早期进行干预，保障牙根的发育完成。

4．口腔不良习惯和错𬌗畸形　混合牙列期多见个别牙反𬌗、因上颌骨发育不足造成的前后牙反𬌗、第一恒磨牙异位萌出等问题（图 1-33）。乳牙列期就已出现的口腔不良习惯，如吮指习惯、吐舌习惯、张口呼吸等延续至混合牙列期，其造成的开𬌗、前牙深覆𬌗、深覆盖等错𬌗畸形会更加严重。临床上要重视咬合情况的检

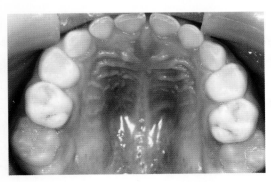

图 1-33　可见双侧上颌第一恒磨牙异位萌出

查，必要时拍摄曲面体层片、头颅侧位定位片等，进一步研究，发现问题，决定治疗方案。

四、青少年期

（一）青少年期发育特点及口腔健康主要问题

青少年期是指 12～18 岁，智能发育更加成熟。除生殖器官外，各器官外形均已与成人接近，大多数 12 岁的少年进入到恒牙列期。本阶段的主要任务是：恒牙龋病的防治，牙龈炎（图 1-34）的早期治疗，错𬌗畸形的矫治。

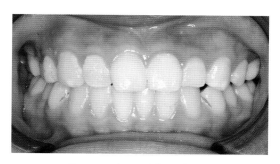

图 1-34　恒牙列菌斑性龈炎

12～18 岁的青少年处于中学阶段，随着各个方面自由度的增加，一部分人以前在父母控制之下形成的饮食及口腔卫生习惯有所改变，该方面问诊时要以患者本人为主、家长为辅。除间食习惯外，还要特别关注各种饮料的摄入。口腔清洁习惯的调查要从菌斑控制的实际情况切入，检查时让患儿通过镜子看到牙面上的菌斑，必要时可使用菌斑染色剂，"眼见为实"方能增强说服力。注意青春期患者的心理特点，平等、尊重才能获得良好的合作。

（二）青少年期的口腔检查要点

1. 龋病　检查前需把菌斑清除干净，窝沟点隙、光滑面、邻面等高危位点均不可遗漏。戴有各种矫治器的儿童应该增加口腔检查的频度。后牙区段可定期拍摄咬合翼片，及早发现邻面龋。

2．牙龈／牙周疾病　青少年由于性激素水平发生变化，牙龈炎的问题会更加突出。临床检查时要特别注意牙齿排列不齐、长期食物嵌塞或有不良充填体的部位。青少年牙周炎是侵袭性牙周炎的一类，最早 11～13 岁开始发病，要注意切牙和第一恒磨牙动度及牙周探诊的检查；可拍摄根尖片，观察牙槽嵴的状态，及早发现牙周炎。

3．错𬌗畸形　11～13 岁第二恒磨牙萌出后，除骨性反𬌗等错𬌗畸形可能随骨骼发育继续加重外，多种类型的错𬌗畸形进入到相对稳定阶段，青少年期是正畸治疗的黄金时期。

4．第三恒磨牙　16 岁左右开始，许多人的第三恒磨牙陆续萌出，常见阻生及智齿冠周炎问题，临床检查时要予以关注，可以拍摄根尖片及曲面体层片进行观察。

参考文献

［1］秦满，夏斌．儿童口腔医学．3 版．北京：北京大学医学出版社，2020.
［2］葛立宏．儿童口腔医学．5 版．北京：人民卫生出版社，2020.
［3］Jeffrey AD. McDonald and Avery's Dentistry for the Child and Adolescent. 10th ed. St. louis: CV Mosby, 2015.
［4］Nair BG, Reddy A, Reddy MG, et al. A review of laser doppler flowmetry and pulse oximetry in dental pulp vitality. J Clin Diag Res, 2011, 5(4): 903-905.
［5］Lee JY, Yanpiset K, Sigurdsson A, et al. Laser doppler flowmetry for monitoring traumatized teeth. Dent Trumatol, 2001, 17(5): 231-235.
［6］Bader JD, Shugars DA. A systematic review of the performance of a laser fluorescence device for detecting caries. J Am Dent Assoc, 2004, 135(10), 1413-1426.
［7］Gokhan Ozkan, Kadriye Gorkem Ulu Guzel. Clinical evaluation of near-infrared light transillumination in approximal dentin caries detection. Lasers Med Sci, 2017, 32: 1417-1422.

（吴晓冉　马文利）

第二章

儿童口腔局部麻醉技术

疼痛控制是儿童口腔诊疗中行为管理的重要环节，很大程度上决定了儿童对治疗的配合度。另外，如果儿童在既往口腔治疗中有过疼痛经历，可能会影响其一生对口腔治疗的态度。因此，在每次诊治中将不适感降低到最低和有效控制疼痛是十分重要的。除镇静、全身麻醉下治疗等"高阶"的疼痛控制手段之外，局部麻醉是控制牙科治疗疼痛的基础且有效的技术。

在儿童口腔科诊治的对象是身心处于生长发育中的儿童，儿童口腔局部麻醉在一定程度上有别于成人。应该使用儿童能理解的语言与之交流，使其理解治疗操作是十分重要的。可以告诉儿童："牙齿附近会被小蚊子轻轻叮一下，然后这颗牙齿就会睡觉了。"不应该向患儿隐瞒打针可能会疼痛的情况，因为这种隐瞒可能会导致儿童对医生失去信任甚至对治疗失去信心。

第一节　口腔黏膜表面麻醉

表面麻醉可以减轻局部麻醉针头刺入时的疼痛感。表面麻醉药的剂型包括凝胶、溶液、软膏、贴片和压缩喷雾状。其中，凝胶和软膏剂型比较适合儿童口腔麻醉。目前市售的表面麻醉药见表 2-1。

表 2-1　表面麻醉药

通用名	类别	有效浓度(%)	起效时间（min）	毒性	推荐指数
利多卡因	酰胺类	2～5	1～2	+	★★★
苯佐卡因	酯类	6～20	0.5～2	+	★★★★★
奥布卡因	酯类	3	4	+	★★★
丁卡因	酯类	0.25～0.5	20（慢）	++++	★

一、适应证

1. 局部麻醉注射前软组织的预麻醉。
2. 极松动滞留乳牙的拔除。
3. 橡皮障隔离术时对牙龈缘的麻醉。
4. 拍摄口内 X 线片。

二、禁忌证

对所用药物过敏者。

三、操作流程

1. 棉球先行擦干局部黏膜／牙龈。
2. 用棉签蘸取少许表面麻醉药涂布于欲麻醉的黏膜／牙龈上。
3. 至少要保持表面麻醉药在组织表面 30 s 至 1 min 的时间才能起效，达到最大效能的时间可能从 2～5 min 不等。

四、技术要点

1. 表面麻醉药不同剂型的口味存在差别，有的味道不太好，涂布的时候注意隔离舌头，不要让患儿感觉到苦味而影响配合。
2. 表面麻醉药一定要涂布后等待足够时间才能发挥作用。如果时间不够，效果就会不尽如人意。

第二节　口腔局部麻醉注射技术概述

如果能正确使用表面麻醉，绷紧穿刺部位软组织，并建立牢固的支点，将大大降低麻醉注射进针时的不适感。对于儿童患者，还需要降低他们对口腔局部麻醉的恐惧心理。注射之前保持注射器在患儿的视线以外，注射过程中分散患儿的注意力，这些都有助于完成一个成功的局部麻醉操作。

一、操作流程

1. 询问患儿全身情况及药敏史，排除口腔局部麻醉的禁忌证，选择合适的局部麻醉药。

2. 准备局部麻醉药、无菌注射器和针头。

3. 擦干黏膜／牙龈表面，涂布表面麻醉药，等待足够的时间后，对待注射的黏膜／牙龈表面进行消毒。

4. 除了腭部的局部麻醉之外，其他位置的局部麻醉都需要把组织绷紧。

5. 将注射针刺入黏膜，保持针尖斜面朝向骨面，将注射针轻柔地刺入注射部位的组织内。

6. 在任何部位注入一定量的局部麻醉药之前都要进行回吸。

7. 缓慢注入局部麻醉药。缓慢注射的定义是注入 1 ml 局部麻醉药的时间不少于 60 s。

8. 缓慢退出注射器。

9. 注射过程中要与患儿进行交流，注射结束后观察患儿的反应。

口腔局部麻醉操作流程如图 2-1 所示。

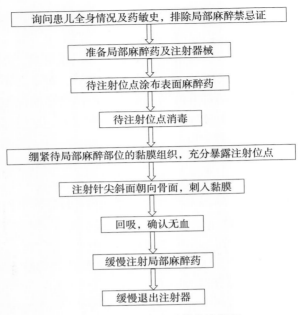

图 2-1　口腔局部麻醉操作流程图

二、技术要点

1. 可以先对患儿进行表面麻醉（图 2-2 ~ 2-4），在等待表面麻醉药起效的时间去准备局部麻醉的注射器械和药物，这样可以节省操作时间。

2. 口腔局部麻醉注射操作应建立牢固的支点。使用常规注射器者，可以将手指置于颏部，或手腕或肘部置于患儿的胸部等方式来作为支点，根据个人条件和习惯因人而异；使用执笔式注射器者，则可以采用口内硬组织支点，更易操作。

3. 注射前牵拉绷紧软组织，一方面可以更好地暴露和观察术野，另一方面使锋利的不锈钢注射针以最小的阻力刺入黏膜。未绷紧的组织在穿刺时会被注射针推进和撕裂，造成注射时的不适感和术后疼痛增加。

4. 入针刺破黏膜后先推注少许麻醉药，麻醉局部组织，再进针达到预设部位（图 2-5、图 2-6）。注射中应留意患儿的反应，必要时调整进针和推药速度，以消除或减轻注射疼痛。

5. 注射前回吸有可能出现假的"阴性回吸"，比如有时候注射针在血管内而针尖斜面紧贴着血管壁时，就会产生一个假的"阴性回吸"。因此，在进行较为深部的传导阻滞麻醉时，建议进行 2 次回吸，以排除假"阴性回吸"。

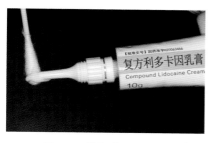

图 2-2　蘸取表面麻醉药

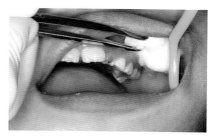

图 2-3　干燥局部黏膜组织

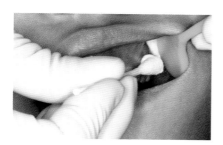

图 2-4　涂布表面麻醉药于黏膜上，
等待 1 ~ 2 min

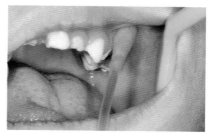

图 2-5　注射位点黏膜消毒

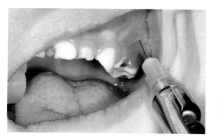

图 2-6　注射局部麻醉药
充分牵拉口角，暴露注射位点黏膜，针尖斜
面朝向骨面，刺入黏膜到达骨面，回吸无血
后缓慢注射局部麻醉药。

第三节　骨膜上麻醉

骨膜上麻醉通常（但不准确）被称为局部浸润，是儿童口腔科最常用的麻醉方式。麻醉的区域包括牙神经丛大的末梢神经束所支配的整个区域，包括牙髓、牙根区、颊侧骨膜、结缔组织和黏膜。所有上颌的乳牙和恒磨牙、下颌乳 / 恒前牙都可通过龈颊沟行骨膜上麻醉达到很好的麻醉效果，下颌乳磨牙大部分情况下也能通过骨膜上麻醉获得较好的麻醉效果。

一、适应证

1. 局限在一个或两个牙治疗时的牙髓麻醉。
2. 在局限部位行外科治疗的软组织麻醉。

二、禁忌证

1. 注射部位有感染或急性炎症。
2. 牙根尖覆盖有致密骨（如儿童下颌第一、第二恒磨牙和上颌第一恒磨牙，其根尖位于颧骨下方，骨的质地相对致密）。

三、操作流程

具体操作流程详见图 2-1。

四、技术要点

1. 相对于恒牙而言，乳前牙进行骨膜上麻醉时，进针点应略靠近牙龈缘，药液注射于骨表面。
2. 注意针尖斜面最好朝向骨面。如果针尖斜面背向骨面，锋利的针尖会接触到骨膜，撕裂骨膜并导致注射更加疼痛，使骨膜上麻醉变为骨膜下麻醉，大大增加了麻醉注射的疼痛值。
3. 注射过程中，患儿哭闹不总是由于疼痛，有时苦味的麻醉药溢出滴到舌头上，也会使患儿难以忍受而哭闹。所以，在麻醉药注射时最好在注射部位附近放干棉球或纱卷，及时吸走溢出的药液。

第四节　口腔传导阻滞麻醉在儿童患者的应用

一、上牙槽后神经阻滞麻醉

由于儿童浸润麻醉效果满意，一般没有必要进行上牙槽后神经阻滞麻醉。但是，某些儿童的颧骨更接近牙槽骨，在这种情况下，骨膜上麻醉不能保证很好的麻醉效果，可能需要进行上牙槽后神经阻滞麻醉。上牙槽后神经阻滞麻醉可以提供有效的上颌第二、第一恒磨牙麻醉，但是有时上颌第一恒磨牙近中颊根不是由上牙槽后神经支配，可能还需要在颊侧近中的位置补充骨膜上麻醉。

（一）适应证
1. 混合牙列晚期或恒牙列儿童上颌恒磨牙的治疗。
2. 上颌磨牙骨膜上麻醉无效时。
3. 当骨膜上麻醉注射禁忌时（如有感染或急性炎症）。

（二）禁忌证
1. 不合作儿童。
2. 如有很大的出血危险（如血友病），则推荐骨膜上麻醉或牙周膜麻醉。

（三）操作流程
具体操作流程详见图 2-1。

（四）技术要点
1. 无菌纱布擦干，表面消毒，表面麻醉至少 1 min。
2. 让患儿部分张口，手指牵拉颊部绷紧。进针位点位于第一恒磨牙远中颊根颊黏膜皱襞的远中上方。如果第二恒磨牙已萌，则进针位点应在第二恒磨牙的上方。针尖斜面朝向骨面，向上、向后、向内各呈 45° 进针。
3. 在组织内缓慢进针，穿刺 10~14 mm 的距离，两次回吸无血后，缓慢注射局部麻醉药 0.9~1.7 ml。
4. 缓慢退出注射器。

二、下牙槽神经阻滞麻醉

因为幼儿的下颌骨骨质密度低，幼儿下前牙、乳磨牙或前磨牙的麻醉通常也可以通过骨膜上浸润麻醉来完成。随着年龄的增长，儿童颌骨的骨密度逐渐增加，邻近下颌角的皮质骨密度越发致密，骨膜上麻醉并不能保证恒磨牙充分的麻醉效果，需要进行下牙槽神经阻滞麻醉。下牙槽神经阻滞麻醉可以麻醉的区域包括一侧下颌牙至中线、下颌骨体和升支下部、颊侧黏骨膜舌前 2/3 和口底、舌侧软组织和骨膜。

（一）适应证

1. 混合牙列晚期或恒牙列儿童治疗下颌前磨牙或磨牙。

2. 需要颊侧软组织麻醉（第一恒磨牙之前）。

3. 需要舌侧软组织麻醉。

（二）禁忌证

1. 学龄前儿童或不合作儿童不宜采用下牙槽神经阻滞麻醉。

2. 可能会咬伤唇或舌的患儿，如运动神经障碍，机体不能自控者，或精神障碍的儿童。

3. 注射部位存在感染或炎症者。

（三）操作流程

具体操作流程详见图 2-1。

（四）技术要点

1. 在进行下牙槽神经阻滞麻醉时，要求患儿尽可能张大嘴。

2. 进针点位于内斜嵴和翼突下颌缝之间。

3. 注射器的针筒位于对侧牙弓、下颌两个乳磨牙之间或两个前磨牙之间，并与𬌗平面平行，一直进针直到针头接触骨面，完全回吸，缓慢注入局部麻醉药。

4. 有时下牙槽神经阻滞麻醉会失败，可以再试一次，但必须小心以防局部麻醉药过量。

（五）经验分享

下牙槽神经在下颌骨的舌侧进入下颌孔内。在由儿童逐渐发育到成人的过程中，下颌孔的位置也随之发生变化，逐渐调整到殆平面上方越来越高的位置。乳牙列期，儿童患者下颌孔的位置低于乳牙殆平面。随着生长发育，升支垂直高度增加，进针点上移，8岁半时位于殆平面的水平，下颌孔的前后位置在从升支前缘到下颌升支宽度 1/2～2/3 处。因此，儿童进行下牙槽神经阻滞麻醉注射的位置相比成人要更低且更靠后，刺入的深度平均是 15 mm（图 2-7）。

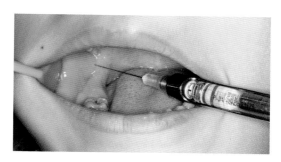

图 2-7 下牙槽神经阻滞麻醉进针点

第五节 补充麻醉技术

一、牙周膜麻醉

牙周膜麻醉技术是常用的补充麻醉方法。方法是针头刺入龈沟内，沿着牙根的方向进针直至遇到阻力，将麻醉药注射到牙周膜间隙内。其需要的麻醉药剂量较少，麻醉可以立即见效。

其优点在于可以防止唇、舌及其他软组织的麻醉，便于双侧牙列单颗牙齿的治疗。局部麻醉药用量少，深部牙髓及软组织麻醉可快速起效（30 s），比常规的组织注射技术创伤小，特别适用于儿童已萌出额外牙的拔除。但是注射后可能会出现牙周膜水肿、咬合不适的症状。对于恒磨牙的远中，注射针在正常情况下很难到达，需要预弯针头。麻醉持续时间个体差异大，与注入的局部麻醉药量相关，范围可能在 5～55 min。麻醉持续时间与注射的局部麻醉药种类无关。

（一）适应证

1. 神经阻滞麻醉作用不完全时的辅助技术。

2. 同侧牙列中 1 或 2 颗牙的牙髓麻醉。

3. 双侧下颌牙齿的治疗（避免双侧下牙槽神经阻滞麻醉）。

4. 不希望有残留软组织麻醉的患者。

（二）禁忌证

1. 注射部位有感染或炎症，如急慢性根尖周炎、牙槽脓肿、牙周炎症等。

2. 因为乳牙下方存在恒牙胚，为避免对恒牙胚造成影响，发生釉质发育不全的风险，不应对乳牙进行牙周膜麻醉。

（三）技术要点

1. 确定进针位置：待治疗牙齿牙根长轴的近中或远中。若是多根牙，则在近中、远中根的大致中间位置。

2. 根据实际需要选择是否预弯针头，需要注意的是预弯针头不可超过 45°，且一次成型。

3. 针头斜面朝向牙根，以平行于牙根长轴的方向向根尖方向进针，直到遇到阻力，注入 0.2 ml 局部麻醉药，注射时间不少于 20 s。

4. 如果是多根牙，需要对每个根采取类似的操作。

5. 注射成功的标志有：局部麻醉药注入时有明显的阻力，局部麻醉药不会反流到患儿的口中，注射点相邻的软组织产生局部缺血（牙龈发白）。

（四）经验分享

关于"预弯针头"（图 2-8）的经验分享如下：

1. 预弯针头应在无菌条件下完成，可使用无菌持针器操作。

2. 在针体中间部分预弯，切忌在针接口处预弯。

3. 预弯操作只能一次成型，不可反复预弯针头，否则可能导致断针。

4. 预弯针头操作不超过 90°，使其回弹后形成的针体弯曲角度大于 135°。

5. 学龄前儿童和不合作儿童慎用此方法。

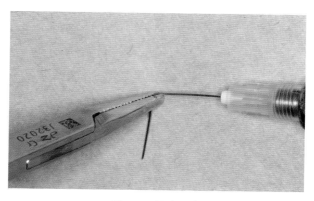

图 2-8　针头预弯

二、髓腔内注射

髓腔内注射技术是一种补充麻醉技术，多用于直接牙髓治疗过程中其他局部麻醉方式失败时。一般来说，髓腔内麻醉效果较为理想，麻醉显效快，但有注射初期疼痛的缺点。

（一）适应证

其他麻醉方式无效时，牙髓内注射用于牙髓摘除或其他根管内治疗。

（二）禁忌证

计划进行牙髓切断术者。

（三）技术要点

1. 在露髓孔或髓腔内先行滴注少许局部麻醉药以缓解注射疼痛，然后再将注射针头插入欲麻醉的牙髓腔或根管内。理想的情况是注射针能够严密地楔入牙髓腔或根管中。

2. 加压注射局部麻醉药，注射时应能够感受到压力。有效麻醉药量达 0.2 ml 就足够提供完全的牙髓麻醉。

3. 必要时需要把注射针折弯，更方便进入髓腔或根管，但应注意避免断针。不合作儿童慎用此方法。

第六节　计算机控制下口腔局部麻醉在儿童患者的应用

注射时患者的不适主要来源于三个环节：针头刺入组织、针头在组织中穿行、药液在组织内弥散。1997 年，第一部计算机控制下局部麻醉药注射系统（computer-controlled local anesthetic delivery systems，CCLADS）问世，20 多年来历经数次更新改进，为口腔局部麻醉注射器的设计带来了重大革新，开辟了无痛麻醉新的途径。该系统包含一个常规的局部麻醉针和一次性棒状注射器。在口内局部麻醉注射时，医生以握笔法握持。脚踏控制的微处理器通过精密计量的流率、持续的压力和固定的体积调节注射器输送的麻醉药量。该设备还包含了回吸系统，必要时可以使用。

与常规麻醉技术相比，该系统的优点在于：①注射针头小，对儿童的威胁性较小，可以采用握笔式来进行麻醉注射，动作可以更精细；②麻醉给药的速度慢、流率低、注射压力低，随之可以大大减小注射疼痛；③脚踏控制给药，同时可以采用"巡航"模式，避免了术者因为缓慢注射所带来的肩、颈、手臂的疲劳。

研究显示，CCLADS 控制下进行阻滞、浸润、腭部和牙周膜注射麻醉，尤其是在腭侧等组织张力大的区域进行麻醉时，均更为舒适。STA™ 设备还具备实时显示注射压力的功能，在牙周膜注射过程中可起到很好的识别提示作用，为进行成功且舒适的牙周膜注射带来了可能。本节介绍两种很适合用 CCLADS 进行的腭侧麻醉。

一、上牙槽前中神经阻滞

上牙槽前中神经阻滞（anterior middle superior alveolar nerve block，AMSA）是一种在 CCLADS 发展中出现的上颌神经阻滞方法，由 Friedman 和 Hochman 在 1997 年首先报道。准确的描述应是支配切牙到前磨牙/乳磨牙的上牙槽前神经的终末支（神经的牙丛）的区域阻滞。进针点就在这些神经的汇聚区域，注入足够剂量的局部麻醉药可使其渗过营养管和疏松皮质骨，包围这个区域丰富的牙神经丛。它可以提供多个上颌牙齿包括切牙、尖牙和前磨牙/乳磨牙的牙髓麻醉。

（一）适应证

1. 牙科治疗范围包括多颗上颌前牙及侧方牙列，希望通过一针注射获得多个上颌前牙的麻醉。

2. 治疗牙颊侧黏膜炎症性肿胀。

3. 因颊侧骨皮质过厚导致的骨膜上麻醉无效时。

（二）禁忌证

1. 患者腭部组织过薄。

2. 治疗需要的时间超过 90 min。

（三）技术要点

1. 建议使用表面麻醉。

2. 从对侧前磨牙/乳磨牙的位置进针，针尖朝向腭侧软组织，针与腭部约呈 45°。进针点在上颌前磨牙/乳磨牙接触点的游离龈边缘到连接腭中缝假想线中点的位置（图 2-9）。

3. 可以使用"穿刺前技术"和"麻醉通道技术"进行注射，注射过程中会观察到相应的腭侧组织发白（图 2-10）。

（1）穿刺前技术：针尖斜面放在软组织上，针尖顶部放一个无菌棉签，轻压棉棒，在外面"封闭"住针尖斜面。先在组织表面注

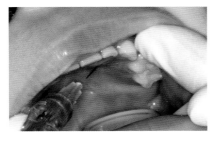

图 2-9 上牙槽前中神经阻滞进针点
进针点在上颌前磨牙/乳磨牙接触点的游离龈边缘到连接腭中缝假想线中点的位置。

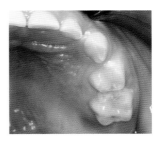

图 2-10 注射完毕后，侧方牙列的腭侧黏膜及颊侧牙龈发白

射麻醉药，这样可以通过外层上皮进入表面组织。棉棒对针起固定作用，同时防止药液滴入患儿口内。穿刺前技术可以减少进针的疼痛感。

（2）麻醉通道技术：缓慢地把针尖刺入组织，旋转使针更有效地穿刺组织，每 4～6 s 推进 1 mm，同时缓慢注入麻醉药。这样做的目的是使麻醉药先行于注射针，尽量减少注射疼痛。

4. 如果使用 4% 阿替卡因，注射药量约半支。

二、经腭侧入路上牙槽前神经注射

经腭侧入路上牙槽前神经注射（palatal-anterior superior alveolar nerve injection，P-ASA）也是由 Friedman 和 Hochman 于 20 世纪 90 年代中期提出。与鼻腭神经阻滞麻醉相同的是其进针部位在切牙乳头外侧；不同的是该技术最后的目标部位是进入切牙管内，主要用于两侧前部 6 颗上前牙的牙髓麻醉，同时还可以麻醉腭前 1/3 区域牙龈和黏骨膜软组织以及唇侧附着龈。

（一）适应证

1. 上颌前牙及其软组织的牙科治疗。

2. 双侧上颌前牙麻醉。

3. 由于皮质骨致密而导致骨膜上麻醉无效时。

（二）禁忌证

1. 尖牙牙根特别长时可能麻醉无效，不宜采用此技术。

2. 治疗的时间多于 90 min。

3. 学龄前儿童或不合作儿童不宜采用此技术。

（三）技术要点

1. 建议使用表面麻醉。

2. 使用"麻醉前技术"，在切牙乳头外侧，与腭侧保持约 45° 角进针。切牙乳头发白后调整注射针头的方向，使其与牙体长轴相平行（图 2-11），缓慢进入切牙管，进入的深度为 6～10 mm。

3. 在管腔内回吸，避免血管内注射。

4. 若成功完成注射，注射结束后可以观察到双侧尖牙之间的唇

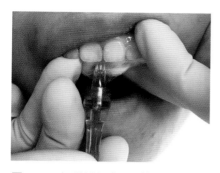

图 2-11　经腭侧入路上牙槽前神经注射
使用 CCLADS 注射时可以有支点，注射针
方向与前牙牙体长轴相平行。注意用棉花
吸取溢出的局部麻醉药液。

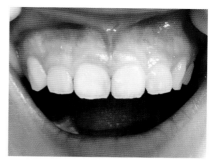

图 2-12　注射结束后，上前牙相应的
唇侧牙龈发白

侧牙龈发白（图 2-12）。

（四）注意事项

1. CCLADS 停止注射后会有 6 s 的回吸时间，可以利用这个设计进行注入药液前的回吸。另外，局部麻醉注射结束后要利用这个时间将注射针头退出口腔外，避免药液喷溅到患儿口腔内，造成不好的口感。

2. 这两项注射技术均需要患儿较好的配合度和张口度，不配合的患儿慎用。

第七节　局部麻醉的并发症

一、软组织损伤

患儿牙科治疗结束后，因为感觉异常出现反复咬、嘬的动作会使下唇、舌、颊黏膜受损，异常肿胀，严重的甚至出现溃疡。为了避免这种软组织损伤给患儿带来的痛苦以及患儿家长可能的误解，下牙槽神经阻滞麻醉和下颌骨膜上麻醉后，需要告知家长局部麻醉后可能出现的感觉异常、持续的时间、注意事项等。

二、麻醉药毒性

口腔科所用局部麻醉药可分为酯类或酰胺类。由于酰胺类较少引起过敏反应，在临床更常用。局部麻醉药中也含有防腐剂、有机盐，有时还有血管收缩剂。防腐剂（如羟基苯甲酸甲酯）可能就是一种过敏原。

在成人很少能观察到麻醉药的系统毒性反应，但是儿童由于体重较轻，更容易发生毒性反应。部分幼儿可能会在镇静全身麻醉下完成牙齿的治疗，当局部麻醉药和镇静药联合使用时，发生毒性反应的可能性将增加。医生应准确掌握所用麻醉药的最大剂量，避免药物过量的可能（表 2-2）。

表 2-2 不同口腔局部麻醉药在儿童的推荐剂量

通用名	麻醉药浓度	肾上腺素浓度	适用年龄	说明书推荐平均剂量（mg/kg）	说明书推荐最大剂量（mg/kg）
盐酸利多卡因注射液	成人常用2%；儿童常用0.25%~0.5%	—	新生儿及早产儿慎用	—	4.0~4.5
盐酸甲哌卡因肾上腺素注射液	3%	$1:10^5$	>3岁	0.5	1.33
盐酸阿替卡因肾上腺素注射液	4%	$1:10^5$	>4岁	1.33	5.0

三、血肿

注射针刺破血管甚至动脉造成的出血，尤以上牙槽后神经阻滞麻醉易发，是注射针刺入翼丛所致。

四、断针

一旦发现注射针头折断，如果折断断端暴露于软组织之外可见，则用止血钳将其夹住取出。若口内不可见断针，则立即请颌面外科医生会诊。为了避免断针，便于断针后的处理，很重要的一点是避免将针头全部没入软组织内，必须保留部分于软组织之外。另外，在学龄前儿童和不合作儿童慎重使用针头预弯方法。任何时候使用针头预弯方法时只能预弯一次，且预弯操作不超过90°，使其回弹后形成的针体弯曲角度大于135°。

参考文献

［1］Soxman JA. 儿童口腔科临床技术手册. 葛立宏，赵玉鸣，译. 沈阳：辽宁科学技术出版社，2017.

［2］Pinkman JR. 儿童口腔医学. 4版. 葛立宏，译. 北京：人民卫生出版社，2009.

［3］Malamed SF. 口腔局部麻醉手册. 刘克英，译. 北京：人民卫生出版社，2007.

［4］Dean JA. 儿童口腔医学. 10版. 秦满，译. 北京：北京大学医学出版社，2018.

（秦满　周琼）

第三章

儿童橡皮障隔离术

橡皮障隔离术可以在减少牵拉口腔软组织的情况下，有效隔离患牙，为手术提供良好的入路和视野，为口腔治疗提供干燥、清洁、无菌的手术环境。橡皮障隔离术可以提高治疗质量，减少药物对儿童的刺激，缩短手术时间，增加操作安全性，同时使儿童获得良好的就诊体验。

第一节　乳牙橡皮障隔离术

一、适应证与禁忌证

橡皮障隔离术常用于窝沟封闭术、树脂修复术、根管治疗术、牙髓切断术等临床操作。

对于牙齿萌出不足、牙齿位置特别不正或牙体组织破坏过大等，无法固定橡皮障夹者，不适用橡皮障隔离术；对于患有呼吸道感染、鼻道阻塞无法鼻呼吸的患者，亦不适用橡皮障隔离术。对橡胶过敏者禁用。

二、操作流程

（一）器械准备

1. 橡皮布　是橡皮障系统的功能部分，起到隔湿的作用。根据尺寸，其分为边长 150 mm（适用于混合牙列或恒牙列）和边长 125 mm（适用于乳牙列或混合牙列）；根据厚度，其可分为

0.15 mm、0.2 mm、0.25 mm、0.3 mm 和 0.35 mm。

2. 橡皮障夹 针对不同牙位，设计有不同型号的橡皮障夹（图 3-1）。其作用是将橡皮布固定在牙齿上。橡皮障夹的结构分为夹臂和弓部，其中夹臂是橡皮障夹的功能部分，弓部的作用是连接夹臂（图 3-2）。夹臂可以进一步分为翼部（用来遮挡橡皮布）、喙部（用来夹持牙体组织）和孔（橡皮障夹钳夹持的部位）。

3. 打孔器 用来在橡皮布上打孔（图 3-3）。孔径可以调节为 0.5 mm（乳前牙）、1 mm（乳尖牙）、1.5 mm（第一乳磨牙）和 2 mm（第二乳磨牙）。

4. 橡皮障支架 / 面弓 用于撑开并固定橡皮布，通常为 U 形（图 3-3）。

5. 橡皮障夹钳 用来夹持橡皮障夹（图 3-3）。

6. 辅助工具

（1）定位板：辅助定位打孔位置（图 3-4）。

（2）开口器：使用橡皮障的过程中，患儿需要长时间保持开口，使用开口器可以缓解疲劳（图 3-5）。

（3）牙线：将橡皮布压入比较紧密的牙缝（图 3-5）。

（4）橡皮楔线：用来辅助固定橡皮布（图 3-5）。

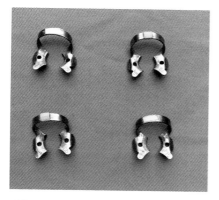

图 3-1 不同型号的乳磨牙橡皮障夹

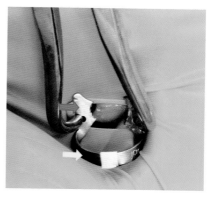

图 3-2 橡皮障夹的各部分
黄色箭头为弓部，紫色箭头为夹臂。

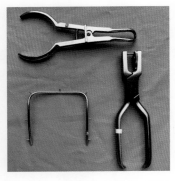

图 3-3 打孔器（右下）、面弓（左下）和橡皮障夹钳（上）

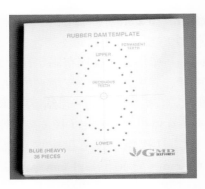

图 3-4 定位板

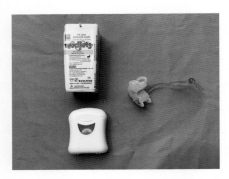

图 3-5 橡皮楔线（左上）、牙线（左下）和开口器（右）

（二）操作步骤

1. 局部麻醉 可以采取局部牙龈表面麻醉或局部浸润麻醉。

2. 试橡皮障夹 一般选择患牙远中的牙齿作为被夹持牙。如果患牙为牙列最远中时，以患牙为被夹持牙选择橡皮障夹，并在橡皮障夹的弓部拴上牙线。使用橡皮障夹钳将橡皮障夹固定，并确认其喙部接触牙体组织外形高点以下，对软组织无压迫，稳定无翘动（图3-6）。

3. 安装橡皮障夹和橡皮布 对照定位板，用打孔器在橡皮布上打孔，将橡皮障夹套在橡皮布的孔内（图3-7）。医生和护士将橡皮布平展开，医生将橡皮障夹再次固定到被夹持牙上（图3-8）。用器械将橡皮布拨至橡皮障夹的翼部以下，保证对被夹持牙的封闭作用（图 3-9）。

4. 安装面弓　将橡皮布撑开并固定在面弓的挂钩上，此时橡皮布应平展地覆盖患儿口腔并且不遮挡患儿鼻部（图 3-10）。

5. 拆除橡皮障　治疗结束后，将术区碎屑、药液清理干净，用橡皮障夹钳将橡皮障夹连同橡皮布和面弓一并取出。

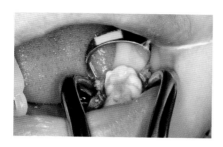

图 3-6　试橡皮障夹

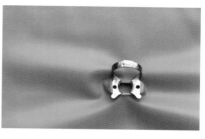

图 3-7　将橡皮布与橡皮障夹固定

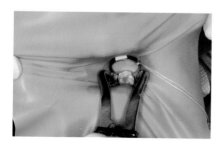

图 3-8　放置橡皮障夹

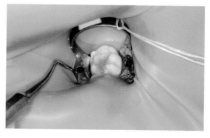

图 3-9　将橡皮布拨至橡皮障夹的翼部之下

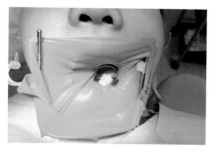

图 3-10　安置完成

三、技术要点

1. 在橡皮障夹夹持牙体组织后，注意检查颊侧及舌侧的两个喙部是否卡抱在牙体硬组织的外形高点之下。如果未完全进入到外形高点之下，容易出现橡皮障夹的松脱甚至弹出。如果单侧只有一个喙部完成卡抱，则容易出现转动、翘动，继而松脱。

2. 放置橡皮障时，医生需要将视线穿过橡皮布孔来定位牙齿。此时护士需要协助将橡皮布尽量平展开，以保证视野清楚（图3-11）。

3. 治疗开始前，注意检查是否已经将橡皮布完全拨至橡皮障夹的翼部之下（图3-12）。如果遗漏此步骤，容易出现药液流入患儿口腔内和隔湿效果不佳的情况。

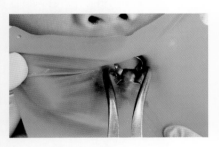 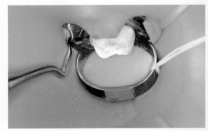

图3-11　放置过程中，医师需要从孔内定位被夹持牙，此时尽量平展橡皮布　　图3-12　注意用器械将橡皮布拨至橡皮障夹的翼部之下，实现完全封闭

四、补充提示

1. 隧道法橡皮障隔离术适用于2~3颗相邻乳牙的单次治疗。在打定位孔时，把相邻乳牙的孔打通，将橡皮障夹卡抱在最远中的牙齿上，用橡皮楔线固定最近中的牙齿，以此实现相对良好的术野隔湿（图3-13）。

2. 应在橡皮障夹上拴牙线，防止滑脱造成误吞，牙线应位于颊侧。

3. 拆除橡皮障时，如果辅助牙线或橡皮楔线固定，需要先取下牙线或橡皮楔线，然后再取橡皮障夹，避免对牙齿或牙龈造成损伤。

4. 使用橡皮障时，由于牙齿缺损面积过大，或连续多牙进行橡皮障封闭时，可能会有侧漏。此时需要注意配合强力吸引器及时吸出刺激性的药液，避免刺激口腔黏膜。同时注意吸出过多的口腔内唾液，避免溢出或呛咳。

5. 全身麻醉下儿童的牙体牙髓治疗可以在多个象限同时打多个孔，同时使用多个橡皮障夹进行固定，即多象限橡皮障隔离术。此方法可以提高全身麻醉下的治疗效率，同时提高操作的安全性（图3-14）。

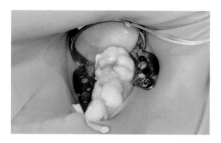

图 3-13 隧道法橡皮障隔离术

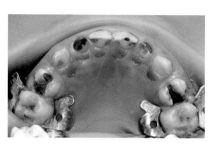

图 3-14 全身麻醉下橡皮障隔离术

第二节 年轻恒牙橡皮障隔离术

一、适应证与禁忌证

橡皮障隔离术常用于恒牙窝沟封闭术、树脂修复术、根管治疗术、牙髓切断术、根尖诱导成形术等临床操作。

对于患有呼吸道感染、鼻道阻塞无法鼻呼吸的患儿，不适用橡皮障隔离术。对橡胶过敏者禁用。

二、操作流程

（一）器械准备

年轻恒牙的治疗一般选择边长为 150 mm 的橡皮布和对应的面弓。打孔一般选择直径为 2 mm 或 2.5 mm 的孔径（图3-15）。

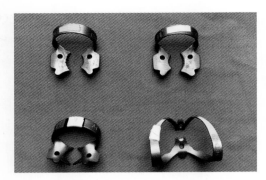

图 3-15　常用恒牙橡皮障夹（适用牙位见操作步骤 2）

（二）操作步骤

1. 局部麻醉　可以采取局部牙龈表面麻醉或局部浸润麻醉。

2. 试橡皮障夹　根据恒牙外形的轴面形态选择相对应的橡皮障夹。当牙齿萌出高度不足，不能获得良好稳定性时，可以尝试使用喙缘较深的夹子。上前牙通常使用蝴蝶夹。

3. 安装橡皮障夹和橡皮布　对于单颗恒磨牙，橡皮障隔离术的使用方法同乳磨牙（图 3-16）。对于多颗后牙需要隔离，可以选取最远中的牙齿固定橡皮障夹，分别打孔隔离每一颗牙齿，并且在最近中的位置用楔线或橡皮条固定（图 3-17）。当需要夹持到前磨牙时，需要选用喙距更小的夹子（图 3-18）。

4. 安装面弓。

5. 治疗结束后拆除橡皮障。

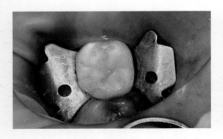

图 3-16　单颗恒磨牙橡皮障隔离术

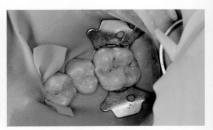

图 3-17　多颗后牙橡皮障隔离术

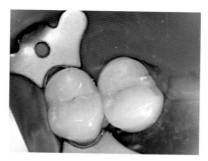

图 3-18　前磨牙橡皮障隔离术

三、技术要点

1. 年轻恒牙由于临床牙冠的萌出高度不足，往往外形高点位于牙龈缘的根方。这种情况给橡皮障夹的卡抱造成困难。对于外形高点位于牙龈缘和龈沟底之间的牙齿，可以将橡皮障夹循牙齿外形向根方移动，将喙部避开软组织而卡抱在牙齿的外形高点下方，实现良好的隔湿。

2. 对于前牙区的年轻恒牙，一方面由于牙齿的萌出高度不足，另一方面有部分牙体硬组织存在舌侧隆突发育不明显的解剖特点，导致无法获得橡皮障夹的良好固位。此时，可以借助橡皮楔线或橡皮条固定橡皮布（图 3-19）。

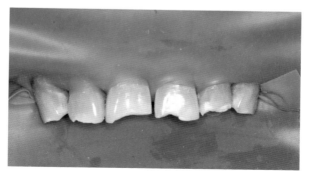

图 3-19　前牙橡皮障隔离术

参考文献

［1］葛立宏. 儿童口腔医学. 5版. 北京：人民卫生出版社，2020：98.

［2］秦满. 儿童口腔科临床操作教程：一步一步教你做临床. 北京：人民卫生出版社，2017：17.

（刘鹤　王岐麟）

第四章

儿童龋病

儿童龋病在病因学、组织病理学及基本诊疗原则等方面与成人并无本质差异。无论乳牙龋还是年轻恒牙龋，均为慢性感染性疾病，只要采取得当的防治措施，均是可防可控的。儿童一旦处于致龋环境中，由于其生长发育和牙齿生理与解剖结构方面的特点，其龋病与成人相比，病损波及范围更广泛，进展迅速且危害更大。

第一节 乳牙龋病的诊断与鉴别诊断

一、乳牙龋病的病史询问与临床检查要点

（一）病史询问

对于龋病病史的询问，除了对患牙自觉症状进行询问外，还应了解与龋病发生相关的因素，如患儿喂养史、饮食习惯、口腔卫生习惯、全身状况，母亲妊娠期情况，患儿是否足月分娩，父母及与患儿密切接触者的口腔健康情况等，以便制订综合的防治计划。

1. 儿童患者和家长常常对主诉和病史梳理不清，医生不易获得真实、有价值的信息。建议在患儿和家长自述之后，医生根据初步判断，采取排查式提问，帮助患儿和家长回忆病情，引导患儿和家长提供有临床价值的信息（图4-1）。

2. 当患儿以某个主诉牙来就诊时，可采取深龋、牙髓炎、根尖周炎鉴别诊断的思路，引导患儿和家长提供有临床价值的信息。

3. 对于无某个确定主诉牙的病例，应采取提问方式引导帮助患

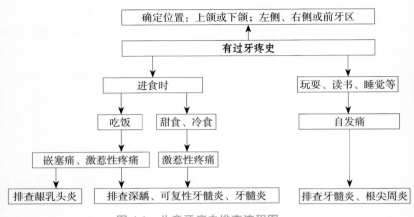

图 4-1　儿童牙痛史排查流程图

儿和家长找出主要病源牙，解决主要问题。

4．在采集喂养史时，如果笼统地问是否吃糖等问题，常不能获得有效信息。医生应熟悉不同食物的致龋危险性（表 4-1），以举例方式向患儿和家长提问，帮助患儿和家长找出该患病个体的龋病危险因素，以利于口腔健康行为的改进。

5．问诊口腔卫生习惯时，要强调有效刷牙，即 4 岁以下儿童应由成年人为其规律刷牙，4 岁以上儿童应在成年人监督指导下刷牙。同时别忘了询问是否使用含氟牙膏。

表 4-1　常见儿童食品的致龋危险性

致龋危险性	食品种类
易致龋	蛋糕、饼干、面包、糖果、果酱、果脯蜜饯、山楂片、巧克力、含糖配方奶、含糖牛奶和酸奶、果汁（包括自制果汁和煮水果水等）、秋梨膏和蜂蜜、乳酸菌饮料、冰激凌等
低致龋	不含糖牛奶和酸奶、各种新鲜水果
不致龋	无糖或木糖醇口香糖、无糖加工的花生等坚果、粗粮、蔬菜、鱼、肉、茶

（二）乳牙龋病常规检查方法

乳牙龋检查的基本原则与成人相同，但在具体方法的使用上要考虑到被检查对象的年龄、认知能力等特点，尤其要注意不要因检查不当给患儿造成疼痛。绝大部分龋通过临床常规检查和辅助检查就可以明确诊断。

患龋儿童的口腔卫生状况通常较差，因此在进行常规检查前，牙齿表面应进行有效的清洁，口腔清洁的同时可向家长进行刷牙指导，帮助家长认识有效的口腔清洁应达到何种效果。

1. 视诊　对于幼儿可使用湿纱布或半干棉球擦洗牙面。对于年龄较大、可接受检查的患儿，可用汽水枪辅助清洁牙面后，观察有无龋洞和颜色、光泽的改变，如白垩斑、墨浸状改变等。视诊除了应重点观察那些龋坏好发部位，如牙齿窝沟点隙、邻面边缘嵴等，同时不要忽略光滑面龋的检查。

2. 探诊　对于幼儿使用探针检查前应评估其接受程度，避免划伤等意外事件。对于通过视诊可判断的龋损可不必探诊。为避免引起疼痛，对各年龄儿童均不能探诊深龋洞和可疑露髓孔。

探诊主要检查早期的窝沟龋和发生在邻面的龋洞。使用探诊检查时动作要轻柔，避免损伤脱矿的牙面。当探诊感觉牙面粗糙、连续性消失、探针被卡住、牙组织变软，均提示牙体组织出现实质性缺损或龋坏。

3. 叩诊和松动度检查　叩诊的主要作用是提示根尖周组织病变。低龄儿童对叩诊的反应受其认知及配合程度所限，往往不准确，因而叩诊在低龄儿童龋病检查时慎用。

（三）乳牙龋病辅助检查方法

1. X线检查　对于视诊和探诊不能确定的龋损，如邻面龋、潜行性龋、洞底继发龋应拍摄 X 线片。确定邻面龋最好选择拍摄𬌗翼片。龋损部位因脱矿或实质性缺损，在 X 线片上显示密度较一般周围正常牙体组织低，呈现投射影像。利用 X 线片还可以判断龋坏与牙髓之间的关系。

2. 牙髓活力检查　因患儿小，加之恐惧、不配合等因素，牙髓活力检查一般结果不可靠。对于乳牙几乎不用牙髓活力检查。学龄前儿童禁用热牙胶法检查牙髓活力。

目前，市场上有红外线激光荧光龋检测仪、光导纤维透照数字影像技术等早期龋损辅助检查工具，但其对龋病诊断的准确性尚缺乏足够的证据，临床上并未作为常规龋病辅助检查手段推荐。

（四）乳牙龋病特殊检查方法

龋活跃性试验（caries activity test，ACT）是指在一定时间内新龋的发生和龋进行性发展速度的总和，即患龋的易感性和倾向性。在临床上可通过口腔致龋微生物及其产酸效能来评估。目前国内上市的产品有Cariostat龋易感性检测试剂盒。

1. 作用原理　Cariostat龋易感性检测试剂盒以蔗糖为碳源，胰蛋白为氮源，溴甲酚为酸性显示剂，牙菌斑为样本，通过龋病形成过程在体外进行再现，对被检查者口腔内致龋菌群的产酸能力进行分度量化，进而对新龋的形成风险及已有龋病进行早期预测的一项龋病诊断技术。

2. 操作流程

（1）标记：对培养基做好标记（患儿姓名、年龄、取样时间等）。

（2）接种：用无菌棉棒轻轻擦拭上颌磨牙颊侧及下前牙唇侧牙颈部3~5次取菌样，接种于培养基。

（3）培养：将接种好的培养基置于（37±1）℃培养箱中培养48 h，观察结果。

3. 结果判读

（1）蓝色（安全区）：保持良好的口腔护理习惯，保持口腔卫生。

（2）深绿色（注意区）：建议接受专业口腔护理指导，改善口腔护理习惯。

（3）黄绿色（危险区）：龋易感性高，建议到专业医疗机构诊治，定期检查周期为4次/年以上。

（4）黄色（高危险区）：现有龋坏进一步加重及产生新龋的可能性非常大，建议到专业医疗机构诊治并强化口腔健康教育，全面改善口腔护理习惯。

4．注意事项

（1）尽量避免在口中残留食物较多时采集，避免蘸取过多的唾液。

（2）样本采集、接种时应严格执行无菌操作，避免其他杂菌污染；采集后4 h内送至培养箱。

（3）送检样本应注明来源和取样时间，以便正确判定培养时间。

二、乳牙龋病的诊断

乳牙龋病的临床分类较为复杂，可根据临床表现分为急性龋与慢性龋、湿性龋与干性龋；以及临床上常用的根据龋损波及深度，分为浅、中、深龋；还有结合乳牙解剖和组织结构特点的分类，如低龄儿童龋、猛性龋等。

（一）以龋损波及深度为依据的乳牙龋病诊断

1．浅龋　乳牙浅龋位于牙冠，龋损范围局限在釉质内，患儿无不适症状。乳牙浅龋多为未成洞龋。位于牙冠的浅龋可分为窝沟龋和光滑面龋。

（1）窝沟浅龋：表现为龋损部位的色泽变黑，进一步视诊可发现黑色色素沉着区下方为白垩色改变的龋白斑。

（2）光滑面浅龋：表现为白垩色点或斑，随着龋损的发展可变为黄褐色或褐色斑点。

2．中龋　乳牙中龋多为浅洞，有时也可为表面粗糙、变色、质软的"未成洞龋"，轻探诊即出现龋洞。牙本质因脱矿而软化，随着色素侵入呈黄褐色或深褐色。患儿多无不适症状。

3．深龋　龋病进展至牙本质中层或深层时为深龋。临床上可见深大的龋洞，可伴有临床症状，如遇冷、热或化学刺激时产生不适。

（二）乳磨牙邻面龋的诊断

由于乳牙自身结构的特点，乳磨牙邻面龋发病率高，对早期邻面龋的检查和判断是年轻医生面临的难点。乳磨牙邻面龋的判断方法主要包括：

1．视诊　在做到牙齿充分清洁的基础上，配合口镜反光，将光源充分集中在牙齿邻面上观察边缘嵴颜色的改变。早期龋损可见边缘嵴颜色变暗，随着龋损程度的加深可观察到边缘嵴"线状"颜色加深或"墨浸状"改变（图4-2）。

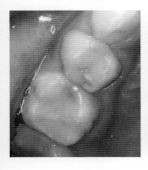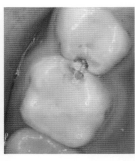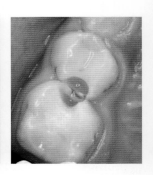

图 4-2　邻面龋临床检查

右上乳 D、E 牙冠表面完整，但边缘嵴变色，可判断右上乳 D、E 有龋坏。临床治疗过程中打开边缘嵴可见龋坏范围较大，已波及牙本质中深层。

2．探诊　探诊可检查到邻面釉质实质性缺损。对于龋损早期改变，可以使用牙线通过牙齿邻间隙，感知釉质光泽的改变。

3．𬌗翼片　对邻面龋的检查灵敏性高，但对于不配合的低龄儿童，𬌗翼片拍摄的准确性会受到影响，不做推荐（图4-3）。

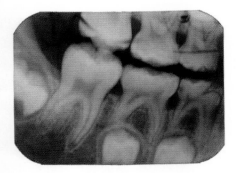

图 4-3　邻面龋影像学表现

𬌗翼片检查发现右下乳 D 远中可见低密度透影区，提示右下乳 D 远中邻面龋坏。

（三）隐匿性龋的诊断

隐匿性龋的洞口小而进展深，与牙齿较深的窝沟结构相关。检查时需通过视诊观察牙齿色泽的改变，对较深窝沟仔细探查，可结合 X 线片辅助判断龋损深度（图 4-4）。

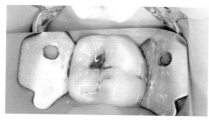 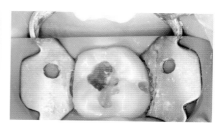

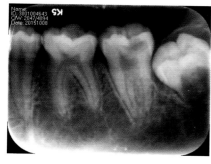

图 4-4 隐匿性龋

左下 6 𬌗面窝沟龋坏，视诊可见龋洞边缘色暗，X 线检查发现龋损深度达牙本质深层，去腐过程中发现龋损范围深大，符合隐匿性龋的表现。

（四）乳牙龋病的特殊分类

1. 低龄儿童龋　低龄儿童龋（early childhood caries，ECC）指年龄小于 6 岁的儿童只要在任何一颗乳牙上出现一个或一个以上的龋（无论是否成龋洞）、失（因龋所失）、补牙面。

重度低龄儿童龋（severe early childhood caries，SECC）指小于 6 岁的儿童所患的严重龋齿（图 4-5），应满足以下条件：3 周岁或更小年龄的儿童出现光滑面龋坏即为重度低龄儿童龋，或患儿口内龋失补牙面 dmfs ≥ 4（3 岁），dmfs ≥ 5（4 岁），dmfs ≥ 6（5 岁）。

2. 猖獗龋（猛性龋）　猖獗龋（rampant caries）不是儿童所特有，可发生在任何年龄的患者，其强调的是龋病的快速进展和波及范围广泛，尤其是对不易龋坏的下颌切牙也能侵及（图 4-6）。猖獗

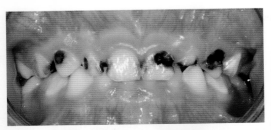

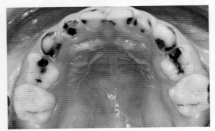
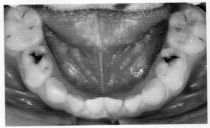

图 4-5　重度低龄儿童龋

3 岁男孩，口内多颗龋坏牙，dmfs ≥ 4，诊断为重度低龄儿童龋。

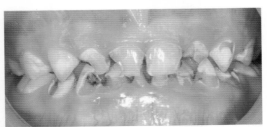

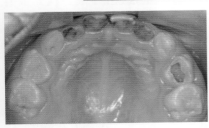
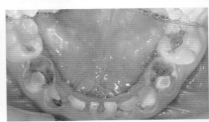

图 4-6　猖獗龋

4 岁男孩，龋坏进展快，累及下切牙，符合猖獗龋表现。

龋的突发意味着口腔环境处于严重失衡状态，并因疾病进展过程中某些因素的促进使得龋病发展不受控制，"猖獗龋"的名称由此而来。儿童猖獗龋常发生在特定的条件下，包括高致龋的饮食习惯，如大量食用含糖量高的糖果、糕点或饮料；牙齿发育缺陷，如严重的乳牙釉质发育不全等。另外，应关注有严重全身疾病背景的儿童，如头颈部放疗常导致唾液分泌不足，使患儿处于患重度龋的高风险之中，诱发猖獗龋。

三、乳牙龋病的鉴别诊断

（一）浅龋与釉质钙化不全、釉质发育不全的鉴别诊断

1. 釉质钙化不全　釉质钙化不全有白垩状损害，但其表面光洁，同时白垩状损害可出现在牙面任何位置；浅龋表面粗糙，有一定的好发部位。

2. 釉质发育不全　釉质发育不全是釉质表面实质性缺陷，可伴有变黄色或变褐色的颜色改变，但缺陷表面探诊光滑，且釉质发育不全常对称发生。

（二）深龋与慢性牙髓炎的鉴别诊断

1. 乳牙深龋可能会有食物嵌塞痛史，无自发痛史；乳牙慢性牙髓炎可能有自发痛、夜间痛的病史。

2. 乳牙深龋无叩诊不适，而乳牙慢性牙髓炎可能会有叩诊不适。另外，需要仔细阅读 X 线片。尽管深龋及慢性牙髓炎均无根尖病变，但观察龋损部位与髓腔的距离可辅助判断。

3. 去净腐质后是否露髓可作为诊断的重要参考依据。

第二节　乳牙龋病的氟化物治疗

乳牙龋病治疗的目的是：①终止龋损的发展；②保护牙髓活力；③牙齿形态及功能恢复。根据以上目的，乳牙龋病的治疗方法有药物治疗和修复治疗。此处的药物治疗主要指氟化物治疗。

一、常用药物

国内市场可获得的用于龋病治疗的氟化物有氟凝胶、氟保护漆以及氟化泡沫。其中，5% 氟化钠保护漆是国际上公认的效果肯定的适合各年龄儿童临床使用的专业涂氟药物。

二、适应证

1. 乳牙龋病的阻断性治疗　釉质白斑或早期龋损，龋损面广泛的浅龋或剥脱状的环状龋，不易形成固位洞形，常见于乳前牙的邻面和唇面。

2. 未患龋牙齿的防龋保护　所有萌出以及萌出过程中的牙齿，充填体边缘继发龋的预防等。

三、禁忌证

1. 口腔炎、溃疡性龈炎。

2. 对氟化物制剂任何成分有过敏史的个体。

3. 有需要治疗的支气管哮喘。

四、操作流程（以多乐氟为例）

1. 对龋损牙的阻断性治疗

（1）纱布或棉球去除牙面软垢和菌斑，简单隔湿，避免过多唾液污染牙面。

（2）以小毛刷蘸取多乐氟，反复涂擦龋损区及其周缘，涂布完成后患儿闭口，材料遇唾液固化后变成黄色透明。

2. 全口涂布的预防性治疗

（1）对全口牙进行清洁。

（2）取出适量多乐氟：乳牙列 0.25 ml，混合牙列 0.4 ml，恒牙列 0.75 ml。

（3）干燥牙面，以小毛刷蘸取多乐氟按一定顺序涂布牙面，重点涂布窝沟点隙及邻面等易患龋部位，邻面可借助牙线。

（4）涂布完成后患儿闭口，需 1～2 min，材料遇唾液固化后变成黄色透明。

五、注意事项

1. 对龋损牙的阻断性治疗建议涂药后 30 min 内不漱口、不进食。定期复查涂布牙面再矿化情况。

2. 全口涂布的预防性治疗建议涂氟后半小时之内不要喝水，4 h 之内避免进食较硬的食物，涂氟当晚建议不用刷牙，并定期复查。对无龋儿童建议每年使用 2 次，对患龋儿童建议每年使用 4 次。

第三节　乳牙龋病的修复治疗

一、乳牙龋病修复治疗的时机

1. 目前对龋病治疗的共识是单一的龋齿充填治疗并不能有效阻止龋病发展进程，龋病的治疗应为综合管理。首先应做到识别个体龋病发生发展的风险因素，对患龋个体进行检测并评估龋病进展，通过采用氟化物、针对性的口腔卫生指导等手段对龋病进行预防管理，在监测过程中必要时可辅以修复治疗。

2. 对于龋损修复时机的判断至少应包括：视诊可确定的牙体实质性的龋洞，洞缘周缘可见"阴影状"改变，影像学辅助检查发现病损范围有扩大的趋势。

二、乳牙龋病修复治疗方案选择的考量

乳牙龋病修复治疗方案可从患儿的年龄、龋损的范围、龋活跃性、患儿家庭口腔卫生维护的能力以及定期口腔健康检查的依从性等几个方面进行综合考量。具体修复方法详见第五章，本部分就修复方案选择的考量进行总结。

（一）0～3 岁婴幼儿乳牙龋病修复方案选择

1. 婴幼儿龋应以降低龋活跃性，预防新发龋为主要目的。

临床建议采用诊疗风险相对较低、相对简单的治疗技术阻断龋病的发展，最大程度地减小婴幼儿龋对患儿口腔健康的影响。建议治疗中尽量减少侵入性治疗手段的使用，推荐过渡性治疗修复（interim therapeutic restorations，ITR）/非创伤性修复治疗（atraumatic restorative treatment，ART）技术。

2. 对于不完全萌出的有窝沟点隙龋坏的患牙，可采用玻璃离子水门汀窝沟封闭或预防性树脂充填。

3. 对于临床没有症状的可复性牙髓炎或深龋（极近髓）患牙，建议采用间接牙髓治疗技术。

4. 对于有症状的婴幼儿牙髓炎患牙，在有成形牙髓的前提下推荐使用牙髓切断术。

（二）3 岁以上儿童乳牙龋病修复方案选择

1. 对乳牙 I 类洞可采用玻璃离子水门汀、复合树脂充填修复。

2. 对乳牙 II 类洞可采用复合树脂充填修复。

3. 对乳牙 III、V 类洞可采用复合树脂修复，对于隔湿条件较差的牙齿可采用树脂改性的玻璃离子水门汀进行充填修复。全覆盖式（如前牙透明成形冠树脂修复术）修复方式也可作为选择方案。与直接充填方式相比，由于增加了釉质粘接面积，全覆盖式修复可以在一定程度上提高充填体的固位。

4. 乳磨牙龋损牙面＞2 时，或对行牙髓治疗后的乳磨牙，建议使用全覆盖式修复体作为修复方案。

（三）乳牙龋病预后和相关因素分析

1. 乳牙龋病疗效评价有别于恒牙，对乳牙而言最重要的治疗是干预、治疗后无新发龋的出现。主要评价是否有新发龋坏，是否有再发龋的出现。

2. 乳牙龋病预后主要相关因素包括患儿生活习惯和口腔卫生的改善情况。同时龋活跃性也是判断预后的重要指标。

儿童龋病治疗流程如图 4-7 所示。

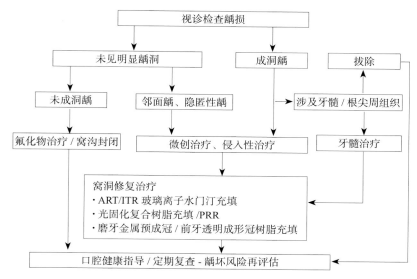

图 4-7 儿童龋病治疗流程图

三、化学机械去腐

低龄儿童在龋病治疗过程中，因汽钻机械切割产生的声音或不适会产生恐惧心理。同时，对于不配合的患儿，高速汽钻存在潜在的诊疗风险。化学机械去腐在低龄儿童龋病治疗中的优势也因此体现出来。

化学机械去腐的基本原理是先用化学凝胶使龋坏组织软化，然后利用手工器械轻柔刮除处理过的牙体组织。根据其作用原理，化学机械去腐相比传统机械去腐具有选择性去除龋坏牙本质而最大程度保留健康牙本质的优点，更加符合现代微创的治疗理念，并且其在治疗的舒适程度和安全性上明显优于传统方法，尤其可以缓解3岁以下婴幼儿患者的畏惧、紧张心理，降低诊疗风险，更有利于临床治疗工作的开展，故在乳牙龋病治疗过程中推荐使用。

第四节 年轻恒牙龋病的检查与治疗

年轻恒牙指牙齿已萌出于口腔，形态和结构尚未形成成熟的恒牙。保护与及时治疗年轻恒牙，形成健康完整的恒牙列，是儿童口腔科医生的主要任务之一。

由于年轻恒牙硬组织矿化程度低，牙齿易患龋且进展迅速，易发展成牙髓炎及根尖周炎，第一、第二恒磨牙常出现潜行性龋（隐匿性龋）。因釉板结构的存在，致龋细菌可直接在牙体内部形成龋洞，而牙齿表面完好无损。因此，对于年轻恒牙龋的早期检查、诊断，采取有效的治疗方案控制龋损的发展，是年轻恒牙龋病治疗的重点。

一、年轻恒牙龋病的检查要点

与乳牙龋病的检查类似，年轻恒牙龋病的检查也应通过"问诊—视诊—探诊—叩诊"的常规方法进行检查。

1. 问诊 除问诊主诉牙的相关症状外，对第一、第二恒磨牙伴随明显釉质发育不全的患儿，应追溯相应牙齿釉质发育期有无较严重的系统性疾病病史。病史采集过程中，应特别注意追溯患儿恒牙龋相关的易感因素，如乳牙患龋及治疗情况，患儿的饮食习惯及口腔卫生习惯，定期口腔保健情况，以及是否接受过或正在接受口腔正畸治疗等。

2. 视诊 进行牙面清洁后，前牙龋有无发育异常的畸形舌侧沟、畸形舌侧窝，后牙龋有无窄而深的窝沟等，这些易伴发龋坏的部位是检查的重点。应特别注意排查是否存在釉质发育不全等情况。推荐采用 ICDAS 龋齿诊断方法（详见文末），判断早期龋损。

3. 探诊 由于年轻恒牙的窝沟区可能存在矿化不全，对其探诊力度不宜过大，以免破坏薄弱的结构。

4. 叩诊和松动度检查 基本同第一节。

5. 辅助检查 辅助检查手段包括 X 线检查及牙髓活力检查。殆翼片对邻面龋诊断有很高价值。与乳牙不同，年轻恒牙牙髓活力检查（如冷测或热测）对牙髓活力的判断具有参考意义。但由于年轻恒牙根尖孔未闭合，牙髓电活力检测不适用于对年轻恒牙牙髓活力的判断。

6. 龋活跃性试验　如 Cariostat 龋易感性检测试剂盒，同样适用于年轻恒牙。

二、年轻恒牙组织结构特点及修复考量

1. 基于年轻恒牙的不可替代性，其治疗原则为"微创治疗"。对乳牙龋坏严重的高患龋风险患儿，建议恒牙萌出、牙冠完全暴露后即行窝沟封闭进行保护。对于早期龋坏特别是光滑面龋坏，建议定期专业全口涂氟进行再矿化治疗。

2. 年轻恒牙牙体硬组织硬度比成熟恒牙差，弹性、抗压力等较低，备洞时应减速切削以减少釉质裂纹的产生。建议使用化学去腐或激光辅助下的去腐。

3. 年轻恒牙自洁作用差，进行龋齿充填时应特别注意与龋患相邻窝沟点隙的防龋处理。预防性树脂充填术（preventive resin restoration，PRR）指年轻恒牙微创去腐后，对相邻易感窝沟点隙进行窝沟封闭，是一种在年轻恒牙值得推广的微创技术。具体操作步骤详见第五章。

4. 年轻恒牙牙本质小管粗大，牙髓易受外来刺激，在去腐备洞及充填修复过程中都要注意保护牙髓。波及牙本质中层以下深度时，应选择合适的垫底材料进行护髓治疗。

5. 年轻恒牙萌出不全有龈瓣覆盖时，可以在去腐后进行玻璃离子水门汀暂时充填，待完全萌出后进一步行永久充填修复。

6. 年轻恒牙存在垂直向和水平向的移动，其修复治疗宜以恢复解剖形态为主，不强调邻面接触点的恢复。

7. 对伴有大面积釉质发育不全的年轻恒牙，推荐使用金属 / 树脂预成冠修复，待建立稳定咬合关系后更换永久修复体。对于无法进行预成冠修复的患牙可以用恒牙金属带环辅助树脂充填成形。

8. 对于缺损大或已完成完善根管治疗的年轻恒牙，在成年之前，可以行树脂临时冠修复或嵌体修复。缺损非常严重时，还可以

考虑永久桩核配合树脂临时冠修复等修复方式。

三、儿童龋病综合防治小结

目前有很多龋病管理措施可应用于临床。根据龋病风险评估结果，临床医生应综合考量所有可能的预防措施和方法。针对致龋危险因素，临床儿童龋病个体化预防措施包括：

1. 分析病因，找出致龋的主要因素并去除。

2. 积极治疗活动性龋，同时预防新发龋和再发龋。

3. 釉质发育不全的牙易患龋，应作为龋易感因素而引起重视。

4. 减少产酸碳水化合物的摄入。

5. 建立良好的口腔卫生习惯，有效控制菌斑，强调有效刷牙和使用含氟牙膏。

6. 无论对于成人还是儿童，氟化物的应用对龋病防控均至关重要。作为局部用药，氟化物可有效预防新发龋，减缓或停止活跃性龋洞进展，并促进初期活跃性龋再矿化。

评价儿童龋病治疗效果时，不仅要关注龋患牙治疗体的情况（脱落或部分脱落、边缘完整性、变色等），而且要关注是否已经控制了龋病的发展，包括：

（1）龋病是否向其他健康牙蔓延（新龋）。

（2）龋病是否向健康牙面蔓延（再发龋），是否阻断了龋坏牙病损进一步发展（龋引起的并发症）。

（3）龋活跃性指数变化。

【附：国际龋齿发现与评估系统】

国际龋齿发现与评估系统（International Caries Detection and Assessment System，ICDAS）是经同行评审并被国际认可的一种以视诊为主的龋病评估工具。它是一种简单的、合乎逻辑的、基于视觉表象的龋病检测和分级系统，其特点是可以检测龋病从早期到晚期各个阶段的受损情况，对牙齿的健康状况（龋病）以数字的形式进行等级评分。该系统可用于评估个体或群体的口腔健康状况。

应用 ICDAS 检测龋病时有两个重要的因素：一是患者在检查前一定要先清洁牙齿（如刷牙），因为龋损部位的牙菌斑可能影响检查和判断；二是检查者要用高压气枪吹干牙面后进行视诊，以发现龋损的早期视觉表象。因此，该系统对设备和人员的要求比较高。

ICDAS 将龋病编码为 0～6 级，共 7 个等级，每个等级之间在视觉表象上仅有轻微的变化。另外，根据牙齿的表面特征又分为窝沟、平滑面（近中面和远中面）、游离平滑面（颊侧面、舌侧面、无邻牙的可直接检查的近远中面）以及伴有修复体或封闭剂 4 种情况。无论哪种情况，编码依据在本质上都是一致的。

编码 0：牙齿表面健康　在无菌斑附着的清洁牙齿表面，用持续性气枪吹干后（建议吹干 5 s）观察，釉质未见龋损迹象，即未发现釉质半透明化或疑似变化；对伴有发育障碍的牙齿表面，如釉质发育不全、氟斑牙、牙齿磨损（磨耗、磨损和腐蚀）以及外源性或内源性的牙齿染色都记为 0。

编码 1：釉质早期视觉改变　当处于湿润状态下时，未观察到龋损所致的色泽变化，但是当持续性的气枪干燥后（约 5 s），可观察到龋损的不透明性变或变色（白垩色或褐色病损），这种表象明显不同于临床上所见的健康釉质；或者是无论在湿润还是干燥的状态下均可见龋损造成的釉质色泽变化，这种改变的色泽也明显不同于健康釉质，而且此变化仅仅局限于釉质范围内，并排除了非龋外源性或内源性的牙齿着色。

编码 2：釉质明显视觉改变　在湿润的状态下观察牙齿，可见龋损的不透明性变（白垩色斑点状病损）和（或）褐色龋损变色，这种表象明显不同于健康釉质。当然，此龋损表现在干燥状态下更加清晰可见。

编码 3：无牙本质暴露的局限性釉质破坏　当牙齿处于湿润状态下时，可以观察到明显的龋损不透明性变（白垩色斑点状病损）和（或）不同于健康釉质的褐色龋损变色。气枪吹干 5 s 后，就可观察到龋损所致的牙齿结构的丧失，但看不到有牙本质的暴露。

编码4：深部的牙本质黑影　在窝沟透过看似完整的釉质可以看到变色的牙本质阴影，其釉质可能有或没有局限性的破坏表象（表面丧失连续性但牙本质未暴露）。当牙齿潮湿的时候，这种颜色的改变更容易观察到。深色区域来自牙齿内部，表现为灰色、蓝色或褐色。需要注意区分龋坏的起源。如果检查者认为龋损的发生是从牙齿的邻近表面开始的，而被评估的牙面没有任何龋损的表象，那么这个牙面应该记分为"0"。

编码5：暴露牙本质的明显龋洞　在湿润状态下观察牙齿，通过釉质可看到牙本质明显变黑。气枪吹干5 s后，可见牙齿结构的丧失，形成开放性龋洞，在病损处还有脱矿现象（不透明的白垩色、褐色或深褐色洞壁）。同时检查者还应判断有深部牙本质的暴露。

编码6：暴露牙本质的明显大面积龋损　牙体组织结构明显丧失，龋损深而且面积大，洞壁和洞底部明显可见牙本质暴露。一个大面积的龋损至少伤及一半的牙齿表面，或者有可能伤及牙髓组织。

参考文献

［1］葛立宏．儿童口腔医学．5版．北京：人民卫生出版社，2020.

［2］Dean JA, Avery DR, McDonald RE. Dentistry for the Child and Adolescent. 9th edition. St Louis: Mosby, 2011.

［3］Kühnisch J, Ekstrand KR, Pretty I, et al. Best clinical practice guidance for management of early caries lesions in children and young adults: an EAPD policy document. Eur Arch Paediatr Dent, 2016, 17(1): 3-12.

［4］European Academy of Paediatric Dentistry. Guidelines on the use of fluoride in children: an EAPD policy document. Eur Arch Paediatr Dent, 2009, 10(3): 129-135.

［5］Policy on interim therapeutic restorations (ITR). Pediatr Dent, 2017, 39(6): 57-58.

［6］Policy on early childhood caries (ECC): classifications, consequences, and preventive strategies. Pediatr Dent, 2016, 38(6): 52-54.

［7］秦满，夏斌．儿童口腔医学．3版．北京：北京大学医学出版社，2020.

（秦满　王媛媛）

第五章
儿童充填修复技术

第一节　化学机械去腐与非创伤性修复治疗

化学机械去腐技术使用化学药物浸泡龋洞，辅以特殊手工器械去腐，选择性去除感染牙本质而保留受累牙本质，尽可能保留可恢复的和健康的牙体组织。以往研究普遍认为，与临床工作中使用较多的车针去腐法相比，化学机械去腐法是相对微创的治疗方法，能够更多地保留健康牙体组织，增强牙体抗力。术中对牙髓刺激较小，可有效减轻患者的疼痛，治疗过程更为舒适，从而有效减少局部麻醉的使用，且术后并发症较少。可见化学机械去腐技术是一种可以有效避免或减轻去腐时的噪声、疼痛感，减少局部麻醉需求且用水较少的一种微创治疗方法，特别适用于牙科焦虑患者或儿童患者。

在很多国家，化学机械去腐技术已经成为常规去腐方法，但在我国其被接受程度较低。究其原因，可能与其需要相对较长的临床操作时间有关。诚然，大部分研究均表明化学机械去腐临床操作时间确实长于传统车针去腐法，但随着化学机械去腐药物的发展，两者之间的时间差距逐步缩小，且以木瓜蛋白酶为基质的化学去腐方法比以次氯酸钠为基质的化学去腐方法操作时间更短。另有学者认为，由于去腐过程中的疼痛，患者要求行局部麻醉的比例在车针组明显高于化学机械去腐组。若将局部麻醉的时间计算在内，车针去腐所需时间并不比化学机械去腐组短，甚至更长。

非创伤性修复治疗（atraumatic restorative treatment，ART）是指仅使用手用器械清除龋坏，然后用有粘接能力、耐磨性能较好的材料将龋洞充填的治疗方法。在传统治疗方法因多种原因无法完成时（如缺少口腔治疗设备或患者配合程度较差时），ART 不失为一种非常有效的延缓龋坏进展、恢复患牙功能的治疗方法。随着可持久释氟玻璃离子水门汀修复材料的发展，这一理念被更为广泛地接受（该节主要介绍化学机械去腐，有关充填部分参考玻璃离子水门汀充填的内容）。

一、适应证

1. 入口敞开的龋坏。

2. 潜掘性进展的龋坏，可用钻针打开龋洞入路后使用化学机械去腐。

二、禁忌证

窄细的窝沟龋坏。

三、操作流程

1. 酌情局部麻醉及使用橡皮障，钻针打开龋洞入路（图 5-1）。

2. 将凝胶滴入龋洞内，并确保所有龋坏部分完全被凝胶浸润（图 5-2）。

3. 等待至少 30 s，使凝胶充分软化龋坏组织。

4. 选用合适的手工工具，通过轻柔的刮擦或旋转动作将龋洞内软化的龋坏组织清除。

5. 如龋坏组织尚未清理干净，可重复以上步骤，直到凝胶不再浑浊（加入新凝胶后不需等待）（图 5-3）。

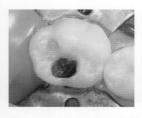 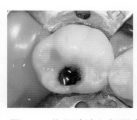 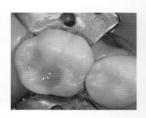

图 5-1　钻针打开龋洞入路　　图 5-2　将凝胶滴入龋洞内　　图 5-3　凝胶清亮

6. 腐质被清理干净后，清除剩余凝胶并使用潮湿的棉球擦净窝洞。

7. 玻璃离子水门汀或复合树脂充填窝洞。

四、技术要点

1. 如果龋洞入口过小，需用钻针打开龋洞入路。
2. 初次滴入凝胶需等待 30 s，后续使用无须等待。
3. 建议使用专用的手工器械去腐，近髓处应避免使用较大工作头。

第二节　窝沟封闭术

窝沟封闭（fissure sealant）是指不损伤牙体组织，将窝沟封闭材料涂布于牙冠咬合面、颊舌面的窝沟点隙，当它流入并渗透窝沟后固化变硬，形成一层保护性的屏障，覆盖在窝沟上，能够阻止致龋菌及酸性代谢产物对牙体的侵蚀，以达到预防窝沟龋的方法。窝沟封闭是一种无痛、无创伤的方法，在国际上已有 50 多年的使用历史。对于具有患龋易感倾向的儿童的年轻恒磨牙，甚至乳磨牙，可对窄深的窝沟早期进行窝沟封闭，以预防窝沟龋的发生。

一、适应证

1. 窝沟深，特别是可以插入或卡住尖探针的窝沟。
2. 对侧同名牙患龋或具有患龋倾向。

二、禁忌证

已经患龋的窝沟。

三、操作流程

1. 清洁牙面、探查窝沟　用低速手机使用清洁毛刷蘸 2% 氯亚明，清洁窝沟内的软垢，之后彻底冲洗；使用探针检查窝沟，确认无龋坏。

2. 酸蚀牙面　使用橡皮障隔湿，若不能放置橡皮障则使用棉卷隔湿，吹干牙面，涂布 35% 磷酸酸蚀牙面。酸蚀剂涂布的范围至牙尖斜面的 2/3。恒牙酸蚀时间 20 s，乳牙时间加倍。

3. 冲洗和干燥　酸蚀后用高压水冲洗牙面，冲洗时间应该大于等于酸蚀时间。之后用压缩空气吹干牙面，直至牙面呈现白垩色改变。

4. 涂布窝沟封闭剂　使用小毛头蘸取适量的窝沟封闭剂均匀涂布于窝沟表面，使用探针排除气泡，光固化 20 s。

5. 术后检查　用探针检查窝沟封闭剂的固化程度以及封闭情况，同时检查有无遗漏的窝沟及是否存在气泡，最后检查咬合，若有高点进行必要的调磨。

四、技术要点

1. 𬌗面未完全萌出的牙齿，可以使用排龈线进行排龈，或使用橡皮障隔离远中覆盖牙面的部分牙龈。

2. 上颌第一磨牙的腭沟、下颌第一磨牙的颊沟以及上颌切牙的舌侧窝，均为龋坏易发生的位点，操作过程中应避免遗漏。

3. 用于吹干牙面的压缩空气中不能带有油或水，否则封闭剂容易脱落。

4. 窝沟封闭剂如果涂布过多，可以使用一次性小毛头或者小棉球蘸去多余的封闭剂，避免光固化后过多调𬌗。

第三节　预防性树脂充填术

1977 年，Simonsen 提出对小的窝沟龋和窝沟可疑龋进行"预防性树脂充填"（preventive resin restoration），为窝沟龋的治疗提供了一种新的方法。预防性树脂充填是仅去除窝沟处的病变牙釉质或牙本质，根据龋损的大小，使用复合树脂或流动树脂进行充填，并在未患龋的窝沟上涂布一层封闭剂。这是一种窝沟封闭与龋齿充填相结合的方法，既治疗了龋损部，又保护了健康的牙体组织。

预防性树脂充填不采用传统的预防性扩展，这样就保留了更多健康的牙体组织。此外，预防性树脂充填是窝沟龋充填与窝沟封闭相结合的预防性措施，对正常窝沟也进行了封闭保护，同时降低了树脂充填体边缘微渗漏的可能性。

一、适应证

磨牙窝沟点隙的局限性龋坏，其余窝沟深，有患龋倾向者。

二、禁忌证

1. 大面积龋坏、邻面龋坏、波及牙髓的龋坏。
2. 对树脂、粘接剂等材料过敏者。

三、操作流程

1. 隔湿　使用橡皮障进行隔湿，清洁牙面，去除窝沟内的菌斑、软垢。

2. 去腐　根据龋坏的大小，选择合适的车针去净腐质，但不做预防性扩展。

3. 酸蚀　使用磷酸酸蚀剂酸蚀牙面 20 s（酸蚀过程中不可使用探针触探酸蚀过的牙面）。

4. 冲洗和吹干　使用高压水冲洗牙面去除酸蚀剂，轻轻吹干牙面。

5. 粘接　使用小毛头蘸取粘接剂均匀涂布窝洞，轻轻吹匀，光固化 20 s。

6. 充填　根据窝沟的宽度选择复合树脂充填（宽度大于 1.5 mm）或流动树脂充填，光固化 20 s。

7. 窝沟封闭　吹干牙面，对于未发生龋坏的窝沟涂布窝沟封闭剂。

8. 术后检查　检查咬合，调𬌗抛光。

四、技术要点

1. 去腐时，需要选择适合的车针，从 1/4 号球钻或 1/2 号球钻开始。去腐时不做预防性扩展，避免破坏正常的牙体组织。

2．使用流动树脂充填时，可用探针引导，排除多余的气泡。

3．需要先对去腐后的窝洞进行充填，再对正常的窝沟进行封闭。

第四节 玻璃离子水门汀充填术

因玻璃离子水门汀对牙髓的刺激性小，与牙本质有一定的粘接力，还能缓释氟，抑制继发龋的发生，色泽和透明感近似牙体，符合美观需求，故其在乳牙充填修复中的应用日益增多。

一、适应证

1．乳牙各类洞的充填。

2．恒牙的Ⅲ、Ⅴ类洞。

3．龋病的控制

（1）乳牙过渡性治疗修复（interim therapeutic restorations，ITR）：尤其适合于年龄小、不合作的患儿或是有特殊疾病的患儿。对于这类患儿来说，传统的牙体预备和充填难以实施或是需要延期后再治疗。对于有多个开放性龋损的儿童，ITR可以作为永久充填之前控制龋病的一种方法。

（2）龋风险高的人群恒牙龋齿充填。

二、操作流程

1．清洁窝洞，隔湿。

2．必要的去腐处理 可视患儿年龄、配合程度、龋病的进程等选择全部去净腐质，或去净釉牙本质界腐质而保留近髓处腐质，或仅用挖匙去除明显软化牙本质（ART）等（图5-4）。

3．洞深极近髓处应间接盖髓处理。

4．充填材料 按说明书要求完成玻璃离子水门汀调拌，工作时间内完成充填操作和基本修形，涂布凡士林类隔离剂（图5-5）。

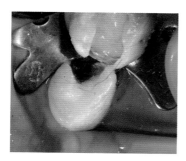

图 5-4　去净釉牙本质界腐质，近髓处可保留少许变色的牙本质

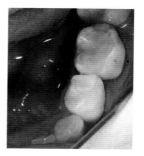

图 5-5　玻璃离子水门汀充填完成

5. 修形、调𬌗、抛光　原则上充填体调𬌗、抛光应在 24 h 后进行。如果临床需要调𬌗、修形，则可在玻璃离子水门汀材料硬固之后、干燥情况下进行，之后再涂布隔离剂。

三、技术要点

因去腐程度不同，玻璃离子水门汀充填术可用于永久充填或过渡性修复，故病例中需要有清晰记录，以便帮助后续复查中医师确定有无再次去腐或更换树脂充填的可能。

第五节　光固化复合树脂充填术

一、适应证

1. 乳牙的龋齿充填术，乳前牙和乳磨牙均可选用，适用于乳前牙 Ⅰ、Ⅲ、Ⅳ、Ⅴ类洞形的修复。
2. 可用于多牙面龋、环状龋以及牙冠折断等修复治疗。

二、禁忌证

对粘接剂或树脂材料过敏者。

三、操作流程

1. 局部麻醉，放置橡皮障（图 5-6）。

2. 去腐　用涡轮车针自龋坏边缘向中心逐步去除龋坏组织。先去除窝洞侧壁龋坏釉质至釉牙本质界，再用慢速手机较大球钻或挖匙去除软化牙本质。深龋去腐时应避免意外露髓（图 5-7）。

3. 制备固位形和抗力形　做必要的洞形预备以增加充填体的固位力和抗力。

4. 清理窝洞　彻底清洗窝洞，检查洞侧壁和洞底腐质是否去净，尤其注意釉牙本质界的腐质是否去净，是否有露髓孔。

5. 对深层牙本质暴露处应行洞衬或垫底，对极近髓处需做间接盖髓处理（图 5-8）。

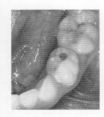 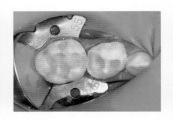 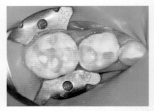

图 5-6　术前照片　　　　图 5-7　去腐完成后　　　图 5-8　光固化玻璃离子
　　　　　　　　　　　　　　　　　　　　　　　　　　　　水门汀护髓

6. 涂布粘接剂（图 5-9）　光固化复合树脂充填目前推荐的粘接系统包括全酸蚀粘接系统和自酸蚀粘接系统。

（1）全酸蚀粘接系统：从釉质到牙本质涂布 35% 磷酸酸蚀 15 ~ 30 s。若干燥隔湿欠佳时，应适当延长酸蚀时间，用高压水气彻底冲洗，轻吹使牙齿湿润而又无过多水分（湿粘接），用小毛刷均匀涂布粘接剂，吹薄后光照 10 ~ 20 s。

（2）自酸蚀粘接系统（双组份，Clearfil SE bond）：清洁隔湿窝洞后，涂布 1 液（Primer）20 s，中等气流吹干，再涂布 2 液（Bond），中等气流吹匀，光固化 10 ~ 20 s。

（3）自酸蚀粘接系统（单组份，Clearfil S3 bond）：清洁隔湿窝洞后，涂布粘接剂 20 s，用中强气流吹 5 s 以上使成为一薄层，并使粘接面彻底干燥，光固化 10~20 s。

7. 充填光固化复合树脂　将材料分次填入窝洞，推荐使用斜分层技术，每次光照 20 s（图 5-10A）。如果是 Ⅱ 类洞形，需要放置成形片和楔子辅助邻面成形（图 5-10B）。

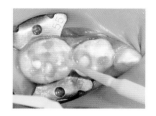
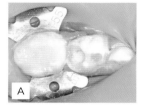
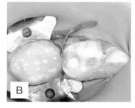

图 5-9　涂布粘接剂

图 5-10　充填光固化复合树脂

A. 光固化复合树脂充填第二乳磨牙后；B. Ⅱ 类洞形需要放置成形片辅助邻面成形。

8. 修形、调𬌗、抛光　用咬合纸检查咬合情况，调磨高点，依次由粗到细打磨。需要检查充填体是否密合，有无气泡。如为 Ⅱ 类洞形，还需要检查充填体邻面是否有悬突（图 5-11）。

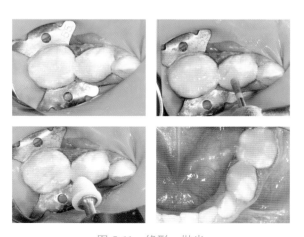

图 5-11　修形、抛光

四、技术要点

1. 去腐过程中也可选用化学去腐的方法（参考化学机械去腐内容）。

2. 去腐后需仔细检查有无露髓点，对于近髓的牙本质行护髓治疗。

3. 若有牙龈出血，需要止血完善后再进行光固化复合树脂充填修复。避免血液污染粘接界面。

4. 涂布粘接剂及光固化复合树脂充填过程中，需要严格隔湿，避免口内唾液污染。推荐应用橡皮障隔离术，并在充填中检查隔湿效果。若存在难以应用橡皮障的情况（如萌出高度不足、牙颈部龋坏等），可采用棉球或棉卷＋吸唾器隔湿，并及时更换唾液浸湿的棉球。

5. 前牙大面积缺损修复时可使用赛璐珞透明成形冠，帮助获得良好的外形和光洁度，减少口内操作时间（参考本章第七节）。

第六节　乳磨牙金属预成冠修复术

乳磨牙金属预成冠模拟了乳磨牙的正常解剖形态，有效恢复了咬合关系和邻面接触，维持了牙弓长度。由于不锈钢冠可以全方位保护剩余牙体组织，有效预防继发龋，故可以减少牙齿的再治疗次数。乳磨牙金属预成冠在牙冠预备时不需要磨除颊舌侧牙体组织，可提供较为理想的固位。但是金属预成冠不够美观，治疗前需向家长或监护人展示，征得其同意。

一、适应证

1. 因龋等因素导致的牙体组织大面积缺损，充填体难以获得足够的抗力形和固位形的牙齿（如龋损≥两面洞、牙颈部龋蚀无法制备龈壁者、邻面龋不易恢复与邻牙接触关系者等）。

2. 牙齿发育异常导致的牙齿结构薄弱、形态异常（如釉质发育不全、牙本质发育不全等）。

3. 龋病活跃性强，易发生继发龋。

4. 间隙保持器中做固位体。

5. 牙髓治疗后。

二、禁忌证

1. 患儿不能配合治疗。

2. 乳磨牙牙体形态异常或缺损面积过大难以获得足够固位者。

3. X线牙片显示乳磨牙牙根吸收超过一半者。

4. 对金属过敏者。

三、操作流程

（一）术前检查

检查患牙情况，确认需行金属预成冠修复。治疗时需行局部麻醉且使用橡皮障隔湿（图5-12）。

（二）牙体预备

1. 去腐、护髓、充填　如有牙髓感染，需先行牙髓治疗。去腐时可降低薄壁弱尖，即同时做牙体预备。如果患牙邻面龋坏，充填时无须恢复邻面接触关系，𬌗面充填无须过高，尽可能充填成预备体的形态（图5-13）。

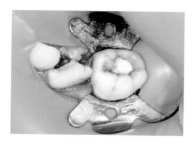 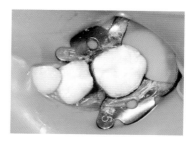

图5-12　74、75龋坏面积大，计划行预成冠修复。局部麻醉，使用橡皮障隔湿

图5-13　74、75行牙髓治疗后玻璃离子水门汀充填，未恢复邻面接触关系

2. 𬌗面预备　根据牙齿外形及咬合情况，较均匀降低𬌗面 1~1.5 mm（图 5-14），使用橡皮障时用邻牙作参考。

3. 近远中面预备　预备量约为 1 mm 或者探针能顺利通过。注意不要伤及邻牙，不要有悬突和台阶，点线角圆钝（图 5-15）。第二乳磨牙远中一定要预备，否则预成冠容易导致或加重相应位置处第一恒磨牙的异位萌出。

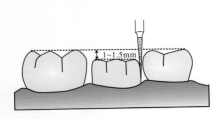 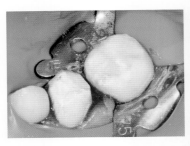

图 5-14　牙体预备：𬌗面 1.0~1.5 mm，　　　　图 5-15　74、75 牙体预备完成
　　　　　　邻面约 1 mm

4. 颊舌面一般不需预备，除非有明显的凸起可能干扰预成冠就位。

5. 预备体龈缘应位于龈下 1 mm。

（三）选择牙冠

1. 用卡尺根据邻牙近远中接触点来测量预成冠的大小。如邻牙缺失，可根据对侧牙或 X 线片测量。

2. 冠的尺寸不宜偏大。

3. 注意不要占邻牙空间，邻接关系应适当。

（四）试戴牙冠

1. 下颌牙冠从舌侧向颊侧试戴（图 5-16），上颌牙冠从颊侧向舌侧试戴，而不是垂直就位。

2. 就位时应发出"咔哒"声响。

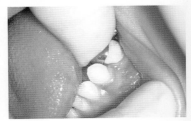

图 5-16　预成冠戴入方向
下颌牙冠从舌侧向颊侧试戴，而不是
垂直就位

3. 就位后如牙龈明显发白，则用铅笔在预成冠龈缘处画线，在线下方1 mm外用金刚砂轮（图5-17）或剪子（图5-18）修整边缘，直到预成冠对牙龈无压迫。

4. 取冠时的方向　下颌预成冠从颊侧向舌侧旋转取出，上颌预成冠从舌侧向颊侧旋转取出（图5-19）。

5. 拆除橡皮障，检查咬合，预成冠就位后尽可能达到咬合平衡（图5-20）。

6. 修整后，应注意再次收紧预成冠颈部（图5-21），以获得良好固位。

7. 预成冠边缘磨成刃状，用橡皮轮或硒粒子抛光石抛光边缘（图5-22）。

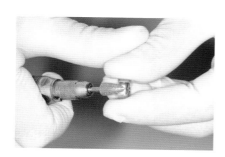

图5-17　用金刚砂轮抛光预成冠边缘

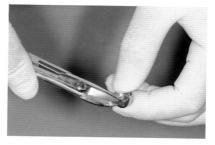

图5-18　用剪刀剪短预成冠边缘

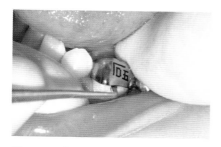

图5-19　使用挖匙或去冠钳取下预成冠。预成冠取下方向：上颌预成冠从舌侧向颊侧旋转取出，下颌预成冠从颊侧向舌侧旋转取出

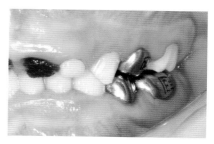

图5-20　拆除橡皮障，检查咬合关系，同时需看是否有冠边缘过长导致牙龈发白的情况

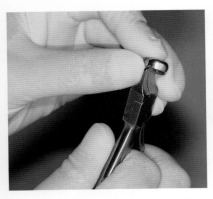 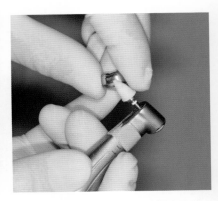

图 5-21　用收边钳收紧预成冠颈部　　　图 5-22　用硒粒子抛光石抛光边缘

（五）预成冠粘接

1. 隔湿充分。

2. 酒精棉球消毒预成冠。

3. 使用粘接用玻璃离子粘接预成冠，需要注意的是粘接剂应全面覆盖预成冠内侧面（图 5-23），以避免因缺少粘接剂而形成的空隙。

4. 一定要在粘接剂硬化前清洁多余粘接剂。可使用酒精棉球或棉卷擦去表面大部分粘接剂（图 5-24），用牙线去除邻面粘接剂（图 5-25），最后用小酒精棉球擦去表面残余的粘接剂。也可待粘接剂稍硬化，处于半凝固状态时用探针或挖匙去除多余的粘接剂。

5. 粘接后使用棉卷咬合固位待硬。

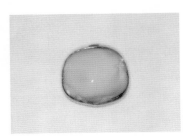

图 5-23　粘接剂全面覆盖预成冠内侧面

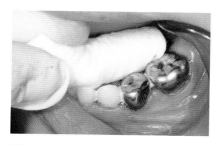 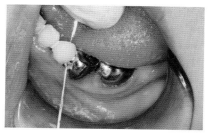

图 5-24　粘接即刻使用棉卷擦去多余　　　图 5-25　邻面粘接剂可用牙线辅助去除
　　　　　粘接剂

（六）术后复查

1. 术后 1 周复查牙冠固位及牙龈状况。
2. 术后每半年复查一次，必要时拍根尖片观察根尖状态。

四、技术要点

1. 预成冠的选择　由于牙体组织长期缺损导致患牙处间隙变化，会增加选冠难度，这时可以采用以下方法：①选择不同品牌的牙冠试戴（图 5-26）；②用邻面成形钳调整近远中径宽度；③减小颊舌径以减小预成冠的型号。

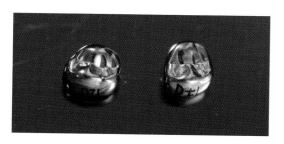

图 5-26　同一牙位同一型号不同品牌的预成冠

2. 牙体预备量充足但试戴冠咬合高度高时，需检查：①冠是否完全就位，如果不能完全就位，重点检查邻面是否有台阶，线角处是否过于尖锐；②对颌牙是否由于患牙长期缺损而过长，如果是，可以少量调磨对颌乳牙。

3. 第二乳磨牙远中一定要预备，否则选择的预成冠过大，与其远中面不贴合，会刺激牙龈，同时阻挡第一恒磨牙的正常萌出。

第七节　乳前牙透明成形冠树脂修复术

乳前牙是患龋的高发位点，特别是在奶瓶龋和（重度）低龄儿童龋患儿中，上前牙常常出现大面积、广泛的龋坏，直接树脂充填难度较大并且脱落率较高。乳前牙透明成形冠树脂是一种很好的修复乳前牙大面积牙体缺损的方法，可以获得良好的外形和光洁度；与单纯树脂充填相比，由于其增加了粘接面和树脂体积，可以获得较高的固位力和抗力；此外，由于减少了口内的操作时间，更容易获得患儿的配合。

一、适应证

1. 大面积乳切牙邻面龋坏。

2. 伴有大面积牙体缺损牙髓治疗后的乳切牙。

3. 乳切牙先天畸形或异常，如釉质发育不全。

二、禁忌证

1. 乳前牙缺损面积过大（如残留牙体组织少于1/3），难以获得足够固位的患牙。

2. X线片显示牙根吸收超过1/3，或存在严重根尖病变不能保留的患牙。

3. 临床椅旁操作时不能配合的患儿。

三、操作流程

1. 术前准备　口内检查，拍摄根尖片，排除禁忌证，局部麻醉（图5-27）。

2. 选冠　在去腐之前，根据剩余牙体组织的量估计乳切牙原本的近远中宽度，选择大小最匹配的透明冠型号。

3. 去腐/牙髓治疗　根据龋坏的程度，分别进行去腐、冠髓切断术或牙髓摘除术。

4. 牙体预备　切端降低 2 mm，唇面和舌面预备量少于 2 mm，邻面接触点均匀磨除 1 mm，形成刃状边缘，所有边缘均位于龈下，线角平滑（图 5-28）。

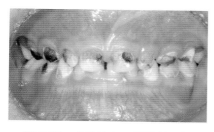 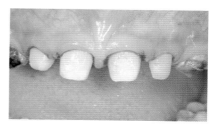

图 5-27　术前检查，排除禁忌证　　图 5-28　牙体预备后所有边缘位于龈下，线角平滑

5. 制作树脂排溢孔　用探针在牙冠的近中、远中切角刺破，制作树脂排溢孔。

6. 修剪透明冠和试戴　使用专用冠剪修剪透明冠的边缘至高度合适，且边缘平滑。将透明冠试戴入预备好的牙体时仅稍有阻力，牙体组织各方向与透明冠之间的间隙均匀，所有边缘位于龈下 1 mm（图 5-29）。

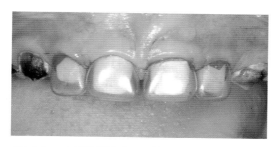

图 5-29　试戴透明冠，牙体组织各方向与透明冠之间的间隙均匀，所有边缘位于龈下

7．填入树脂　将适合颜色的树脂填入修剪好的透明冠内，保证透明冠的各壁均被树脂覆盖，中央部分凹陷为牙体组织预留空间。

8．酸蚀和粘接　酸蚀牙面 20 s，冲洗，吹干牙面，涂布粘接剂，光固化。

9．戴入牙冠　沿轴向轻压戴入牙冠，从排溢孔和牙冠边缘排除多余树脂，并将其去除直至牙冠完全就位后分别从唇、沿面光固化 20 s（图 5-30）。

10．去除透明冠　使用锐利的挖匙从牙冠的边缘撬起透明冠并全部去除。

11．调磨和检查咬合　调磨树脂冠边缘和切断处的排溢孔留下的小树脂突，检查咬合关系（图 5-31）。

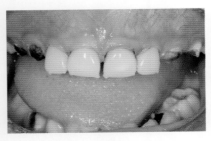 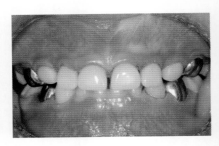

图 5-30　戴入透明冠，从排溢孔和牙冠边缘排除多余树脂　　图 5-31　完成透明冠制作，调磨和检查咬合

四、技术要点

1．与乳磨牙金属预成冠的制作不同，乳前牙透明冠需要在牙体预备之前进行选冠。

2．去腐后若至牙本质深层，可用光固化玻璃离子或光固化氢氧化钙在近髓处护髓。

3．需要反复试戴牙冠，确保就位顺利。牙冠就位时不要有太大阻力，且牙冠与牙轴方向一致。若需要制作多个冠，需要同时试冠，以保证共同就位和位置协调。

4．透明冠内填入树脂时要避免出现气泡。

5．酸蚀和粘接的步骤一定要注意龈缘渗出的控制，可以考虑选择排龈膏。

6．戴入牙冠时避免压力过大造成牙冠变形，在光固化之前再次确认位置。

7．去除透明冠后，除了牙冠边缘和排溢孔留下的小树脂突外，原则上不调磨树脂冠的其他部分。

参考文献

［1］葛立宏．儿童口腔医学．5版．北京：人民卫生出版社，2020.

［2］Dean JA. Dentistry for Child and Adolescent. 10th ed. St Louis: Mosby, 2016.

［3］Soxman JA. 儿童口腔科临床技术手册．葛立宏，赵玉鸣，译．沈阳：辽宁科学技术出版社，2017.

（朱俊霞　杨杰　贾维茜）

第六章
乳牙牙髓病、根尖周病的诊治

第一节　乳牙牙髓病、根尖周病的诊断与鉴别诊断

对于儿童口腔科医师而言，临床诊疗中很重要的工作内容就是乳牙牙髓病和根尖周病的治疗。乳牙牙髓的神经纤维相对不成熟，痛觉不灵敏，牙髓病及根尖周病常无疼痛史，同时因为患者年龄和感知、表达能力的限制，常规的牙髓活力检查（如温度测试、电活力检测）的结果往往不具备参考价值，在乳牙甚少使用。因此，乳牙牙髓状态的判断有时很困难。而牙髓状态的正确判断是选择治疗术式的决定性因素，是决定乳牙牙髓病治疗成功与否的关键。

一、病史询问

首先应询问患儿及家长患牙的疼痛史。一旦出现自发痛，说明牙髓有广泛的炎症甚至牙髓坏死，无自发痛者不能排除牙髓的感染。询问是否存在咀嚼痛、食物嵌塞痛或牙龈肿痛。疼痛维持的时间和疼痛的性质对于评价牙髓状态、评估病程的变化都会有提示作用。其次，应询问患儿及其家长是否有牙齿松动、牙龈反复起脓包的情况。乳牙慢性根尖周病常伴有牙龈瘘管、牙齿松动的症状。

二、临床检查要点

很多年幼的患儿无法准确地描述牙齿的感觉，病史询问更需要结合仔细的检查（包括视诊、探诊、叩诊、牙齿松动度、触诊等），包括辅助检查手段如 X 线片等来进行综合判断。

1. 视诊　肉眼观察龋坏范围及深度是龋齿检查最简单、直观的方法，可以初步判断龋损与髓腔的位置关系。如果存在肉眼可见的露髓孔，可以通过观察露髓孔处的牙髓状态来初步判断牙髓有无活力。

2. 探诊　对于龋坏近髓或已存在露髓孔的患牙，不要轻易尝试探诊，避免因剧烈疼痛而增加患儿的痛苦。

3. 叩诊　出现叩诊疼痛不适则提示牙髓炎症播散至牙周膜组织。需要指出的是，如果患儿已经存在明显的咬合痛，需要对同一象限视诊龋坏程度相似的牙齿进行定位时，应遵循从对照牙到患牙叩诊，叩诊力度按由轻及重的原则，动作尽量轻柔，避免增加患儿不必要的痛苦。

4. 松动度　牙齿均存在生理动度，尤其是在颌骨相对不致密的儿童，乳牙的生理动度相对较大，且有个体差异。因此，需要以健康对照牙为准，来判断患牙是否存在病理性动度。如果存在病理性动度，则提示存在根尖周病变。

5. 牙龈　颊舌侧牙龈的肿胀和（或）瘘管是诊断牙根周围组织存在炎症的可靠指标。长期的食物嵌塞可能会导致龈乳头肿胀充血。

6. 影像学检查　可用于观察龋洞与髓腔的关系，是否存在牙根的内外吸收，以及是否存在根尖区和根分歧区的骨破坏及其范围。同时注意观察继承恒牙胚骨硬板的完整性。

三、诊断与鉴别诊断

乳牙急慢性牙髓炎、急慢性根尖周炎的诊断定义非常明确，临床上难点在于鉴别诊断，特别是在主诉病史不清的幼儿和症状不典型的慢性炎症患者。

（一）乳牙慢性牙髓炎和深龋的鉴别

1. 乳牙深龋可能会有食物嵌塞痛史，无自发痛史；乳牙慢性牙髓炎可有自发痛、夜间痛的病史。

2. 乳牙深龋无叩诊不适，而乳牙慢性牙髓炎可能会有叩诊不适。另外，需要仔细阅读 X 线片。尽管深龋及慢性牙髓炎均无根尖病变，但观察龋损部位与髓腔的距离可辅助诊断。

3. 临床上常见无任何症状、体征的乳牙深龋或慢性牙髓炎，必要时需进行诊断性去腐，根据去净腐质后是否露髓来作为诊断的依据。

（二）乳牙慢性牙髓炎和慢性根尖周炎的鉴别

1. 乳牙慢性牙髓炎可能会有自发痛、夜间痛，有时候无任何疼痛史；乳牙慢性根尖周炎可能会有牙龈反复起脓包或牙齿松动的病史，急性发作者还会有牙龈肿痛、牙齿松动、面部肿痛甚至全身症状如发热等。

2. 乳牙慢性根尖周炎常有叩诊疼痛不适，可能会有牙齿松动，在唇颊侧牙龈根尖（前牙）或根分歧（后牙）相应的位置常有瘘管，可作为慢性根尖周炎的明确指征。

3. 乳牙慢性根尖周炎的影像学检查可见根尖或根分歧部位存在骨密度的降低，这是诊断慢性根尖周炎的金标准。

（三）乳牙急性牙髓炎和龈乳头炎的鉴别

1. 乳牙龈乳头炎也可出现自发性疼痛，但疼痛性质为胀痛，可定位；而乳牙急性牙髓炎则表现为锐痛，不可定位。

2. 龈乳头炎多发生于容易食物嵌塞的部位，常有食物嵌塞史，表现为龈乳头充血、水肿现象，探诊出血，触痛极为明显。

（四）乳牙牙髓息肉、牙龈息肉和牙周膜息肉的鉴别

1. 牙龈息肉多是在患牙邻𬌗面出现龋洞时，由于食物长期嵌塞加之患牙龋损处粗糙边缘的刺激，牙龈乳头增生进入龋洞所形成的空间，形成息肉样组织。

2. 牙周膜息肉系于多根牙的龋损发展过程中，不但髓腔被穿

通，而且髓室底亦遭到了破坏。外界刺激使根分歧处的牙周膜反应性增生，息肉状肉芽组织穿过髓室底穿孔处进入髓室，外观极像牙髓息肉。

3. 在临床上进行鉴别时，可用探针探查息肉的蒂部以判断息肉来源。当怀疑为牙龈息肉时，还可将其蒂部切除。如果出血部位在邻面龋洞龈阶外侧的龈乳头位置，即可证实为牙龈息肉。

4. 对牙髓息肉和牙周膜息肉进行鉴别时应仔细探查髓室底的完整性，拍 X 线片可辅助诊断。

第二节　乳牙牙髓病、根尖周病的治疗原则与术式选择

一、治疗原则

对于乳牙牙髓病及根尖周病的治疗，应通过病史采集、临床检查、X 线检查及治疗性诊断，全面评估患牙的牙髓状态、剩余牙体组织量、牙根吸收情况、牙槽骨破坏程度、恒牙胚情况、患儿年龄、全身状况以及配合程度等因素后，制订相应的治疗方案。

二、术式选择

对于乳牙牙髓病、根尖周病的术式选择，首先要考虑到乳、恒牙替换的问题。若拍摄 X 线片发现病源牙临近替换，则应考虑拔除。若排除近期替换，则需要按照以下原则来选择治疗术式。

（一）乳牙牙髓病的治疗术式

1. 深龋近髓但牙髓正常或有可复性牙髓炎症状的患牙

（1）间接牙髓治疗：在近髓处保留少量腐质，覆盖一层氢氧化钙相容性材料的盖髓剂。

（2）直接盖髓：备洞或外伤导致的机械性露髓，针尖样大小的露髓（露髓孔＜1 mm），露髓孔处牙髓组织形态正常，出血在 3 min 内

能止血，可以考虑选择直接盖髓术。但是临床采用此治疗方法后，牙髓常预后不佳，出现失败病例，故此方法在临床上甚少使用，在后续章节不再赘述。

（3）牙髓切断术：去腐中或去净腐质露髓的牙齿可根据直视下牙髓形态、出血情况，辅助判断其牙髓状态。如果冠部牙髓成形、出血鲜红且可在 3～5 min 内止血，则可采用牙髓切断术。

（4）根管治疗术：若直视下观察冠髓不成形或不能止血，则进行根管治疗术。

2. 有自发痛史，牙髓弥散性感染或牙髓坏死的患牙

（1）根管治疗术：牙冠具备修复条件者进行根管治疗术。

（2）牙齿拔除术：牙冠缺损面积过大或位于龈下过深位置，不具备修复条件者则考虑拔除，多见于乳前牙。

（二）乳牙根尖周病的治疗术式

1. 根管治疗术　根尖周病较为局限，存在局限性炎症而具保留价值的乳牙。

2. 牙齿拔除术　牙冠破坏严重，或髓底缺损明显、无法修复的乳牙，根尖及根分歧区骨质破坏广泛，炎症累及继承恒牙胚的乳牙，广泛型根内吸收或外吸收超过根长 1/3 者，以及下方有含牙囊肿或颌骨囊肿的乳牙，无法保留，则考虑进行牙齿拔除术。再酌情考虑是否需要进行间隙保持。

（三）乳牙急性根尖周炎或慢性根尖周炎急性发作的应急治疗

1. 开髓减压，建立根管引流　开髓揭顶，清除髓室和根管内感染坏死组织，冲洗。如果根管内渗出较多，髓腔内可放置樟脑酚棉球，使用氧化锌或玻璃离子水门汀暂封，3～5 天后行根管预备消毒。

2. 切开引流　已形成黏膜下脓肿者，局部龈颊沟肿胀、深部有波动感，除建立髓腔引流外，还需在肿胀最明显处做局部切开排脓，切口应平行于牙弓并切至骨面。

3. 全身应用抗菌药物　口服或静脉给予抗菌药物 3 天。

患深龋洞的乳牙治疗术式选择流程如图 6-1 所示。

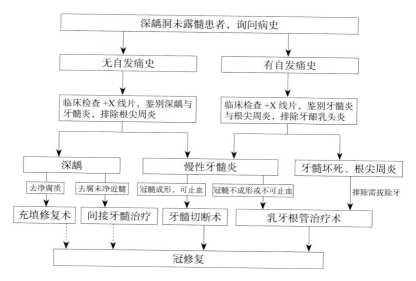

图 6-1　患深龋洞的乳牙治疗术式选择流程图

第三节　乳牙间接牙髓治疗

间接牙髓治疗是指在治疗深龋近髓患牙时，为避免露髓，有意识地保留洞底近髓的部分龋坏牙本质，用氢氧化钙等生物相容性材料覆盖龋坏牙本质，以抑制龋病进展，促进被保留的龋坏牙本质再矿化及其下方修复性牙本质的形成，保存牙髓活力。

一、适应证

诊断为深龋或有可复性牙髓炎症状的患牙，X 线检查无病理性改变，可进行活髓保存治疗。

二、禁忌证

不可复性牙髓炎、牙髓坏死、根尖周炎。

三、操作流程

1. 拍摄术前 X 线片（图 6-2）。

2. 局部麻醉后，放置橡皮障（图 6-3）。

3. 去净洞壁腐质，保留少许近髓处软化牙本质（图 6-4）。

4. 氢氧化钙类或玻璃离子水门汀类盖髓剂覆盖软化牙本质（图 6-5、图 6-6）。

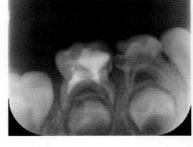

图 6-2　拍摄术前 X 线片

5. 冠方封闭　复合树脂充填修复或行金属预成冠修复（图 6-7、图 6-8）。

6. 定期复查　需每 3～6 个月定期复查，检查冠方充填体是否密合，牙齿是否松动，牙龈是否正常。拍摄 X 线片观察患牙根尖和

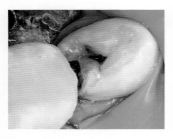

图 6-3　局部麻醉后，放置橡皮障

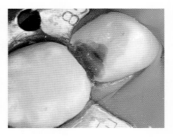

图 6-4　去净洞壁腐质，保留少许近髓处软化牙本质

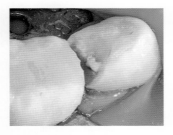

图 6-5　氢氧化钙制剂间接盖髓

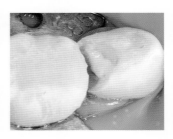

图 6-6　玻璃离子水门汀垫底

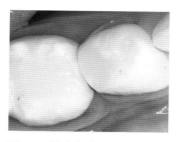
图 6-7　冠方复合树脂充填修复

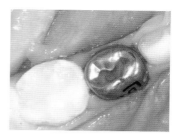
图 6-8　金属预成冠修复

下方恒牙胚发育及萌出情况。若出现牙髓炎症甚至根尖周病，则需改行牙髓治疗。

四、技术要点

1. 据文献报道，乳牙间接牙髓治疗采用"一步法"或"两步法"，远期成功率无显著性差异。为了防止发生去除旧充填体时出现意外露髓的情况，临床推荐使用"一步法"。

2. 在适应证选择正确的前提下，间接牙髓治疗的成功取决于修复体的冠方封闭。在洞底可以保留少许近髓处的软化牙本质，但洞壁的腐质必须完全去净，才有可能进行完善的充填修复，杜绝后续冠方来源的细菌感染造成的治疗失败。乳磨牙行间接牙髓治疗的冠方修复方式应首选金属预成冠。

五、预后及相关因素

间接牙髓治疗成功的标准表现为无临床症状及体征，X 线检查无根尖病变，下方恒牙胚继续发育，正常萌出。目前，国外临床研究报道，乳牙间接牙髓治疗的 2 年成功率多在 90% 以上。如治疗后短期内出现牙齿自发痛、牙龈肿痛，则主要归因于适应证的选择不当，选择了牙髓弥漫性感染的患牙进行了间接牙髓治疗。若是远期出现牙齿自发痛，甚至牙龈肿痛、牙齿松动，X 线检查发现根尖周病变、牙根吸收的情况，除了适应证选择不当之外，还有可能是冠方封闭不佳继发的细菌感染导致牙髓根尖周病，则需要进行根管治疗，根尖炎症严重者有可能需要拔除。因此，完成间接牙髓治疗之后的常规随诊是十分重要的，应定期检查，拍摄 X 线片观察根尖周组织及下方恒牙胚的情况。

第四节　乳牙牙髓切断术

乳牙牙髓切断术（pulpotomy）是在局部麻醉下去除冠方牙髓组织，使用活髓保存剂处理牙髓创面以保存根部健康牙髓组织的治疗方法，既消除了感染的牙髓，也最大限度地保留了健康根髓，有利于乳牙继续行使正常生理功能以及牙根正常吸收与替换，相比乳牙根管治疗术，对继承恒牙的影响小。

一、适应证

1. 外伤冠折露髓，污染程度较轻，牙髓尚未发生弥漫性炎症。
2. 慢性牙髓炎早期感染仅限于冠髓，其判断指征包括：
（1）无自发痛史。
（2）临床检查无松动、叩痛，牙龈无红肿和瘘管。
（3）深龋去净腐质露髓或去腐中露髓。
（4）X 线片示根尖周无异常。

二、禁忌证

牙髓感染不仅局限于冠髓，且已侵犯根髓，形成慢性弥漫性炎症，甚至侵犯根尖周围组织。

三、操作流程

牙髓切断术操作流程如图 6-9 所示。术前临床所见和 X 线片如图 6-10、图 6-11 所示。

1. 口腔局部麻醉，放置橡皮障。多采用局部浸润麻醉。因牙髓切断术中需要严格执行无菌操作，所以应该在橡皮障隔离下进行。对于无法放置橡皮障者，可在棉卷严密隔湿下进行。

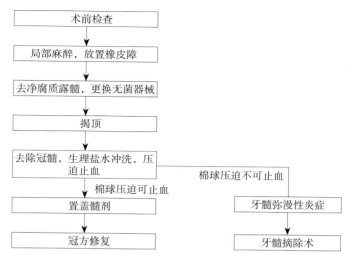

图 6-9　牙髓切断术操作流程图

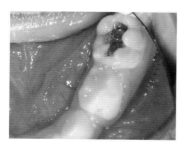

图 6-10　术前临床所见

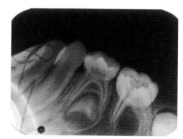

图 6-11　术前 X 线片

　　2. 去净腐质后发现点状露髓孔（图 6-12），出血不多，初步判断可行牙髓切断术。更换无菌手套、无菌机头、吸唾管头，打开牙髓切断术手术包。无菌器械逐层进入髓腔，髓顶完全揭净，观察冠髓形态、出血量及颜色（图 6-13），操作中应注意冷却降温。

　　3. 用挖匙或大号球钻去净冠髓。使用挖匙时，器械要锐利，从根管口处离断冠部牙髓；使用球钻时，对髓腔形态应该熟悉，避免磨除髓底及髓腔侧壁正常的牙体组织。

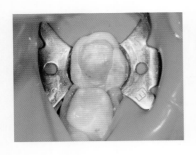

图 6-12 去净腐质后点状露髓

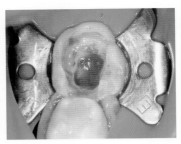

图 6-13 揭净髓顶，肉眼直视下观察冠髓的状态（色、形、质）

4．大量生理盐水冲洗髓腔，去除牙本质和牙髓残片等碎屑，检查是否完全去净冠髓。无菌湿棉球压迫牙髓断面 3 min，可止血（图 6-14）。

5．将盖髓剂（如 MTA）覆盖于根管口牙髓断面，厚度约 2 mm，轻压使之与根髓贴合紧密（图 6-15）。盖髓剂上方玻璃离子水门汀垫底（图 6-16），光固化复合树脂或玻璃离子水门汀充填以恢复牙冠外形（图 6-17），并行预成冠修复（图 6-18）（参考预成冠章节）。

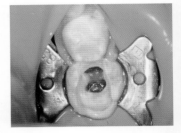

图 6-14 去除冠髓，大量生理盐水冲洗，止血可

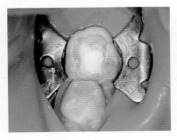

图 6-15 盖髓剂（MTA）封闭根管口

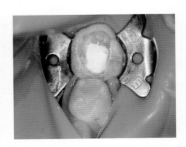

图 6-16 玻璃离子水门汀垫底

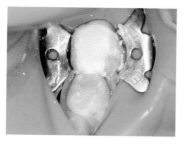

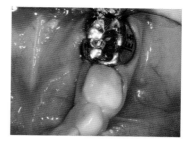

图 6-17　玻璃离子水门汀暂封　　图 6-18　金属预成冠修复

6. 术后医嘱　告知患儿及家属局部麻醉注射后的注意事项、可能出现的术后反应和咬合不适。如果出现严重咬合痛和自发痛，应及时就诊。

7. 术后复查　每 3~6 个月定期复查，检查患牙冠方修复体、牙齿松动度、叩诊及牙龈的情况；拍摄 X 线片观察被治疗乳牙有无根尖病变、根吸收情况及下方恒牙胚发育和萌出的情况。

四、技术要点

1. 手术中应严格无菌操作，要做到有效隔湿，保证试剂及器械均为无菌，并且操作中不会污染。

2. 揭髓顶后应直视下观察牙髓状态，再次确认牙髓的炎症范围。健康的牙髓应色粉、质韧、无出血或轻压可止血。如观察牙髓出血颜色暗红，不易止血，说明牙髓感染已进入根髓，不再是牙髓切断术的适应证，应改为牙髓摘除术。

3. 去除冠髓时器械要锋利，动作要轻柔，避免损伤剩余牙髓及牵拉根髓。

4. 止血后应立即放置盖髓剂，放置的动作应轻柔，使之与根髓断面紧密贴合，避免施力过重刺激根髓。

5. 良好的冠方封闭是牙髓切断术成功的重要保障，预成冠修复是最佳的修复方法。

6. 盖髓剂首选 MTA。传统盖髓剂还包括甲醛甲酚、氢氧化钙制剂等。由于甲醛甲酚渗透性、刺激性强，有致敏性及生物毒性等，其在牙髓切断术中的应用已被新的无毒或低毒性药品替代。氢氧化钙制剂在恒牙牙髓切断术中可以获得较高的成功率，但在乳牙牙髓切断术中的成功率各报道差别很大，主要问题是氢氧化钙的强碱性可能造成牙髓慢性炎症及内吸收，导致治疗失败。所以，乳牙牙髓切断术中慎用氢氧化钙制剂作为盖髓剂。

五、经验分享

1. 临床上去腐应从洞缘、洞壁开始，最后去近髓处腐质。去净腐质后再更换无菌器械，这样可避免术中器械二次污染。

2. 观察根髓止血情况前，应首先确认是否已完全去除冠髓。如果残留部分冠髓组织（一般是根管口处冠髓未齐整去除），也可导致出血不止。

3. 牙髓切断后使用 MTA 盖髓有可能导致牙齿变色，在治疗前应该向家长充分说明，征得其同意后再进行治疗。前牙慎用 MTA，可使用 iRoot 作为盖髓剂。

六、预后及相关因素

从生物学角度来说，牙髓切断术成功的理想标准包括：①残存的牙髓是健康的牙髓；②在切髓断面处出现排列整齐的成牙本质细胞，并有牙本质桥形成；③乳牙生理脱落过程中，牙髓中的破牙本质细胞可行使正常功能，顺利完成乳恒牙替换过程。

牙髓切断术后需进行临床追踪观察 2~4 年以确定是否成功，通过临床检查和 X 线检查进行全面评估。①临床检查成功指标：无不适主诉，无叩痛和异常动度，牙龈无红肿和瘘管。②X 线检查成功指标：牙根无内、外吸收，无根分歧和根尖病变，继承恒牙胚正常发育。目前，国内外临床研究报道，乳牙 MTA 牙髓切断术的 2 年成功率多在 90% 以上。

若治疗后短期内出现牙齿自发痛、牙龈肿痛，则主要归因于适应证的选择不当，选择了牙髓弥漫性感染的患牙进行了牙髓切断术，也有可能是治疗过程中没有注意无菌操作，或操作不当造成了牙髓的医源性损伤。若是远期出现了牙齿自发痛，甚至牙龈肿痛、牙齿松动，X线检查发现根尖周病变、牙根吸收的情况，则除了上述原因之外，还有可能是因为冠方封闭不佳继发细菌感染而导致牙髓根尖周病，需要进行根管治疗，根尖炎症严重者有可能需要拔除。因此，牙髓切断术后的常规随诊十分重要，应定期检查、拍摄X线片观察根尖及下方恒牙胚的情况。

第五节 乳牙根管治疗术

乳牙根管治疗术（root canal therapy）又称为牙髓摘除术（pulpectomy），是乳牙牙髓治疗的重要方法，也是保留牙齿的最后治疗手段。

一、适应证

乳牙根管治疗术适应证广泛，适用于急、慢性牙髓弥漫性感染，牙髓坏死和根周围组织感染。

二、禁忌证

1. 根吸收 1/3 以上，接近替换的牙齿。
2. 根尖周广泛病变，病变波及恒牙胚。
3. 髓室底较大穿孔。
4. 牙源性囊肿和滤泡囊肿。
5. 根管弯曲、不通或无法修复的牙齿。

三、操作流程

乳牙根管治疗术操作流程如图 6-19 所示。

1. 术前拍 X 线片（图 6-20），判断根周组织是否存在病变及病变的范围，观察有无根内、外吸收和根管钙化，以及牙根的解剖形态，恒牙胚有无和发育状态。

2. 局部麻醉后，放置橡皮障（图 6-21、图 6-22）。牙齿缺损达龈

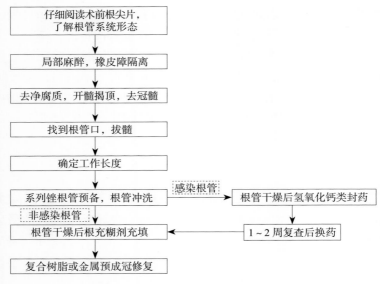

图 6-19　乳牙根管治疗术操作流程图

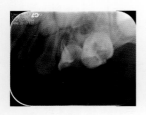
图 6-20　术前根尖片

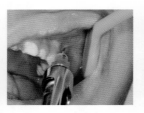
图 6-21　局部麻醉

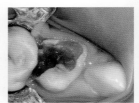
图 6-22　放置橡皮障

下或极度松动不具备放置橡皮障条件时，可在棉卷严密隔湿下进行。

　　3. 摘除牙髓　去净腐质后揭净髓室顶，去除冠髓。探查根管，确定根管数目，拔除牙髓（图 6-23 ~ 6-25）。

　　4. 确定工作长度　以 X 线片上根尖孔上方 2 mm 左右为标志点，再结合手感确定初锉（图 6-26）。

　　5. 根管预备　按照确定的工作长度，使用不锈钢 K 锉逐级扩大到 35 ~ 40 号锉（图 6-27）。锉进入和根备方向与根管走向一致（预弯），器械严禁超出根尖孔，注意预防器械折断和带状侧穿。

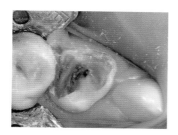

图 6-23　去腐未净露髓，冠髓坏死、无出血

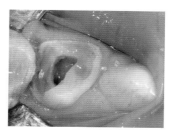

图 6-24　开髓揭顶，去除坏死冠髓，找到根管口

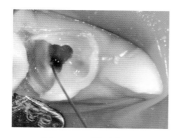

图 6-25　拔除根髓

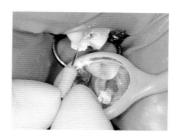

图 6-26　确定工作长度，系列根备

6. 根管冲洗和根管消毒　可使用 1.25% 次氯酸钠溶液、2% 氯己定溶液、2% 氯亚明、3% 过氧化氢溶液等（图 6-27、图 6-28）。根备中应注意使用冲洗液冲洗根管，避免发生根尖阻塞，工作长度丧失。

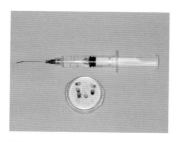

图 6-27　根管预备锉及根管冲洗剂（1.25% 次氯酸钠溶液）

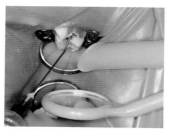

图 6-28　根管冲洗

7. 若为非感染根管，患儿配合，则建议进行一次性根管充填。若为感染根管，则需要使用根管消毒剂行根管封药 1～2 周后再行根管充填。

8. 推荐使用氢氧化钙＋碘仿制剂或者氧化锌丁香油糊剂等可吸收材料作为根管充填材料（图 6-29、图 6-30、图 6-31）。拍摄 X 线片确认根管充填效果（图 6-32）。

（1）加压注射法：用根管内注射器伸入根管内至距根尖 2 mm左右处，把根管充填材料加压注入根管的同时逐渐后退至根管口。

（2）螺旋输送器法：把蘸有根管充填糊剂的螺旋输送器针送入根管内至距根尖 2 mm 左右处，开启输送器并逐步退出根管，重复这一步骤直至根管口处糊剂充满。

9. 冠方修复　玻璃离子水门汀垫底，光固化复合树脂或玻璃离

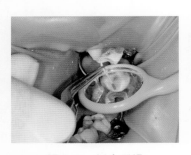

图 6-29　纸尖干燥

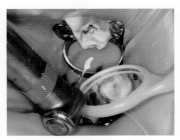

图 6-30　氢氧化钙糊剂封药

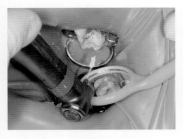

图 6-31　1～2 周后复诊换药
冲洗擦干后，氧化锌碘仿糊剂
根管充填

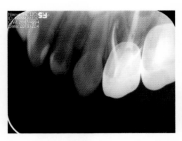

图 6-32　根管充填后根尖片

子水门汀充填后冠修复（图 6-33）。乳磨牙推荐使用金属预成冠修复（图 6-34）。

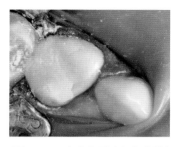
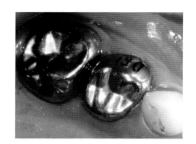

图 6-33 玻璃离子水门汀暂封　　　　图 6-34 金属预成冠修复

10．定期复查医嘱　每 3~6 个月定期复查，检查修复体的情况，拍摄 X 线片观察有无根尖病变或原有根尖病变的变化，根吸收情况，以及继承恒牙胚发育情况。

四、技术要点

1．橡皮障隔湿后进行后续一系列操作，术区隔离污染，同时防止发生器械误吞和冲洗液烧伤口腔软组织黏膜的情况。

2．牙髓摘除建议在口腔局部麻醉下进行，不推荐使用化学失活剂进行牙髓失活。牙根吸收大于 1/3 时，禁用化学失活剂。金属砷失活剂禁用于儿童。

3．根管预备　确定工作长度是关键，因为常规的根测仪在乳牙不能测出准确的根长数值，需要凭经验手感，同时参考根尖片，以确定的牙根长度减去 2 mm 作为工作长度。乳磨牙牙根通常为抱球状，牙根弯曲。有条件的情况下，可使用手用镍钛锉来进行根管预备，避免根管拉直和侧穿。同时配合使用 EDTA 根管润滑剂，可以有效提高工作效率，并有助于去除根管壁上的玷污层，开放牙本质小管口，达到更好的消毒清创作用。

4．因为乳牙根管系统的复杂性和乳牙根管充填材料的局限性，乳牙牙根易出现病理性吸收的情况。乳牙根管治疗术后需要常规复查，定期拍摄X线片，观察根尖周组织情况，评价根管治疗的疗效。

五、经验分享

1. 拔除根髓时应选择粗细合适的拔髓针。拔髓针进入根中部，与根管方向尽量一致，遇阻力时应停止插入，旋转拔髓针将牙髓拔出。对于比较成形的根髓，相对较易拔出；而对于弥散性感染、不成形的根髓以及存在一定钙化的细窄根管来说，如何不残留牙髓存在一定难度。除了使用拔髓针拔髓外，在确定工作长度后，根管预备使根管扩大成形的同时，配合根管冲洗，可以使残髓随冲洗剂冲洗带出根管；也可配合使用 H 形根管锉，进一步清除残髓。

2. 如何确定根管预备的工作长度是乳牙根管治疗的一大难题。由于乳牙根尖孔相对粗大，过细的根管锉容易出根尖孔，且不能提供"到达根尖的手感"，所以选择合适大小的初锉是关键。临床上可将 X 线片根长度减去 2 mm 作为假设工作长度。选择合适大小的根管锉（乳磨牙常为 25~30 号，乳前牙多为 30 号以上），根管锉预弯后进入根管，结合手感（根尖孔处有相对紧缩的感觉）探查根管，帮助确定根管长度。拍摄平行投照牙片可以提高判断 X 线片根长度的准确性。如实在难以确定工作长度，可考虑拍摄诊断丝来辅助判断。

3. 乳牙根管系统复杂，上颌乳磨牙近中颊根第二根管、下颌第一乳磨牙近中双根管都是比较常见的，注意避免遗漏根管。

六、预后及相关因素

乳牙根管治疗的成功与否主要取决于以下两方面：①根管系统的彻底清创和严密充填；②机体对治疗的反应及愈合能力。由于乳牙根管系统的复杂性，充分的机械预备、化学冲洗消毒对于清创十分重要。而因为乳牙根管充填材料不能影响乳牙生理性根吸收而选择糊剂类材料，在根管充填的密闭性上是相对欠佳的。另外，因为乳牙存在生理性根吸收的特点，破骨相对活跃，临床上进行根管治疗后出现病理性根吸收的情况并不少见。

乳牙根管治疗的远期疗效不肯定，需定期复查，间隔期一般为3~6个月。临床复查被治疗牙有无疼痛、咬合不适、异常动度和牙龈红肿及瘘管等症状。X线复查需要观察根周组织有无病变出现，或原有根周组织病变有无消失或缩小；恒牙胚周围的骨硬板是否完整；与术前X线片比较，恒牙胚是否继续发育，发育程度与对侧同名牙是否相仿。在复查中如发现牙齿有异常动度和瘘管等症状，提示根周组织存在病变。X线片如显示原有根周组织病变扩大，恒牙胚周围的骨硬板不完整，则提示需拔除病灶牙，以免影响恒牙胚的发育。

参考文献

［1］秦满，夏斌. 儿童口腔医学. 3版. 北京：北京大学医学出版社，2020.

［2］葛立宏. 儿童口腔医学. 5版. 北京：人民卫生出版社，2020.

［3］Pinkman JR. 儿童口腔医学. 4版. 葛立宏，译. 北京：人民卫生出版社，2009.

［4］秦满. 儿童口腔科诊疗指南与护理常规. 北京：人民卫生出版社，2015.

［5］秦满. 儿童口腔科临床操作教程：一步一步教你做临床. 北京：人民卫生出版社，2017.

［6］Dean JA. 麦克唐纳-埃弗里儿童青少年口腔医学. 10版. 秦满，译. 北京：北京大学医学出版社，2018.

［7］Dhar V, Marghalani AA, Crystal YO, et al. Use of vital pulp therapies in primary teeth with deep caries lesions. Pediatr Dent, 2017, 39(5):E146-E159.

［8］Duncan HF, Galler KM, Tomson PL, et al. European Society of Endodontology position statement: management of deep caries and the exposed pulp. Int Endod J, 2019, 52(7): 923-934.

（秦满 周琼 贾维茜 胡嘉）

第七章

年轻恒牙牙髓病、根尖周病的诊治

第一节　年轻恒牙牙髓病、根尖周病的诊断与鉴别诊断

年轻恒牙的牙髓炎症多是由龋病、牙齿结构异常（如畸形中央尖等）、牙外伤引起的。年轻恒牙的根尖周病多是由牙髓炎症或牙髓坏死发展而来，此时牙髓感染可通过宽阔的根尖孔引起根尖周组织的炎症或病变。

由于年轻恒牙根尖孔呈开放的大喇叭口状（wide-open blunderbuss apex），在牙髓出现慢性弥漫性炎症时，感染容易波及根尖周组织。但此时牙髓还是活髓，所以年轻恒牙进行任何牙髓治疗前需要对牙髓及根尖状态进行正确的判断，主要依据病史、临床检查及影像学检查。

一、病史询问

刺激性疼痛或自发痛说明存在牙髓充血或炎症，但无自发痛史不能完全排除牙髓炎症，要结合其他临床检查进行分析。根尖周炎常伴有牙龈肿胀、瘘管及牙齿松动的症状，应询问患儿及家长。年轻恒牙牙髓病、根尖周病的主要病因除龋病外，还与牙齿结构异常（如畸形中央尖折断）或牙外伤有关，需注意询问相关病史。

二、临床检查要点

1. 视诊　肉眼观察缺损范围及深度，可以初步判断缺损与髓腔

的位置关系。

2. 探诊　对于龋坏近髓或已存在露髓孔的患牙，不要轻易尝试探诊，避免因剧烈疼痛而增添患儿的痛苦。但在牙齿麻醉状况下，可尝试探诊，因为露髓孔的大小及牙髓出血的量和颜色对判断牙髓的感染程度很有参考价值。

3. 叩诊　牙齿的叩痛和过大动度常说明牙根周围组织处于充血炎症状态。叩诊操作时动作要轻柔，不要引起患儿剧烈的疼痛。

4. 松动度　由于年轻恒牙生理动度大，且个体差异较大，在牙齿松动度检查时，应注意与健康对照牙比较。

5. 牙髓活力测试　由于年轻恒牙的牙根尚未发育完全，尚未建立完善的神经传导，牙髓活力测试尤其是电活力测试的准确性较低。温度测试可作为判断牙髓状态的参考。

6. 牙龈　牙龈出现肿胀或瘘管是诊断年轻恒牙根尖周病变的可靠指标。但需要特别注意的是，牙龈出现肿胀或瘘管并不意味着年轻恒牙牙髓完全坏死，仍有可能残留部分活髓。

7. 影像学检查　年轻恒牙 X 线片主要观察龋洞与髓腔的关系，牙根发育情况，根尖周组织是否有病变及病变范围，是否有根管钙化或内吸收等。在健康的年轻恒牙开敞的根尖周围，有一骨密度稀疏区域，为根尖牙乳头的部位，应与根尖周病变相鉴别。

三、诊断与鉴别诊断

年轻恒牙牙髓炎根据临床表现和炎症的转归来分型，分为可复性牙髓炎、不可复性牙髓炎和牙髓坏死。其中可复性牙髓炎处于牙髓炎症的早期，相当于病理分型中的牙髓充血。在临床中若能去除病原刺激因素，给予适当的治疗，患牙牙髓能恢复到原有的状态。年轻恒牙根尖周炎可分为急性根尖周炎和慢性根尖周炎。

（一）年轻恒牙牙髓炎的诊断要点

1. 可复性牙髓炎的诊断要点

（1）主诉温度刺激敏感，尤其是对冷刺激一过性敏感，无自发痛病史。

（2）能找到有龋坏或非龋疾病的病源牙。

（3）临床检查无叩痛，不松动，无牙龈红肿、瘘管等。

（4）冷测反应为一过性敏感。

（5）X线影像学检查根尖周未见异常。

2．不可复性牙髓炎的诊断要点

（1）急性可出现典型的自发痛、放射痛、夜间痛，温度刺激剧烈疼痛；慢性既往可有自发痛史或长期冷热刺激痛或进食痛，多可定位，也可无明显症状。

（2）能找到有龋坏或非龋疾病的病源牙。

（3）临床检查可有叩痛不适。

（4）患牙温度刺激疼痛且持续或迟缓痛。

（5）X线影像学检查可有根尖周膜增宽。

3．牙髓坏死的诊断要点

（1）牙冠变色。

（2）能找到有龋坏或非龋疾病的病源牙。

（3）牙髓电活力或温度测试无反应。

（4）髓腔打开，牙髓坏死、无反应。

（二）年轻恒牙根尖周炎的诊断要点

1．急性根尖周炎的诊断要点

（1）牙齿有咬合痛或牙髓炎疼痛的特点。

（2）检查有龋坏或非龋疾病的病源牙，叩诊疼痛，可有轻度松动。

（3）X线影像学检查可有根周膜增宽影像。

2．慢性根尖周炎的诊断要点

（1）牙齿无明显症状。

（2）检查有龋坏或非龋疾病的病源牙。

（3）叩诊不适，牙龈上可能有瘘管。

（4）X线影像学检查可见根尖周低密度影。

（5）若慢性根尖周炎急性发作，可出现：①急性持续自发疼痛；②叩诊疼痛，有松动，牙龈红肿。

（三）年轻恒牙深龋、可复性牙髓炎和不可复性牙髓炎的鉴别

1. 深龋和可复性牙髓炎均可有冷热刺激疼痛，但绝无自发痛。深龋在正常牙面温度测试正常，冰水入洞可引起敏感；可复性牙髓炎在正常牙面也为一过性敏感。

2. 不可复性牙髓炎可出现自发痛，温度引起的疼痛反应重、持续时间长，而且可有轻度叩痛。

（四）年轻恒牙可复性牙髓炎和牙本质过敏症的鉴别

1. 牙本质过敏症的患牙对探、触等机械刺激和酸、甜等化学刺激敏感。

2. 可复性牙髓炎主要对冷、热等温度刺激敏感。

（五）年轻恒牙不可复性牙髓炎和牙髓坏死的鉴别

1. 不可复性牙髓炎可能出现自发痛、放射痛、夜间痛、进食痛，温度刺激疼痛且持续。

2. 牙髓坏死表现为曾有过自发痛病史，但现在已消失，牙冠变色，可有或无轻度疼痛，牙髓电活力、温度测试无反应。

（六）年轻恒牙慢性根尖周炎和正常骨孔的鉴别

1. 位于上颌的骨孔有切牙孔、腭大孔，位于下颌的骨孔有颏孔，在 X 线片上的表现为圆形或椭圆形的低密度影，周围骨白线包绕，与慢性根尖周炎相似。但正常骨孔处的牙齿牙髓活力正常，X 线片的低密度影区与根周膜不连续，改变投照角度时，低密度影区与牙齿分离。

2. 慢性根尖周炎的患牙牙髓电活力测试敏感、疼痛或无反应，X 线片的根尖低密度影区与根尖周相连。

（七）急性根尖脓肿和颌骨骨髓炎的鉴别

两者均有剧烈的疼痛、发热。

1. 急性根尖脓肿的牙齿有龋坏或非龋疾病，范围较局限。

2. 骨髓炎累及牙齿可能没有龋坏或非龋疾病，全身症状更重，多颗牙松动明显，有范围较大低密度影。

第二节　年轻恒牙牙髓病、根尖周病的治疗原则与术式选择

一、治疗原则

年轻恒牙的髓腔较大，牙髓组织内细胞成分较多、血运丰富，既能将牙髓内的炎症产物很快运送出去，又能使牙髓具有较强的修复能力；另外，年轻恒牙根尖部呈大喇叭口状，局部血液微循环丰富，所以年轻恒牙牙髓对炎症有较强的防御能力，这为年轻恒牙保存活髓提供了生理基础。一般情况下，年轻恒牙在牙根形成2/3左右开始萌出，于萌出后3~5年，根尖孔完全发育完成。如果年轻恒牙在牙根未完全形成之前失去牙髓活力，会导致其牙根薄弱、易折裂，大大减少患牙在口腔中的留存时间，因此年轻恒牙进行活髓保存十分重要。

年轻恒牙牙髓治疗的原则是尽量多地保存活髓，尤其是保存生活的根尖牙乳头，使牙根继续发育完成。

年轻恒牙活髓保存的成功要素包括：①治疗前的临床诊断；②治疗中的无菌操作和最小的损伤程度；③良好的盖髓剂和良好的牙齿封闭性。

二、术式选择

年轻恒牙牙髓病、根尖周病的术式选择主要在于对年轻恒牙牙髓病的诊断，伴或不伴根尖周炎对于治疗预后的判断有临床意义。

1. 间接牙髓治疗术　当患牙诊断为深龋或可复性牙髓炎时，为避免露髓，有意识地保留洞底近髓的部分龋坏牙本质，用氢氧化钙等生物相容性材料覆盖龋坏牙本质，以抑制龋病进展，促进被保留的龋坏牙本质再矿化及其下方修复性牙本质的形成，保存牙髓活力。

2. 牙髓切断术和部分牙髓切断术　当患牙诊断为深龋或可复性牙髓炎时，治疗中去腐未净就发生牙髓暴露时，治疗应选择保存根髓，并尽量保留大部分冠髓，可以采取牙髓切断和部分牙髓切断治

疗。治疗时切除露髓孔下方 1～3 mm 感染牙髓甚至整个冠髓，以保留健康牙髓，促进牙根继续发育。有一部分年轻恒牙虽然诊断为不可复性牙髓炎，但髓腔打开后牙髓无化脓坏死，可切断牙髓至根管口。如果牙髓断面齐整、质地韧，通过高浓度次氯酸钠溶液冲洗，棉球压迫后可止血，则仍可进行牙髓切断术治疗。

3. 根尖诱导成形术、根尖屏障术或牙髓再生治疗术　年轻恒牙诊断为不可复性牙髓炎，但试行牙髓切断术，根髓流血不止，说明感染波及根髓，则需要去除根管中部分感染的根髓，改做根尖诱导成形术、根尖屏障术或牙髓再生治疗术。若年轻恒牙诊断为牙髓坏死伴或不伴根尖周炎，也行氢氧化钙根尖诱导成形术、根尖屏障术或牙髓再生治疗术。具体术式选择则根据牙根发育程度来确定，若患牙根尖部根壁平行或开敞状，应首选牙髓再生治疗术；如果根尖部根壁已逐渐聚拢缩小时，可选择根尖屏障术或氢氧化钙根尖诱导成形术。选择牙髓再生治疗患牙时，去除感染的根髓，尽量避免拔髓操作，使用化学法清除感染根髓，尽可能保留根尖区有活力的牙髓。

患深龋洞的年轻恒牙治疗术式选择流程如图 7-1 所示。

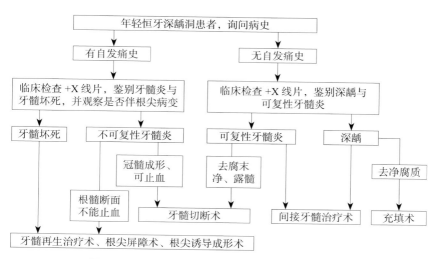

图 7-1　患深龋洞的年轻恒牙治疗术式选择流程图

第三节 年轻恒牙间接牙髓治疗

在治疗深龋近髓年轻恒牙时，为避免露髓，有意识地保留洞底近髓的部分龋坏牙本质，用生物相容性材料覆盖龋坏牙本质，以抑制龋病进展，促进被保留的龋坏牙本质再矿化及其下方修复性牙本质的形成，保存牙髓活力，称为间接牙髓治疗。最重要的是要去除釉牙本质界及龋洞侧壁的腐质来实现最理想的充填体和牙体界面封闭，以避免微渗漏。常用的生物相容性较好的垫底材料有氢氧化钙、玻璃离子水门汀（glass-ionomer cement，GIC）和树脂改性玻璃离子水门汀等。临床上根据是否二次去腐，分为一步法间接牙髓治疗和两步法间接牙髓治疗（二次去腐法）。

一、适应证

诊断为深龋或可复性牙髓炎的年轻恒牙，X线检查龋坏影像近髓，无根尖周病变。

二、禁忌证

不可复性牙髓炎、牙髓坏死或根尖周病变的年轻恒牙。

三、操作流程

年轻恒牙间接牙髓治疗流程如图7-2所示。

（一）一步法间接牙髓治疗

1. 局部麻醉下，使用橡皮障或强力吸唾器和棉卷进行严格的隔湿、防污染（图7-3A）。

2. 用高速金刚砂车针去除龋洞侧壁釉质和釉牙本质界下0.5～1 mm处龋坏牙本质，再用低速手机球钻或挖匙去除龋洞深层的龋坏牙本质，有意识地保留洞中近髓部分龋坏牙本质，直到判断进一步去腐可能露髓则不再去除（图7-3B）。操作中注意冷却，避免用高压气枪强力吹干窝洞。如果是湿软腐质，近髓时避免用挖匙，以防一次性去除大量腐质，增加牙髓暴露风险。另外，也可用

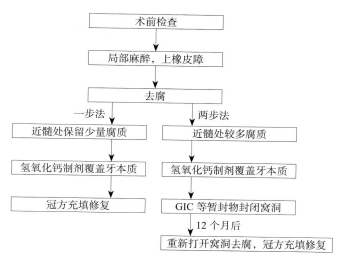

图 7-2　年轻恒牙间接牙髓治疗流程图

化学去腐（Carisolv）的方法，以减少露髓的风险。

　　3．将氢氧化钙盖髓剂（如 Dycal® ）等制剂覆盖被保留的龋坏牙本质，促进修复性牙本质形成及龋坏牙本质再矿化。如用氢氧化钙制剂，则需加 GIC 垫底，以形成良好的边缘封闭，防止边缘渗漏发生（图 7-3C ）。

　　4．常规光固化复合树脂充填（图 7-3D ）。

　　5．定期复查：检查充填体的完整性，X 线片观察根尖周膜的连续性及牙根继续发育的情况。

（二）两步法间接牙髓治疗（二次去腐法）

　　1．局部麻醉下，上橡皮障。

　　2．开敞洞形，去除洞壁腐质，保留近髓处较多软化牙本质。

　　3．氢氧化钙类制剂覆盖软化牙本质。

　　4．冠方使用 GIC 等过渡性材料进行充填封闭。

　　5．12 月后，再次打开窝洞，去除剩余龋坏组织。

　　6．在洞底放置氢氧化钙或 GIC 类护髓材料，永久充填材料进行冠方修复。

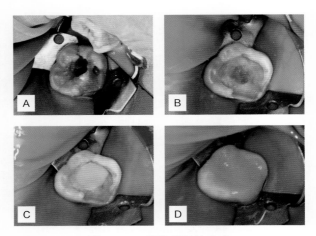

图 7-3　16 间接牙髓治疗术

A. 16 深龋坏，局部麻醉后使用橡皮障隔湿；B. 去净窝洞侧壁龋坏组织，保留洞底近髓处的软化牙本质；C. 光固化 GIC 垫底；D. 光固化复合树脂修复术后。

7．定期复查：检查充填体的完整性，X 线片观察根尖周膜的连续性及牙根继续发育的情况。

四、技术要点

1．洞壁的腐质要去净，对充填体的密封性具有重要意义，防止继发感染。

2．如果决定采用一步法间接牙髓治疗，近髓处的腐质不宜保留过多，否则剩余细菌以量取胜，继续发展，出现牙髓症状的风险亦增加。

3．冠方充填体的密封性、完整性也是治疗成功的关键。

4．两步法间接牙髓治疗（二次去腐法）要求患儿有良好的依从性。定期检查牙髓状态及评估继发性牙本质的形成对治疗成功具有重要意义。

五、经验分享

1．有学者认为一直保持充填体完好是不切实际的，如果充填体失败，余留龋坏会迅速导致牙髓感染，所以主张通过再次就诊来去除余留的龋坏，但再次去腐的操作增加了牙髓暴露的风险。现在有足够的临床和影像学证据证明，如果充填体完好，则可不用再次治疗。恒牙是否打开窝洞进行二次治疗，需要综合考虑以下因素后决定：充填体质量，保留腐质的量，观察期内患儿的自觉症状，X线片上是否有继发牙本质形成，年轻恒牙牙根是否继续发育，牙根发育是否完成等。

2. 随着生物活性材料研究的深入以及对年轻恒牙修复能力的进一步认识，临床上对于诊断不能确定牙髓是可复性牙髓炎状态时，也可去净腐质后直接判断牙髓状态。若牙髓未暴露，可行护髓充填治疗；若牙髓暴露，可行部分牙髓切断术或牙髓切断术。

六、预后及相关因素

不论是一步法间接牙髓治疗还是两步法间接牙髓治疗，成功率都很高，有文献报道 3 年的成功率可达 90%～93%。如短期出现牙齿疼痛、牙龈肿胀等不可复性牙髓炎甚至根尖周炎的症状，原因多为适应证的选择不当；如果远期出现类似症状，则考虑是冠方封闭不佳，继发细菌感染而导致牙髓根尖周病。

第四节 年轻恒牙牙髓切断术

牙髓切断术（pulpotomy）指在局部麻醉下去除部分或全部的冠方牙髓组织，用活髓保存剂覆盖牙髓创面以保存根部正常牙髓组织的方法。活髓保存剂有氢氧化钙制剂、矿物三氧化物凝聚体（mineral trioxide aggregate，MTA）等。已有长期临床研究证实氢氧化钙制剂有良好的疗效；而 MTA 可产生封闭性更好的牙本质桥，维持牙髓的健康。牙髓切断术的优点是保留了根部正常牙髓，促进牙根继续发育和根尖形成；缺点是牙髓切断术后根髓可能发生进行性钙化、牙根内吸收和牙髓坏死。

一、适应证

1. 龋齿治疗时露髓，牙髓正常或诊断为可复性牙髓炎。牙髓切断后的牙髓断面出血能在几分钟内控制。

2. 外伤牙冠折断，牙髓暴露，牙髓切断后牙髓断面出血能在几分钟内控制。

3. 诊断为不可复性牙髓炎的年轻恒牙，切除冠髓后牙髓断面出血能在几分钟内控制。

二、禁忌证

1. 去除冠髓后几分钟内，牙髓断面不能止血的牙齿。出血不止提示感染不仅限于冠髓，而且已经侵犯根髓，甚至侵犯牙根周围组织。

2. 牙髓坏死伴或不伴根尖周炎的牙齿。

三、操作流程（以龋病露髓为例）

年轻恒牙牙髓切断术（以龋病露髓为例）操作流程如图7-4所示。

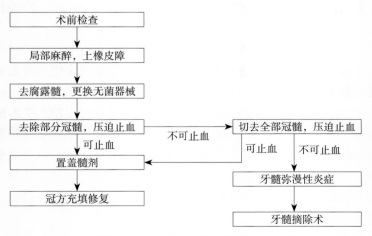

图 7-4 年轻恒牙牙髓切断术（以龋病露髓为例）操作流程图

1. 口腔局部麻醉，上橡皮障隔湿：恒前牙和前磨牙及上颌恒磨牙多采用局部浸润麻醉，下颌恒磨牙多采用下颌传导阻滞麻醉。因牙髓切断术中需要严格执行无菌操作，所以应该在橡皮障隔离下进行。

2. 先去净龋洞四周洞壁腐质，再去除髓壁腐质。在发现露髓后，先去净露髓孔周围所有腐质后再行去冠髓操作（图 7-5A、B）。更换无菌机头和钻针，打开牙髓切断术手术包。

3. 用金刚砂球钻直接去除露髓孔下方 1～3 mm 甚至更深的牙髓（图 7-5C），生理盐水冲洗，也可选用抗菌冲洗液（如次氯酸钠溶液）充分冲洗，小湿棉球轻压。如果在数分钟内充分止血，则可以进行下一步盖髓剂覆盖牙髓断面的操作，这种治疗称为部分牙髓切断术。如果不能在数分钟内充分止血，则揭净髓室顶充分暴露髓腔，金刚砂球钻直接去除剩余冠髓，配合锐利挖匙或慢速球钻去除根管口附近冠髓，小湿棉球轻压，在数分钟内充分止血。

4. 将 MTA 或氢氧化钙等制剂覆盖于牙髓断面，盖髓剂厚度至少 1.5 mm，上方放置氧化锌水门汀和玻璃离子水门汀（GIC）垫底（图 7-5D、E）。

5. 光固化复合树脂修复恢复牙齿形态（图 7-5F）。牙冠缺损大时建议预成冠修复。

6. 术后医嘱包括：局部麻醉注射后的注意事项、可能出现的术后反应和咬合不适。嘱患儿及家属如果出现严重咬合痛和自发痛，应及时就诊。

7. 术后复查：每 3～6 个月定期复查，检查充填体和牙髓活力状况，拍摄根尖片观察有无根尖周病变、根内外吸收、牙本质桥形成、弥漫性牙髓改变和牙根继续发育情况。复查应至术后 2～4 年。

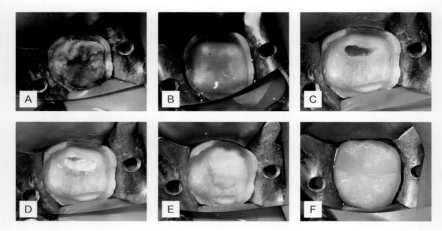

图 7-5　46 牙髓切断术
A. 46 术前照片；B. 去腐露髓；C. 去除部分牙髓；
D. MTA 盖髓；E. 光固化 GIC 垫底；F. 树脂充填。

四、技术要点

1. 手术过程中注意有效隔湿和无菌操作。对于牙冠缺损大、影响隔湿时，可做树脂假壁后再上橡皮障隔湿。

2. 去除冠髓时器械要锋利，动作要轻柔，避免损伤剩余牙髓及牵拉根髓。

3. 止血后在牙髓断面轻压盖髓剂，既要使盖髓剂与根髓断面表面紧密贴合，又要注意避免压力过大使盖髓剂进入根髓内。

五、经验分享

1. 注意盖髓剂的选择，使用 MTA 进行牙髓切断术后有可能导致牙齿变色，对于恒前牙要慎重。

2. 对于牙根发育较差的牙齿，在冠髓切断至根管口，牙髓出血颜色暗红，不易止血时，可用 5.25% ~ 6% 次氯酸钠溶液反复浸泡，止血时间可以延长，尽量保存根髓。

六、预后及相关因素

年轻恒牙牙髓切断术成功率较高，文献报道多在 90% 以上。牙髓切断术后，少数患者会出现冷刺激敏感不适、咬物不适的症状，可暂不处理，观察。如有咬合高点，一定要及时消除。如患者 3 个月后仍持续不适，临床检查出现不可复性牙髓炎甚至牙髓坏死的症状，拍摄 X 线片发现牙根不继续发育，根尖出现病变，可考虑改行牙髓摘除术。

影响预后的原因有：适应证的选择不当，治疗过程中没有注意无菌操作，或操作不当造成了牙髓的医源性损伤，冠方封闭不佳，继发的细菌感染导致牙髓根尖周病。牙髓切断术后即使牙髓出现坏死或根尖周炎症，症状也不明显，所以常规随诊十分重要。

根管钙化也是牙髓切断术后的并发症。因此，一些学者认为牙根发育完成后应改行根管治疗；亦有学者认为，如果病例选择适当，操作过程中避免将盖髓剂压入根髓组织，减少损伤，防止细菌感染，牙髓切断术后不一定会发生牙髓进行性钙化。而且临床研究发现牙髓切断术后牙根发育完成的牙齿改做根管治疗时，拔髓后组织病理发现牙髓是正常的，因此学者们认为，牙髓切断术后除了需要做桩核冠修复的牙外，其他牙不需要改行根管治疗。但应告知患者可能发生根管钙化、内吸收和牙髓坏死等情况，应定期复查，发现问题，及时处理。

第五节　年轻恒牙根尖屏障术

根尖屏障术（apical barrier technique）是指采用非手术的方法将生物相容性材料充填到年轻恒牙宽大的根尖部，即刻在根尖部形成人工止点，再在止点上方完成根管充填、冠方封闭的一种治疗方法。MTA是广泛用于根尖屏障术的材料。该治疗方法的优点是疗程短，可降低牙根折断的发生率，而且 MTA 有良好的生物相容性，可提高治疗的成功率；缺点是牙根不能继续发育，远期仍有牙根折断的风险。

一、适应证

1. 牙髓感染波及根髓，不能保留根髓的年轻恒牙。
2. 出现牙髓坏死伴或不伴根尖周病变的年轻恒牙。

二、操作流程（以因龋造成牙髓坏死的牙齿为例）

年轻恒牙根尖屏障术（以因龋造成牙髓坏死的牙齿为例）操作流程如图 7-6 所示。

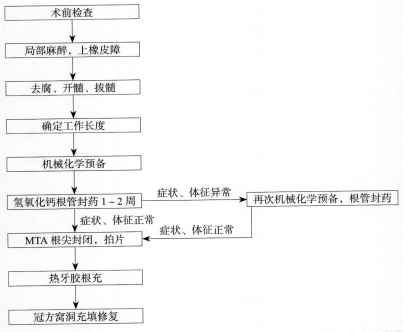

图 7-6　年轻恒牙根尖屏障术（以因龋造成牙髓坏死的牙齿为例）操作流程图

1. 术前拍摄根尖片，明确根尖周病变范围、牙根发育情况和根管形态（图 7-7A、B）。

2．局部麻醉下橡皮障隔湿，去净腐质，制备必要的洞形，开髓，揭净髓室顶，充分暴露根管口。

3．拔髓，探查根管，确定根管数目。

4．初步手感法确定工作长度，插诊断丝明确工作长度（图7-7C、D）。

5．适度机械预备，对粗大根管可使用加粗锉预备。次氯酸钠反复冲洗根管。对于感染严重的根管，推荐根管超声仪洗涤根管，超声工作头应在工作长度后退 2~3 mm 处。

6．灭菌纸尖擦干根管，封入根管消毒药物氢氧化钙糊剂，氧化锌水门汀封闭开敞洞形。对固位差的洞形应增加使用玻璃离子水门汀（GIC）暂封。

7．1~2 周复诊时临床症状改善，没有明显根尖周炎体征后，去除暂封物，次氯酸钠冲洗，超声荡洗清洗根管，纸尖擦干根管，检查根尖无明显渗出。如果仍有症状，根管内渗出多，则重复第5、6 两步。

8．在显微镜下，用输送器把 MTA 输送至根管内，用垂直加压器或纸尖输送至根尖并压实，直至根尖 MTA 放置厚度达到 4 mm（图7-7F）。

9．放置湿润的棉捻在根管中（注意不要让棉捻接触到 MTA），氧化锌水门汀或 GIC 暂封。

10．拍摄根尖片，确认 MTA 放置位置和厚度是否合适，三维是否密实（图7-7E）。

11．1 日后再次就诊打开根管，取出棉捻，探查根尖封闭的 MTA 坚硬后，用热牙胶注射技术充填根管中上段，拍摄根尖片确定根充质量（图7-7G、H）。

12．光固化 GIC 垫底，光固化复合树脂充填修复，恢复牙齿形态并防止牙齿劈裂。

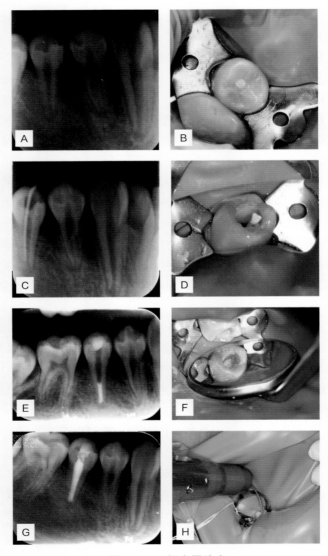

图 7-7　45 根尖屏障术

A. 术前根尖片；B. 45 术前临床照片；C. 插诊断丝根尖片；D. 插诊断丝临床照片；
E. MTA 根尖封闭后根尖片；F. MTA 根尖封闭后临床照片；G. 根充完成根尖片；H. 根充
完成临床照片。

三、技术要点

1. 确定工作长度是关键。由于年轻恒牙牙根尚未发育完成，无明显的根尖狭窄处，常用的根管长度测量仪不适用于年轻恒牙。临床上一般采用插诊断丝（合适号的牙胶尖或根管锉）在根管中拍摄根尖片以确定工作长度。以根尖片中诊断丝根方距根尖末端 2～3 mm 处作为止点，来确定年轻恒牙的工作长度，并结合残留牙髓量来确定。

2. 年轻恒牙机械预备时注意适度，加强化学药物冲洗和根管封药，去除根管感染物质，避免过度的机械预备切削牙本质，防止侧穿。

3. 根尖放置 MTA 应在根管彻底清创和消毒后，临床症状和体征明显改善时进行。

四、经验分享

1. 根管冲洗使用 1%～5.25% 次氯酸钠溶液，结合超声根管荡洗的方法可以有效去除感染，还可以配合 2% 氯己定溶液或 17%EDTA 反复交替冲洗根管，清除感染。冲洗时不要加压，以免将感染物质推出根尖孔。根管封药可以考虑放置氢氧化钙糊剂、二联或三联抗生素糊剂 1～3 周，消除根管感染。

2. 应选择能伸入到工作长度根方止点的粗细适合的垂直加压器，并根据工作长度在加压器上作出标记。如果根尖有少量渗出时，可用适合的纸尖压实并吸收过多的渗出，以免影响根尖 MTA 的固化。

3. 在用垂直加压器输送 MTA 至根尖的过程中，及时清理根管壁中上段贴附的多余 MTA 材料。在根尖 MTA 封闭过程完成后，注意用湿棉捻清除根管壁中上段贴附的多余 MTA 材料，防止牙齿变色。

五、预后及相关因素

MTA 根尖封闭术预后较好，临床治疗成功率在 90%～94%。一篇回顾性研究显示，MTA 根尖封闭术在无根尖病变的牙齿中治疗成功率为 96%，而有根尖病变的牙齿中成功率为 85%；文章指出治疗成功率与牙齿是否有根尖病变和操作医生的经验有关。

第六节　年轻恒牙根尖诱导成形术

根尖诱导成形术（apexification）指在牙根未发育完成（根长≥2/3）的年轻恒牙发生不可逆性牙髓炎或根尖周炎时，在控制感染的基础上，用生物相容性药物诱导根尖周组织形成硬组织屏障封闭根尖的方法。此方法最早由 Kaiser（1960）提出。有多种药物和生物制剂被应用于根尖诱导成形术。其中氢氧化钙是一种被长时间使用并被证明有效的根尖诱导成形术药物。该治疗方法的优点是方法简单，不需要特殊的设备，疗效好。缺点是疗程长，患者依从性差；因为换药长期用暂时性充填物封闭窝洞，易导致根管再感染；牙根不会继续发育，根管壁薄，而且长期氢氧化钙封药，远期易导致牙根折断。

一、适应证

1. 牙髓感染波及根髓，不能保留根髓的年轻恒牙。
2. 出现牙髓坏死伴或不伴根尖周病变的年轻恒牙。

二、操作流程

年轻恒牙根尖诱导成形术操作流程如图 7-8 所示。

（一）第一阶段

1. 完善术前检查，拍摄术前根尖片（平行投照为佳）。
2. 局部麻醉下，上橡皮障隔湿。开髓，揭净髓室顶，充分暴露根管口，使根管器械能顺利进入根管。
3. 拔髓。去除炎症牙髓，配合根管冲洗药物预备根管。工作长度以 X 线片根尖上方 2～3 mm 为参考点，必要时需插诊断丝确定工作长度。
4. 对于感染严重的根管，推荐根管超声仪洗涤根管，超声工作头应放在工作长度后退 2～3 mm 处。可每 20 s 间歇一次，总共使用 3 次。

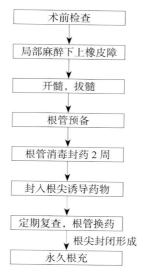

图 7-8 年轻恒牙根尖诱导成形术操作流程图

5. 灭菌棉捻擦干根管，封入根管消毒药物（如氢氧化钙等），棉球上放置暂封材料 1~2 周。

6. 复诊时对已消毒的根管取出封药，再次药物冲洗，灭菌棉捻擦干根管，导入根尖诱导药物（如氢氧化钙等）。

7. 拍摄根尖片，确认根管充填效果满意。

8. 玻璃离子水门汀（GIC）或光固化复合树脂充填。

9. 定期复查，拍摄根尖片。根据根尖病变愈合状况和根尖钙化屏障形成情况，定期更换根尖诱导药物。

（二）第二阶段

复查根尖片显示根尖病变愈合，根尖形成钙化封闭。临床探查到根尖有硬组织屏障形成后，改行永久性根充，封闭牙根，冠方充填修复。定期随访观察。

图 7-9 为 11 根尖诱导成形术治疗过程中拍摄的根尖片。

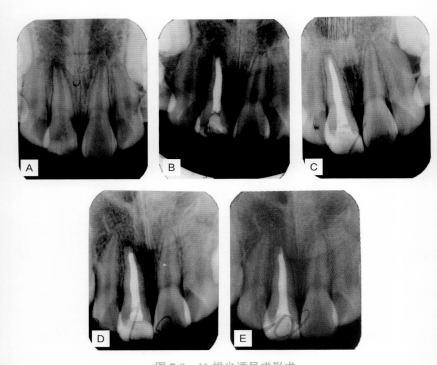

图 7-9　11 根尖诱导成形术

A. 11 牙本质折断护髓后 2 个月根尖片；B. 根管 Vitapex 封药后即刻；C. 根管封药 10 个月；
D. 根管封药 24 个月；E. 热牙胶根充后。

三、技术要点

1. 对急性根尖周炎患者，除了急性症状明显伴全身症状的牙齿外，应尽量避免开放。急性症状明显的牙齿可拔髓、根管冲洗，窝洞内放置樟脑酚棉球后开放引流 2～3 天，并配合全身使用抗生素。

2. 预备根管时，对粗大根管可使用加粗锉预备，但应避免过度预备根管，防止根管壁过薄甚至发生侧穿。

3. 拔髓和根管预备时注意工作长度，严禁预备超出根尖孔。根管冲洗时也应避免加压，防止将感染组织推出根尖孔。

4. 更换根尖诱导药物的时间一般为每 3～6 个月更换一次。

四、经验分享

1. 根尖封闭形成后，根尖孔附近根管仍宽大，使用热牙胶永久根充能获得更好的封闭效果。

2. 封入根尖诱导药物后，使用树脂材料充填能更好地防止因充填体失败造成渗漏。

3. 在前牙牙冠缺损较大的情况下，应注意早期恢复牙冠外形，避免发生间隙丧失。

五、预后及相关因素

氢氧化钙根尖诱导成形术的临床治疗成功率较高。牙齿根尖病变持续不愈合或再发生根尖病变可能与根充超填有关。治疗后74%～100%的牙齿都能形成根尖钙化屏障，多在5～20个月形成。但是，根尖诱导成形术后牙齿根管壁并不能继续增厚。同时，氢氧化钙在根管中长期封药会导致牙根颈部折断的风险增加。文献显示，牙根折断与牙根发育程度和牙根颈部是否有缺陷相关。

第七节　年轻恒牙牙髓再生治疗术

牙髓再生治疗术（regenerative endodontic treatment）是2001年由Iwaya提出的，用于治疗牙髓坏死伴或不伴根尖周病变的年轻恒牙。这种方法在有效控制感染的前提下，最大程度地保存根管内和根尖区的干细胞，经引血进入根管内，在血液凝固后形成支架，其中含有生长因子，在根管口严密封闭的情况下，实现牙髓组织再生，促进牙根继续发育。这种方法的优点是不仅能够消除根尖周病损，而且也能获得不同程度的牙根发育和根管壁增厚的临床结果，操作简单，不需要特殊的设备。缺点是治疗中不良反应（疼痛、再感染、变色等）的发生率较高，而且牙根的发育不能预测。

一、适应证

1．牙髓坏死的年轻恒牙，且根尖孔开放呈喇叭口状或根管呈平行型。

2．不需要桩核修复的牙齿。

二、禁忌证

1．不配合的患者或家长。

2．患者对治疗所用的药物和抗生素过敏。

三、操作流程（以畸形中央尖造成牙髓坏死伴根尖周病变的牙齿为例）

牙髓再生治疗术（以畸形中央尖造成牙髓坏死伴根尖周病变的牙齿为例）操作流程如图 7-10 所示。

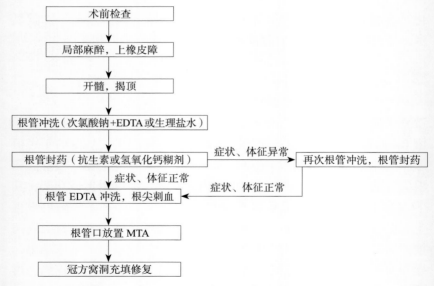

图 7-10 牙髓再生治疗术（以畸形中央尖造成牙髓坏死伴根尖周病变的牙齿为例）操作流程图

1．临床检查，拍摄平行投照根尖片及 CBCT 片。

2．根据需要可行局部麻醉，橡皮障隔湿下开髓进入根管（图 7-11A）。

3．大量低浓度的次氯酸钠溶液轻柔地冲洗根管，1.5%～3% 次氯酸钠（每根 20 ml，5 min）荡洗根管，然后生理盐水或 EDTA 距根尖孔 1 mm 冲洗（每根 20 ml，5 min）（图 7-11B）。

4．消毒棉捻或纸尖擦干根管，将氢氧化钙糊剂或低浓度的三联抗生素糊剂（1～5 mg/ml）用螺旋输送器导入根管，根管口上方覆盖无菌小棉球，用 3～4 mm 暂封物封闭（图 7-11C、D）。

5．1～4 周后复诊。如患牙根尖周炎症症状没有完全消除，应再次用抗生素封药治疗或氢氧化钙糊剂封药。

6．复诊时临床检查无阳性体征时，用不含肾上腺素的局麻药（如2%利多卡因或3%甲哌卡因）进行麻醉，橡皮障下再次打开髓腔。

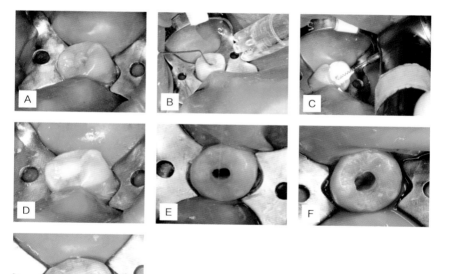

图 7-11　35 牙髓再生治疗术

A. 35 术前临床照片；B. 术中化学冲洗；C. 根管氢氧化钙糊剂封药；D. 窝洞 GIC 暂封；E. 根管刺血后；F. 放置 MTA 于釉牙骨质界；G. 暂封窝洞口。

7. 20 ml、17%EDTA 冲洗根管，消毒棉捻擦干根管。

8. 根据术前根尖片确定的牙根长度，用无菌根管锉超出根尖 2 mm 刺破根尖周组织出血，使血液充满根管直到釉牙骨质界（图 7-11E）。

9. MTA 盖于血凝块上 2~3 mm，上方放置潮湿的小棉球，用 3~4 mm 暂封物封闭（图 7-11F、G）。

10. 1 天后，去除上方的暂封材料，去除小棉球，检查 MTA 完全硬固，用 GIC 垫底，制备洞斜面，酸蚀，复合树脂充填修复。

11. 术后 3、6、12、24 个月进行临床检查，牙髓活力测试和根尖片复查，必要时拍摄 CBCT 片。2 年后建议每年复查一次。

四、技术要点

1. 为保留根管和根尖存活的干细胞，不刻意拔髓和根管机械预备。

2. 常规不做开放处理，必要时对急性化脓性根尖周炎症的患牙做应急处理，开放引流 2~3 天。注意髓腔放置棉球，防止食物掉入根管中。

3. 在根管消毒过程时，注意冲洗器放置在距根尖孔 1 mm 处轻柔冲洗，不要在根尖加压冲洗，避免消毒药物溢出根尖孔。

4. 根尖刺血后等候 15 min，直到血凝块形成。

五、经验分享

1. Hoshino 提出用米诺环素 50 mg、甲硝唑 400 mg、环丙沙星 250 mg 按 1:1:1 制成抗生素糊剂。由于含四环素类的三联抗生素糊剂和 MTA 可造成牙齿变色，为防止牙齿变色要注意以下几点。

（1）可用氢氧化钙糊剂替代三联抗生素糊剂作为根管封药。

（2）去除三联抗生素中的米诺四环素变成两联抗生素糊剂或用阿莫西林或克林霉素等抗生素替代四环素类抗生素。

（3）选择用三联抗生素糊剂时，药物放置在根管的位置应位于釉牙骨质界之下 1~2 mm。根管封药前在髓腔壁涂布树脂粘接剂固化，在一定程度上可预防牙齿变色。

（4）使用 MTA 替代材料（如生物陶瓷材料 iRootBP Plus）放置于釉牙骨质界，避免牙齿变色。

2. 如果出血多，为保证止血位置在釉牙骨质界处，可放置无菌棉球在釉牙骨质界处吸取过多的血液，保证血凝块的位置。如果出血较少，可用富血小板血浆（platelet rich plasma，PRP）、富血小板纤维蛋白（platelet rich fibrin，PRF）等代替血凝块。

六、预后及影响因素

相关文献显示牙髓再生治疗术的成功率在 76%～100%，治疗后21%～79% 有不同程度的牙根发育表现。但治疗过程中可能发生疼痛、变色、再感染、需要更改治疗等，发生率可达 42%。治疗成功的牙齿长期复查也可发现根管再感染、根管钙化等并发症。

牙髓坏死的病因和牙根发育程度是影响牙髓再生治疗后牙根发育的影响因素。畸形中央尖折断引起牙髓坏死的牙齿比外伤导致牙髓坏死的牙齿在牙髓再生治疗后牙根发育更明显，而牙根发育早期的牙齿较牙根发育晚期的牙齿在治疗后牙根发育更显著。

参考文献

［1］葛立宏. 儿童口腔医学. 5 版. 北京：人民卫生出版社，2019.

［2］Dean JA. 麦克唐纳 - 埃弗里儿童青少年口腔医学. 10 版. 秦满，译. 北京：北京大学医学出版社，2018.

［3］Hargreaves KM, Berma LH. Pathways of the Pulp. 11th edition. St Louis: Mosby, Inc. , 2016.

［4］Aguilar P, Linsuwanont P. Vital pulp therapy in vital permanent teeth with cariously exposed pulp: a systematic review. J Endod, 2011; 37(5): 581-587.

（彭楚芳　吴南　王潇）

第八章

儿童牙齿拔除

儿童时期牙齿的拔除主要是乳牙，也包括多生牙、正畸减数牙和病变严重的恒牙。

一、适应证

1. 滞留乳牙　继承恒牙已经萌出，乳牙尚未脱落。
2. 无法保留的乳牙
（1）残根、残冠。
（2）根尖周病变严重，继承恒牙胚骨硬板已破坏的乳牙。
（3）牙齿松动，牙根吸收超过 1/2 的乳牙。
（4）牙外伤造成冠方根折或乳牙挫入，怀疑压迫恒牙胚时。
3. 因咬合诱导需要拔除的乳牙　如替牙期的序列拔牙矫治时需要拔除一些未到替换时间的乳牙。
4. 其他
（1）影响乳、恒牙正常萌出或排列的多生牙。
（2）诞生牙和新生牙，极度松动，影响婴儿哺乳或存在误吸的可能时，考虑拔除。

二、禁忌证

1. 全身系统性疾病如血液病、严重的心脏病及肾病等。
2. 牙槽骨急性炎症，防止炎症扩散，应在药物控制后再行拔除。
3. 伴有急性广泛性牙龈炎或严重的口腔黏膜疾病时，先消炎，控制症状后再拔牙。

第一节 乳前牙拔除术

乳前牙的拔除主要是因为乳牙滞留、乳牙慢性根尖周炎和乳牙外伤。

一、操作流程

1. 检查要拔除的乳牙，包括牙冠的完整性和松动度。如果是滞留乳牙，需要检查继承恒牙萌出的情况。如果是乳牙根尖周病变或者乳牙外伤，需要拍根尖片。

2. 用碘酊消毒相应区域的牙龈，进行局部麻醉，并分离牙龈，选择适合的牙钳备用。

3. 使用上前牙／下前牙钳夹住牙冠，牙钳的喙应深入牙龈分离处，夹紧牙颈部，酌情使用旋转力，摇松牙齿，最终殆向拔除滞留乳牙。左手注意保护周围软硬组织。

4. 压迫止血：在拔牙窝处置一枚硬棉卷，医嘱咬棉卷 30 min 止血。

5. 术后医嘱：咬棉卷 30 min 压迫止血，勿咬局部麻醉处的唇颊黏膜，拔牙当日勿食用过热的食物，告知是否需要行间隙保持。

二、技术要点

1. 拔除滞留下颌乳前牙时，注意牙钳的放置，避免伤及恒牙切端。

2. 拔除乳前牙时酌情使用旋转力，避免牙根折断。如果发生根尖部折断，可不取出，观察其吸收或排出。

第二节 乳磨牙拔除术

乳磨牙的拔除主要是因为乳牙滞留或乳牙慢性根尖周炎。

一、操作流程

1. 术前检查同乳前牙拔除。

2. 用碘酊消毒相应区域的牙龈，进行局部麻醉，并分离牙龈，选择适合的牙钳备用。

3. 核对牙位，上对应牙位的拔牙钳，牙钳的喙应深入牙龈分离处，夹紧牙颈部，避免夹伤牙龈。注意保护邻牙。

4. 牙钳颊舌向摇晃，松动患牙，最终下颌磨牙舌向脱位，上颌磨牙颊向脱位，拔除患牙。

5. 观察拔牙窝情况，是否有需要搔刮的肉芽组织及恒牙胚的情况。若有大量的肉芽组织，则用挖匙搔刮出肉芽组织，并可同时轻力试探下方恒牙胚，不可用力过大，避免损伤恒牙胚。

6. 压迫止血：在拔牙窝处置一枚硬棉卷，医嘱咬棉卷 30 min 止血。

7. 术后医嘱：咬棉卷 30 min 压迫止血，勿咬局部麻醉处的唇颊黏膜，拔牙当日勿食用过热的食物，告知是否需要行间隙保持。

二、技术要点

1. 患牙脱位时要注意对颌牙齿的保护，避免脱位的爆发力使牙钳撞击到对颌牙齿。

2. 拔牙后如拔牙窝内有大量肉芽组织则需要搔刮拔牙窝，但动作应轻柔，避免伤及下方恒牙胚。

第三节 乳牙残冠、残根的拔除

牙齿由于龋坏、外伤等原因致使牙冠大部分缺损或基本缺失所形成的残冠、残根，很多时候难以直接使用牙钳拔除。这类牙齿的拔除需要使用牙挺，在局部麻醉之后，将牙挺挺刃插入患牙牙根的近中面与牙槽骨之间，将患牙挺松，继而挺出，或者根钳拔除。

一、操作流程

1. 检查要拔除的乳牙残冠/残根，包括其松动度，术前需要拍根尖片。

2. 使用碘酊消毒相应区域的牙龈，进行局部麻醉，并分离牙龈，选择适合的牙挺和牙钳备用。

3. 对于可以使用牙钳夹住牙冠的残冠可以直接使用牙钳拔除，拔除技巧同前述乳前牙/乳磨牙拔除方法。

4. 若不能直接使用牙钳拔除残冠/残根，对于乳前牙残根或者已经分离的乳磨牙残根，可以直接使用牙挺挺松牙根后拔除；牙根没有分离的乳磨牙残根则需要先分离牙根，之后使用牙挺挺松，逐个拔除牙根。

5. 压迫止血：在拔牙窝处置一枚硬棉卷，医嘱咬棉卷 30 min 止血。

6. 术后医嘱：咬棉卷 30 min 压迫止血，勿咬局部麻醉处的唇颊黏膜，拔牙当日勿食用过热的食物，告知是否需要行间隙保持。

二、技术要点

1. 使用牙挺挺松残根时，要保证支点的稳固，注意牙挺的楔入点，避免器械滑脱，保护软组织。

2. 对于牙根没有分离的乳磨牙残冠/残根，可以使用牙挺分离牙根，或者使用高速手机裂钻车针分离牙根。使用后者进行分离时需要注意车针的深入，避免损伤恒牙胚。

第四节　多生牙拔除术

多生牙又称额外牙，是指在正常牙列以外形成的牙齿，乳牙列、混合牙列以及恒牙列均可能出现，主要发生在上颌前部。多生牙的存在可能会导致牙𬌗发育异常，包括正常乳/恒牙的移位、扭转，出现间隙，恒牙萌出迟缓/阻生，乳牙早失/牙根吸收，以及囊肿形成等。因此，大多数多生牙都需要拔除。

一、操作流程

（一）已萌出多生牙的拔除

对于在上颌前部已经萌出的多生牙，拔牙方式同上颌恒切牙的拔除。

1. 口内检查，观察多生牙的萌出情况，根据多生牙牙冠的暴露多少，选择使用牙钳拔除或者用牙挺挺松后再拔除。术前拍摄根尖片，观察多生牙的牙根形态，并排除是否存在其他埋伏多生牙。

2. 局部清洁，碘酊消毒后进行局部麻醉。

3. 分龈器分离牙龈。

4. 直接使用牙钳钳拔或者使用牙挺挺松后拔除。

5. 使用挖匙搔刮拔牙窝，生理盐水冲洗。

6. 牙龈复位，棉卷压迫止血。

（二）未萌 / 阻生多生牙的拔除

对于未萌 / 阻生多生牙需要手术进行拔除。

1. 术前准备

（1）口内检查，观察多生牙相应区域的乳牙、恒牙位置是否受到影响，局部牙龈是否存在膨隆（图 8-1、图 8-2）。拍根尖片和CBCT 片确定阻生多生牙的情况，包括多生牙与恒牙的位置关系、多生牙的数目，分析拔除多生牙的阻力。根据多生牙的位置，设计舌侧入路或唇侧入路，制订手术方案。

（2）完成血常规、出凝血时间、传染病 4 项、肝功能等血液学检查。向家长交代病情及治疗设计，签署阻生埋伏复杂牙拔除同意书。

2. 手术过程（以局部麻醉下拔除为例）

（1）术区消毒，局部麻醉，铺巾。

（2）沿舌侧 / 唇侧龈沟切开至牙槽嵴顶，翻开黏骨膜瓣，在定位多生牙的区域使用专用车针去骨，暴露多生牙，在去除阻力后，挺出或拔除多生牙（图 8-3 ~ 8-8）。

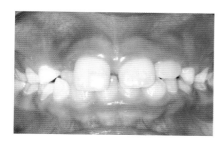

图 8-1　术前咬合像

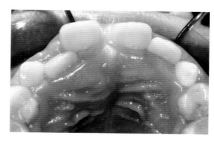

图 8-2　术前上颌𬌗像

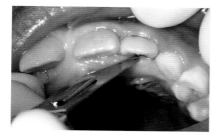

图 8-3　沿舌侧龈沟切开

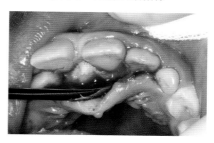

图 8-4　舌侧翻瓣

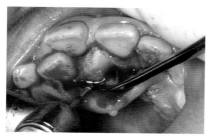

图 8-5　高速手机去骨

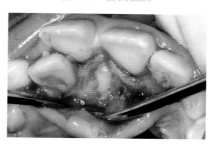

图 8-6　暴露多生牙

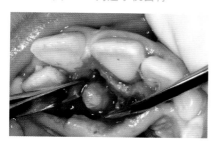

图 8-7　牙挺挺松多生牙

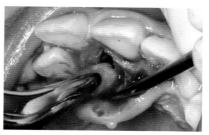

图 8-8　拔除多生牙

（3）搔刮拔牙窝，生理盐水冲洗，放置明胶海绵，牙龈复位，可吸收缝线严密间断缝合（图 8-9 ~ 8-13）。

（4）咬纱布压迫止血。

3．术后医嘱　口服抗生素 3 天，保持口腔卫生，2 周复查，观察术区组织愈合情况。之后定期复查，分别为 3 个月、6 个月，直至恒牙萌出。

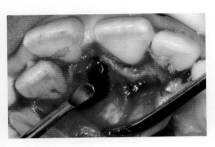

图 8-9　拔牙窝搔刮

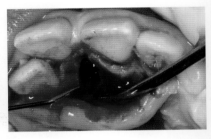

图 8-10　生理盐水冲洗拔牙窝

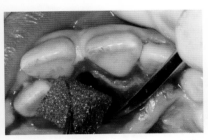

图 8-11　放置明胶海绵

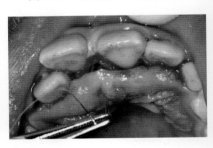

图 8-12　可吸收线缝合

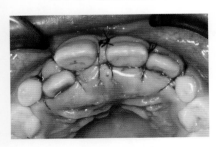

图 8-13　缝合完成

二、技术要点

1．根据患儿的配合程度以及多生牙的埋伏深度，确定是局部麻醉还是全身麻醉下拔除多生牙。

2．多生牙拔除的时机选择：要考虑患儿配合度以及相应区域恒牙牙根的发育程度。一般恒牙牙根发育形成 2/3 时为安全阶段，尽量避免在牙根处于开始形成阶段时进行手术。

3．术前评估要充分，在去骨时一定要避开恒牙牙根。在使用牙挺时，不能以恒牙牙根为支点。

参考文献

［1］邓辉. 儿童口腔医学. 北京：北京大学医学出版社，2005.

［2］Richard Welbury. Paediatric Dentistry. Oxford: Oxford Medical Publications, 2018.

［3］Pinkman JR. 儿童口腔医学. 4 版. 葛立宏，译. 北京：人民卫生出版社，2009.

［4］葛立宏. 儿童口腔医学. 5 版. 北京：人民卫生出版社，2020.

［5］Dean JA. Dentistry for Child and Adolescent. 10th edition. St Louis: Mosby, 2016.

［6］Soxman JA. 儿童口腔科临床技术手册. 葛立宏，赵玉鸣，译. 沈阳：辽宁科学技术出版社，2017.

（杨杰）

第九章

镇静、全身麻醉下儿童牙病治疗及护理

镇静和全身麻醉技术是儿童口腔科临床行为管理的重要技术手段。通过使用这些方法可以减轻、消除儿童对牙齿治疗的抵触情绪及干扰治疗的不合作行为，从而为医生高质、高效地完成预定的牙齿治疗提供保障。良好的非药物行为管理是镇静和全身麻醉治疗的基础，不能因为使用这些技术而轻视医患交流。这些交流包括但不限于治疗前与患儿及家长的沟通，尽可能建立相互信任关系，了解儿童不能配合治疗的原因等。在使用这些技术时，患儿的安全是重中之重，对患儿意识水平的抑制应维持在满足治疗需要的最低水平，不可为达到"绝对配合"而加深镇静麻醉深度。

开展相关治疗除按规定配备相应的硬件设备外，更重要的是相关人员应具备相应资质。轻中度镇静可以由经过培训的口腔医生来进行操作，而深度镇静和全身麻醉必须由麻醉医生来进行操作。

在镇静、全身麻醉下，医生应尽快完成预定的治疗，尽可能缩短儿童处于镇静麻醉状态的时间。镇静麻醉状态下，医生不能通过询问儿童的主观感受来对病情进行判断，因此实施该治疗的医生应该具有相对丰富的临床经验。

第一节　轻中度镇静下儿童牙病治疗及护理

在儿童口腔科应用的轻中度镇静方式主要包括口服药物镇静和氧化亚氮吸入镇静。轻中度镇静下，患者有意识，能在治疗过程

中与医生进行交流，保留了一定的学习能力，能通过对治疗的切身体验改变原来对口腔治疗的错误认识，改善对口腔治疗的接受程度。

轻中度镇静的适应证如下：

1. 需要且有意愿接受牙齿治疗，但是因对牙科治疗有抵触情绪而不能配合治疗的患者。

2. 能与医生进行有效交流的患者。

3. 需要进行牙齿治疗并用镇静技术来保护患者发展中的生理心理健康。

4. 日间门诊患者需为美国麻醉医师协会（ASA）分级为Ⅰ或Ⅱ级的患者。

一、口服药物镇静

口服药物镇静的优点包括家长接受程度高、容易管理、费用低、副作用发生率低且轻微、避免注射潜在的心理损伤、对硬件设备的要求低；但同时有一定的局限性，如需要患者的配合、起效较慢、药物吸收情况不确定、不能精确调节镇静深度。

在口腔科门诊常用的口服镇静药物是短效的苯二氮䓬类药物，如咪达唑仑，在儿童口腔科可应用于 3 岁以上的儿童。咪达唑仑糖浆的推荐使用剂量为 0.2 ~ 0.5 mg/kg（体重），最大单次用量不超过 20 mg。该药物多在服药后 5 ~ 15 min 起效，最大血药浓度在服药后 30 min 左右出现。

在患儿口服咪达唑仑后，一般应提供一个舒适安静的环境，避免外界刺激，以便患儿能够更快地放松进入镇静状态。在此期间可由家长陪同，但患儿必须处于医护人员的监控之下。

在观察到患儿呼吸平稳、情绪放松进入镇静状态后，可以开始进行口腔治疗。但要注意的是，当需要进行的操作刺激较大或可能引起疼痛时，必须进行良好的局部麻醉，口腔操作应轻柔。各种牙齿疾病治疗的具体操作方法详见各相关章节。因口服药物镇静在儿童一般为轻中度镇静，治疗内容不宜过于复杂，刺激性不宜过强，治疗时间不宜过长。在治疗前和治疗过程中都应对患儿的生命体征如血氧饱和度、心率等进行监测。

治疗结束后也应记录患儿的生命体征，并将患儿的体位调整舒适，进行恢复评估。在确认患儿达到离院标准后方可离院。恢复过程中及回家途中必须有专人对患儿进行监护。应告知家长，患儿可能会有一段时间表现出嗜睡、四肢无力等，此为正常现象。在口服药物镇静治疗当天，应注意避免剧烈运动，以免受伤或摔倒。

二、氧化亚氮 / 氧气吸入镇静

氧化亚氮 / 氧气吸入镇静是口腔科临床最常用的镇静方式。其优点是起效快，可以通过调节吸入氧化亚氮的浓度来调节镇静深度，复苏快且完全，无须注射，安全性相对高，有一定的提高痛阈的作用。但氧化亚氮 / 氧气吸入镇静需通过鼻罩完成，且镇静过程中对呼吸道通畅性要求较高，某些行为心理障碍及呼吸系统疾病是氧化亚氮 / 氧气吸入镇静的相对禁忌证。

（一）相对禁忌证

1. 强迫性人格、幽闭恐惧症。
2. 儿童行为问题、人格障碍。
3. 上呼吸道感染或其他急性呼吸系统疾病。
4. 慢性阻塞性肺疾病。
5. 近期有中耳疾病或进行过中耳手术。
6. 有肠梗阻等腔隙阻塞性疾病。
7. 患有亚甲基四氢叶酸还原酶缺乏症。

（二）操作流程

1. 为保障安全，必须使用有资质的氧化亚氮吸入镇静装置。使用前检查仪器是否正常，氧化亚氮及氧气是否充足。
2. 建立 100% 氧流量，放置鼻罩，引导患儿通过鼻罩进行呼吸，调整到舒适位置。
3. 在患儿吸入 100% 纯氧时，根据患儿呼吸量调整合适的气体流量（气体流量：成人 6 L/min，儿童 3 ~ 4 L/min），使气囊充盈处于 1/2 ~ 2/3 的状态，以便既能观察到气囊随呼吸而变化，患儿又不会有窒息感或气流过大的感觉。

4. 待患儿适应鼻罩并能通过鼻罩顺畅呼吸后开始给氧化亚氮，一般氧化亚氮浓度从 10% 开始（图 9-1）。

5. 某一浓度的氧化亚氮达到应有的镇静效果需要 2 ~ 3 min 的时间，因此每次调整浓度后应观察 2 ~ 3 min。如果镇静深度过浅，可以以 5% 的梯度递增。建议最大氧化亚氮浓度不超过 50%。

6. 在达到理想的镇静深度时，给予局部麻醉，开始临床操作（图 9-2）。

7. 在治疗过程中，应根据患儿状态和操作内容来调整氧化亚氮浓度以调节镇静深度。

8. 治疗结束（或接近结束时），关闭氧化亚氮，给予吸入纯氧。吸氧时间应在 3 min 以上，如果仍有镇静的临床体征可延长吸入纯氧时间。

9. 评估患儿状态，待其完全恢复后方可离开诊室。

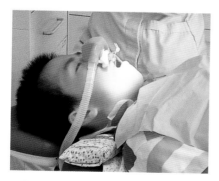 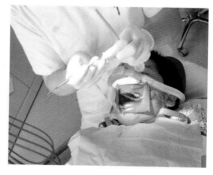

图 9-1　氧化亚氮吸入，放置鼻罩　　图 9-2　氧化亚氮吸入镇静下口腔治疗

（三）症状和体征

氧化亚氮 / 氧气吸入镇静的症状和体征详见表 9-1。

表 9-1　氧化亚氮 / 氧气吸入镇静的症状和体征

深度	症状	体征
早期理想镇静	头昏（头晕）、手脚刺痛 感觉温暖 感觉振动遍及全身 手脚麻木 口腔软组织麻木 欣快感 四肢轻飘飘或沉重感 镇痛	早期血压和心率轻度升高，然后转为镇静前水平 呼吸正常、平缓 外周血管扩张 四肢及面部潮红 肌肉松弛（上肢和腿松弛） 焦虑减轻
轻度过度镇静	自发性张口呼吸 感觉声音遥远、急躁 视物模糊（天花板晃动） 睡眠、出汗 梦境、大笑、叫喊 恶心	活动增加 血压和心率升高 呼吸频率增加 出汗增加 可出现流泪
过度镇静	恶心	呕吐 意识消失

引自：Malamed SF. 实用口腔诊疗镇静技术. 5 版. 葛立宏，译. 北京：人民卫生出版社，2014.

（四）监护及注意事项

在吸入镇静术前、术中和术后都需要对患儿的生命体征进行监测，包括血氧饱和度和心率。术中可与患儿有言语交流。气管前听诊、心电图等可以选择性使用。

在镇静后评价患儿恢复程度时可参考以下标准：

1. 血压：基础值正负 20/10 mmHg。

2. 心率：基础值正负 15 次 / 分。

3. 呼吸频率：基础值正负 3 次 / 分。

在患儿离院前，应对患儿的一个或多个生命体征的改变进行评估。儿童患者的离院标准包括：

1. 患儿能够站立，对问题和刺激反应合理。如果儿童不能独自行走或必须被搀扶，不能离院。

2. 患儿的重要生命体征（血压、心率、心律、呼吸频率和氧饱和度）稳定。

3. 在医生认为患儿达到离院标准前，如果监护人坚持要求带走儿童，需在病历中注明，并请监护人签字确认。

氧化亚氮/氧气吸入镇静的注意事项包括：

1. 患者在预计接受吸入镇静术的 4~6 h 前可食用一些高碳水化合物食物，避免镇静过程中产生饥饿感，同时也可尽量减少胃内食物，之后禁食，避免治疗过程中恶心、呕吐。

2. 体位的选择应考虑到患儿的舒适性，使患儿感到放松。

3. 在将鼻罩放于患儿鼻部前应先将氧气流量打开，避免使患儿有窒息感。

4. 提醒患儿使用鼻呼吸，而不是口呼吸。

5. 尽量选择合适大小的鼻罩。如有必要，可在鼻梁部放置纱布，解决漏气问题。

6. 在吸入镇静过程中，连续观察患儿镇静水平的变化，并根据治疗的刺激程度和患儿表现随时调整镇静水平。

7. 当治疗停止时，如氧化亚氮的吸入浓度不变，镇静深度会变得越来越深。因此，如果医生有特殊情况需要离开几分钟，必须由受过专门训练的助手保持对患儿的监测，或将氧化亚氮的浓度降低。

8. 有部分患儿在氧化亚氮吸入镇静后会出现恶心、头痛、昏睡感。这种副作用一般不会出现在停止镇静的初期，而是发生在患儿回家后，应向患儿家长进行说明。镇静后延长吸入纯氧的时间可减少这种副作用的发生。

第二节　深度镇静及全身麻醉下 儿童牙病治疗及护理

深度镇静是指在药物作用下，患者的意识受到深度抑制，不易被唤醒，但对连续或较重的疼痛刺激有反应。这种情况下，患者的自主呼吸能力明显减弱，可能需要人工维持气道通畅，必要时需建立人工气道，循环功能通常可保持在正常范围内。

全身麻醉是指将麻醉药经呼吸道吸入、静脉或肌内注射进入患者体内，以产生暂时可逆性的中枢神经系统抑制，临床表现为神志消失、遗忘、反射抑制和骨骼肌松弛的一种状态。

深度镇静及全身麻醉下牙齿治疗是在麻醉状态下对患儿口腔疾病进行一次性的治疗并给予适当的预防措施。儿童全部乳牙萌出的年龄是 2.5 ~ 3 岁。基于防治一体的原则及孩子安全方面的考虑，建议镇静、全身麻醉下进行牙齿治疗的患儿年龄应在 3 岁以上，个别不到 3 岁的病例也应在全部乳牙萌出后进行治疗。

一、患者的选择

（一）适应证

1. 需要进行牙齿治疗，但因心理或情绪方面的成熟度不足和（或）患有脑性瘫痪、智力障碍等残障的儿童患者。

2. 需要进行牙齿治疗但特别不配合、恐惧、焦虑或不能交流的儿童或青少年患者。

3. 需要进行复杂或长时间口腔操作的患者。

4. 使用全身麻醉和深度镇静有利于减少医疗风险和（或）保护患者精神、心理。

5. 日间门诊患者需为 ASA 分级为 I 或 II 级的患者。

（二）禁忌证

1. 无口腔治疗需要或治疗量很少。

2. 无使用药物镇静进行治疗的指征。

3. ASA 分级为 III 级及以上的患者。

4. 严重下颌后缩、严重扁桃体肥大、腺样体肥大等影响呼吸道通畅的疾病为深度镇静禁忌证。

5. 有恶性高热病史或有麻醉相关病史（如肌肉萎缩症、假性胆碱酯酶缺乏）的患者应谨慎进行全身麻醉。

6. 患者的其他全身状况不适宜进行药物镇静或全身麻醉。

二、术前检查评估及医患沟通

术前检查评估应包括全身状况的检查及评估，以评价患儿进行深度镇静及全身麻醉治疗的可行性和可能的风险；还包括对口腔状况的检查及评估，以及对治疗方案、治疗时间及难度等进行预估，在此基础上与家长进行充分的沟通。

（一）全身状况评估

1. 病史采集　在进行药物镇静及全身麻醉前必须进行详细的病史采集（建议使用格式化问诊表，见附录9-1），主要包括以下方面：

（1）母亲孕期情况（是否合并妊娠并发症等），患儿出生时情况（是否为早产、低体重儿，有无窒息、缺氧等）。

（2）药物及食物过敏史、服药情况（既往及目前服药情况，包括药物名称、服用剂量及时间）。

（3）各种相关系统性疾病、遗传性疾病等，包括中枢神经系统、呼吸系统、心血管系统、造血及淋巴系统、泌尿生殖系统及内分泌系统等。

（4）任何形式的惊厥或癫痫发作情况，包括类型、发作频率、时间等。

（5）既往相关住院史。

（6）既往镇静、麻醉治疗史及不良反应。

（7）相关家族史，尤其与麻醉相关病史，如肌肉萎缩症、恶性高热史、假性胆碱酯酶缺乏。

（8）近期是否有呼吸道感染病史。

2. 全身情况检查

（1）基本情况及生命体征：意识状态、沟通交流情况、体重、血压、脉搏、呼吸频率、血氧饱和度。

（2）评估上呼吸道通畅性，必要时到相关科室采用各种相应辅助检查手段。

（3）血液检查：血常规、凝血功能、肝肾功能、传染病学（肝炎、梅毒、艾滋病等）检查。

（4）尿常规检查。

（5）必要的医学影像学检查，如胸部 X 线检查。

（6）根据患者全身情况所需的其他检查。

对有全身疾病的患者（包括正在接受心理或精神治疗、有药物滥用问题的患者）是否适用镇静及全身麻醉下牙齿治疗，需要由进行相关治疗的专科医生评估后决定，必要时应该将患者收住入院进行相关治疗。

（二）口腔检查

1．口腔病史采集　常见的儿童口腔疾病（包括龋病、牙周疾病及错𬌗畸形）均与口腔卫生习惯及喂养、饮食习惯等密切相关，应进行详细的病史采集。采集内容包括：

（1）婴幼儿期喂养习惯，包括喂养方式、喂养习惯（按需喂养或按时喂养，是否有喝夜奶习惯，是否使用奶瓶等）。

（2）饮食习惯，包括辅食添加情况（种类、频率等）、饮品情况等。

（3）口腔卫生习惯，包括开始刷牙时间、频率及执行人等。

（4）其他口腔不良习惯，如吮指、咬唇、吐舌等。

（5）口腔疾病史，如疼痛史、外伤史等既往治疗史。

2．口腔疾病检查

（1）开口度、开口型。

（2）是否存在可能影响气道通畅的情况，如严重下颌后缩、牙弓狭窄等。

（3）牙列检查，包括龋病情况、牙齿发育异常、咬合情况。其中龋病情况应详细记录每颗牙齿患龋深度（具体到牙面），建议使用儿童口腔检查表。

（4）牙周状况（菌斑及牙石指数、牙龈出血指数、是否有菌斑性龈炎或牙周炎等）及黏膜软组织情况（溃疡、囊肿、血管瘤及血管畸形等）。

（5）相关 X 线片检查。

（三）医患沟通内容及需签署的知情同意书

1. 交代初步治疗计划，包括初步检查需要治疗的牙齿数量、可能需要拔除的牙齿、是否需要进行间隙保持、保持器种类等。

2. 交代相关费用。

3. 告知患儿法定监护人使用药物镇静或全身麻醉技术的适应证、禁忌证及潜在风险，由患儿的法定监护人与医生共同决定是否采用该项技术，并签署知情同意书，包括药物镇静或全身麻醉知情同意书以及镇静或全身麻醉下牙齿治疗同意书。

4. 告知家长并确认其理解药物镇静及全身麻醉下牙齿治疗术前注意事项。

三、手术当日治疗流程

（一）术前准备

术前准备由护理人员协助医生完成。首先安排患儿治疗时间，提前 2～3 天电话通知，询问患儿近期身体情况，有无发热、感冒、咳嗽等呼吸道症状及其他全身性疾病。确定手术具体时间，需向家长强调患儿术前需禁食 6 h、禁水 4 h 以上；并交代术前注意事项：手术当日穿宽松的衣服，避免穿连体衣，注意保暖。术前一日再次电话确认，强调次日预约时间，请监护人携患儿准时到达医院候诊，避免迟到，影响治疗。

患儿到达后验证患儿身份，确认禁食水情况，并给患儿测量体重、体温（图 9-3、图 9-4）。

确认各种药品充足，确认麻醉监测治疗仪能够正常使用，包括麻醉气体监护仪、脑电双频指数（BIS）监测仪、靶控静脉自动输注系统等（图 9-5、图 9-6）。准备输液用物及麻醉用药，并于术前充分了解治疗计划，准备静脉开放用品及治疗时所需的各种口腔器械及用物（图 9-7、图 9-8）。

再次确认患儿治疗所需的资料齐全，如 X 线片、口腔检查表等。确认已签署麻醉及口腔治疗知情同意书（见附录 9-2），准备三方核对记录单（见附录 9-3），由治疗医生、护士及麻醉医生确认并填写。

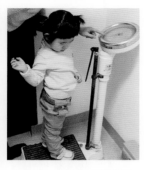

图 9-3　术前测量体重

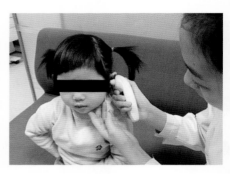

图 9-4　术前测量体温

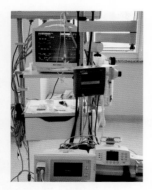

图 9-5　麻醉监测仪

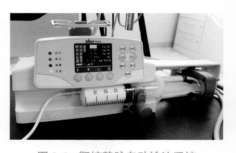

图 9-6　靶控静脉自动输注系统

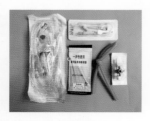

图 9-7　术前准备静脉开放用品

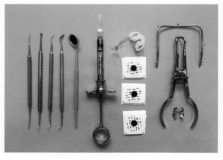

图 9-8　术前准备各种口腔治疗器械

（二）深度镇静及全身麻醉前诱导

对于深度镇静的患儿及部分非常不合作的全身麻醉患儿，可使用鼻喷给药的方式进行术前基础镇静，常用药物为右美托咪定。可在实施深度镇静或全身麻醉前 20～30 min 使用专用鼻喷雾化装置通过鼻黏膜给药（图 9-9、图 9-10），使患儿达到浅睡眠状态，以使患儿能够更好地配合开放静脉或全身麻醉吸入诱导。

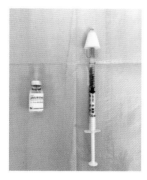

图 9-9　鼻喷雾化装置

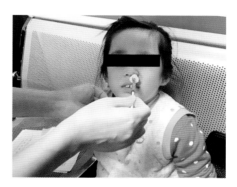

图 9-10　鼻喷给药

（三）口腔治疗

根据术前检查及评估制订详细的牙齿治疗计划并完成操作。对深度镇静，治疗时间一般不超过 2 h，对全身麻醉治疗一般不超过 4 h。除特殊情况外，应一次完成所有需要进行的治疗。在操作过程中需遵循牙齿治疗相关规范，并实施适当的预防措施。在制订治疗计划或选择治疗方法时应考虑到患儿的门诊配合程度，患儿是否由于心理发育等原因无法进行门诊治疗，注意评估患儿对再治疗的接受程度。

具体治疗方式的选择及操作详见本书相关章节。所有的充填和牙髓治疗均应在橡皮障隔湿下进行，对不能上橡皮障的病例也应尽可能保证操作术野的清洁隔湿。以下就深度镇静及全身麻醉下治疗的特殊性进行论述。

1. 龋齿的充填治疗及预防

（1）深度镇静及全身麻醉下，由于患儿的意识处在深度抑制或完全丧失状态，对龋齿深度的判断主要依靠视诊、探诊及术前 X 线检查。

（2）深度镇静及全身麻醉患儿通常由于配合程度差，口腔卫生不佳，视诊及探诊前应首先清洁并吹干牙面。

（3）X 线检查主要用于深龋的检查，帮助判断龋坏深度，排除有无根尖周病变。

（4）因儿童（尤其智力发育障碍的特殊儿童）的认知及表达能力受限，且客观检查手段有限，故乳牙深龋和牙髓炎的鉴别存在不确定性，需提前向患儿家长说明。

（5）治疗原则是终止龋坏进展，保护牙髓，恢复牙体组织形态及功能。

（6）乳牙龋病患龋率高、进展快，且选择进行镇静全身麻醉治疗的患儿通常口腔卫生习惯欠佳，龋坏较严重，除了对龋坏牙齿进行必要的牙体修复等治疗外，也应选择适当的预防措施，尽量减少继发龋或新发龋坏。

（7）对于累及 1~2 个牙面的龋洞，可选用复合树脂进行充填治疗。但对于龋坏缺损大，累及 3 个或以上牙面的龋坏牙，前牙可选用透明冠辅助进行修复治疗，乳磨牙建议尽量使用预成冠进行修复（图 9-11）。

（8）如果新萌出的恒磨牙或乳磨牙在进行树脂充填修复时尚有完好窝沟，应进行窝沟封闭，尽量减少短期内新发龋坏的可能性。

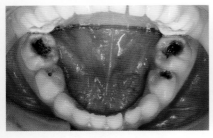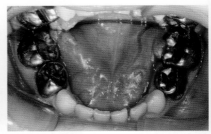

图 9-11　下颌乳磨牙治疗前、后

2．牙髓根尖周病

（1）需进行详细的病史采集，如疼痛史、牙龈肿胀史等，同时注意询问外伤史。

（2）当牙齿动度异常、牙龈充血肿胀或有瘘管时，必须进行 X 线检查以明确诊断及治疗方案。

（3）乳牙早期牙髓炎应进行牙髓切断术（推荐 MTA、iRoot 为盖髓材料），在获取良好疗效的同时缩短占用椅位时间。

（4）对于牙髓感染累及根髓或牙髓出现坏死的乳牙，应进行根管治疗术，一次性完成。

（5）对牙根出现吸收，根尖病变范围大，恒牙胚周围硬骨板有破坏，可疑根尖肉芽肿、根尖周囊肿的患牙建议拔除。

（6）尽量避免在急性牙槽脓肿的情况下进行根管治疗或牙齿拔除术。

（7）镇静全身麻醉下进行乳牙根管治疗时，由于不能诊间封药，术中根管消毒及炎症控制较困难，建议使用足量、高效的根管消毒药物（建议使用 1%～1.25% 次氯酸钠），同时可结合超声荡洗等。

（8）所有进行了牙髓治疗的乳磨牙均建议使用预成冠进行修复。

（9）对年轻恒牙来说，应尽可能保存活髓，促进牙根继续发育。如果患儿伴有智力发育障碍，评估患儿后续无法接受常规门诊治疗的情况下，年轻恒牙的牙髓根尖周病尽量采取可一次性完成治疗的方法，如牙髓切断术、根尖屏障术等。

3．牙齿拔除术及间隙保持器

（1）牙齿拔除的指征详见第八章"儿童牙齿拔除"。

（2）单个牙齿拔除后，可于拔牙窝放置止血剂（如胶质银明胶海绵等）。

（3）如相邻多颗乳牙需拔除，拔除后建议缝合拔牙窝，避免术后出血（图 9-12）。

（4）乳磨牙拔除后需做间隙保持器者，尽量选用固定式间隙保持器，并尽量于术中完成保持器制作及试戴（图 9-13、图 9-14）。

（5）某些伴有全身系统性疾病的患儿，如严重智力障碍、自闭

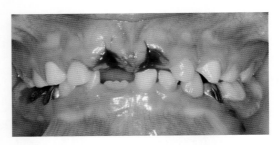

图 9-12　拔除上颌乳前牙后缝合拔牙创

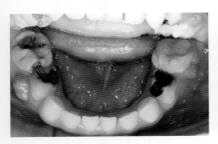

图 9-13　右下第一乳磨牙需拔除

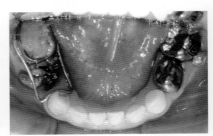

图 9-14　即刻间隙保持

症、癫痫、脑瘫（肌张力高，伴不自主运动）等有可能需要进行磁共振成像检查的病例，不适宜佩戴间隙保持器及用金属预成冠修复。

4. 牙周疾病的处理　多数患有重度低龄儿童龋（SECC）或伴有智力发育障碍，需进行镇静全身麻醉下牙齿治疗的患儿，其口腔卫生状况均非常差，因此，在术前、术后需对患儿牙面进行彻底清洁，必要时应进行洁治。

5. 术中其他注意事项

（1）为防止磨牙碎屑及水雾误入眼内，治疗前贴眼膜，全身麻醉患儿注意固定好气管插管并注意防止气管插管形成鼻压伤。

（2）注意软组织保护，包括避免口唇过度牵拉，避免黏膜的过度摩擦或机械划伤，避免吸引器头对口底黏膜的刺激，避免化学药物烧伤口内黏膜组织。

（3）建议使用橡皮障（图 9-15）。

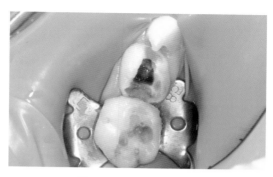

图 9-15　橡皮障的使用

（4）避免异物（如冠、粘接剂、牙体碎片及棉球等）进入口腔甚至咽部。

（5）术中操作轻柔，尽量减少出血。

（6）在深度镇静状态下，由于患儿对持续及较重的刺激和疼痛有反应，可能出现体动或呛咳等，因此，在进行可能引起疼痛的操作时应进行良好的局部麻醉，防止患儿出现无意识的躁动；在术中应将患儿身体束缚制动，防止患儿在术中、术后躁动，触碰治疗用品甚至发生磕伤、坠床等。

（7）镇静或全身麻醉本身并不能改变牙科治疗适应证和治疗原则，应严格按照各项诊疗规范进行操作。

（8）治疗结束后，擦净口周，因患儿长时间被动张口，口唇会有皲裂，术前、术后可涂抹凡士林油滋润口唇。

（四）术中监测

对于轻中度镇静来说，术中用药和监测可由经过培训合格的口腔科医师来完成。对于深度镇静及全身麻醉来说，必须由麻醉医生实施。监测内容包括：

1. 术前记录基线生命体征。

2. 术中监测基本生命体征，包括体温、心率、血压、呼吸频率、血氧饱和度及心电图。

3. 同时建议进行脑电双频指数（BIS）及呼气末二氧化碳监测

（图 9-16 ~ 9-18）。

4. 除配备监护仪外，还应配备负压吸引装置及吸痰设备、氧气及正压供氧装置、简易人工呼吸器、急救药品、建立静脉通路的器具和一次性耗材、直接喉镜、气管插管相关器械、除颤器等急救设备。

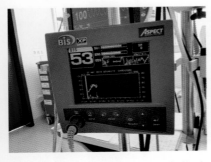

图 9-16　脑电双频指数（BIS）监测

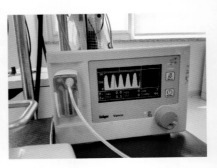

图 9-17　呼气末二氧化碳监测

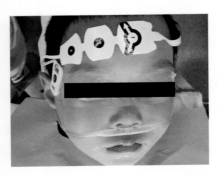

图 9-18　术中监测

四、术后恢复、离院及医嘱

（一）术后恢复

1. 术后看护患儿，防止因躁动哭闹而磕伤、坠床，保持气道通畅，注意保暖。

2. 术后留观至少 1 h，具体留观时间依据患儿状态及离院评分标准评估确定。留观期间，患儿去枕侧卧位，保证呼吸通畅，并监测患儿血氧饱和度、心率等生命体征。

3. 离院前确认患儿状态恢复平稳，监测患儿血氧、心率等情况无异常，并进行评估。评估内容包括生命体征、活动能力、是否有恶心或呕吐、疼痛情况及外科伤口出血情况。评分合格后，可在成人陪同下离开医院。离院前需家长签字确认（离院评分标准表见附录9-4）。

（二）术后医嘱

1. 离院回家途中尽量保持坐卧位。

2. 回家后无恶心、呕吐等情况后可进流食，之后逐渐过渡到常规食物。

3. 全身麻醉术后当天需有专人看护，不外出，避免大运动量的活动，在室内活动时注意防护，避免摔伤。

4. 全身麻醉术后因气管插管可能会有鼻腔不适、声音嘶哑、咽喉部不适等情况，多数可自行缓解。

5. 因镇静或全身麻醉术中治疗患牙较多，治疗后咬合关系可能有轻微改变，患儿需逐渐适应新的咬合关系。

6. 其他常规的局部麻醉、根管治疗及拔牙后医嘱。

7. 强调定期复查的重要性。

（三）术后随访

虽然目前没有报道临床所使用的镇静或全身麻醉药物会导致患儿长期的生理、心理方面的改变或不良反应，但医生在患儿的复查中应有意识地询问患儿是否出现了可能与镇静或全身麻醉药物相关的生理、心理方面的改变，尤其对那些多次接受这些治疗的患儿，这一点尤为重要。

对患儿进行药物镇静或全身麻醉下牙齿治疗的最终目的是阻断患儿口腔内疾病的发展，建立良好的口腔健康行为习惯，预防继发龋、再发龋的发生，并进行长期的口腔健康维护。因此，应对镇静全身麻醉术后患儿进行长期随访。

1. 术后24 h电话随访，重点关注是否有术后并发症或疼痛等症状，并给予相应的建议和指导。

2．术后 1 个月复查，此次应拍摄术后 X 线片（图 9-19），并对治疗效果进行评价，内容包括：

（1）是否已建立良好的口腔卫生习惯，评估口腔卫生状况，并进行有针对性的口腔卫生指导。

（2）修复体（充填体或预成冠）情况是否良好。

（3）咬合关系是否良好。

（4）是否对口腔内原有的炎症状态进行了良好的控制。

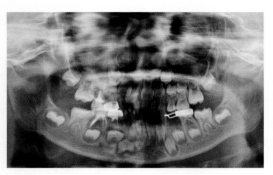

图 9-19　全身麻醉治疗后全口曲面体层片

3．之后根据患儿口腔卫生状况及口腔保健习惯，每 3 ～ 6 个月进行常规复查。在后期的长期随访中，应包含的诊疗内容有：

（1）评价患儿口腔健康行为的改进情况、口腔卫生的改善情况，并对家长给予针对性的建议。

（2）根据患儿实际情况采取有针对性的预防措施，如涂氟、窝沟封闭等。

（3）检查是否有继发龋、再发龋等情况的发生，及时进行治疗。

逐渐诱导患儿和家长能够接受并愿意进行常规的口腔预防及诊疗，自觉进行长期口腔健康维护。

附录 9-1：北京大学口腔医院儿童健康状态问诊表

日期：_____年____月____日　　病历号：_____
姓名：_____性别：男　女　出生日期_____年____月____日

生长发育
母亲孕期是否有并发症，如高血糖、高血压、高热性疾病、营养失调，或其他全身系统性疾病_____.
出生情况：足月产，早产：_____周；母亲分娩情况：顺产，产钳产，剖宫产
出生体重：_____kg
有无窒息缺氧？　　　　　　　　　　　　　　　　　无（ ）有（ ）

中枢神经系统
有脑瘫、癫痫、惊厥、昏厥或者意识丧失史吗？　　　无（ ）有（ ）
有头部受伤史吗？　　　　　　　　　　　　　　　　无（ ）有（ ）
有感觉障碍吗？（视觉，听觉）　　　　　　　　　　无（ ）有（ ）
有心智障碍问题吗？
　　如自闭症、唐氏综合征、智力发育迟缓、语言障碍　无（ ）有（ ）其他：____

心血管系统
有先天性心脏病、心脏杂音或风湿热
引起的心脏损害吗？　　　　　　　　　　　　　　　无（ ）有（ ）
进行或者被推荐进行过心脏外科手术吗？　　　　　　无（ ）有（ ）

造血和淋巴系统
有输血或输血制品史吗？　　　　　　　　　　　　　无（ ）有（ ）
有血小板减少性紫癜史吗？　　　　　　　　　　　　无（ ）有（ ）
有贫血或镰状细胞疾病史吗？　　　　　　　　　　　无（ ）有（ ）
有瘀斑、经常流鼻血或小伤口出血不止吗？　　　　　无（ ）有（ ）
您的孩子比别的孩子更易感染吗？　　　　　　　　　无（ ）有（ ）

呼吸系统
有肺炎、哮喘吗？　　　　　　　　　　　　　　　　无（ ）有（ ）
睡眠情况：有无打鼾？　　　　　　　　　　　　　　无（ ）有（ ）
是否有扁桃体或（和）腺样体肥大？　　　　　　　　无（ ）有（ ）

消化系统
有胃肠问题吗？如食管裂孔疝、胃食管反流　　　　　无（ ）有（ ）
有肝脏问题吗？如肝炎或黄疸史　　　　　　　　　　无（ ）有（ ）
有饮食失调吗？如神经性厌食症或贪食症　　　　　　无（ ）有（ ）
喂养情况：是否有易呕吐的情况？　　　　　　　　　无（ ）有（ ）

泌尿生殖系统
有尿路感染史或膀胱、肾脏问题吗？　　　　　　　　无（ ）有（ ）

内分泌系统
有糖尿病病史吗？　　　　　　　　　　　　　　　　无（ ）有（ ）

有甲状腺疾病或其他腺体疾病吗？　　　　　　　　　　无（　）有（　）

皮肤

有皮肤问题吗？　　　　　　　　　　　　　　　　　　无（　）有（　）

有唇疱疹（带状疱疹）或口疮吗？　　　　　　　　　　无（　）有（　）

耳道情况

有中耳炎或鼓膜疾病吗？　　　　　　　　　　　　　　无（　）有（　）

过敏反应

有对任何药物的过敏史吗？　　　　　　　　　　　　　无（　）有（　）

有因过敏而导致的花粉症、荨麻疹、皮疹吗？　　　　　无（　）有（　）

有其他的过敏反应吗？　　　　　　　　　　　　　　　无（　）有（　）

有过住院治疗史吗？　　　　　　　　　　　　　　　　无（　）有（　）

　　时间：　　　　病因：　　　　治疗经过：

用药与治疗

您的孩子目前正在服用药物吗？（处方药或非处方药）　无（　）有（　）

如果正在服用药物，药物名称　　　剂量　　　服药时间

　　　　　　　　　　　———　　　———　　　———

　　　　　　　　　　　———　　　———　　　———

牙科情况

孩子有过牙痛、牙龈红肿吗？无（　）有（　）部位：＿＿＿＿＿＿＿＿＿

孩子的嘴、牙或关节受过外伤吗？（摔倒、撞击等）无（　）有（　）部位：＿＿＿＿＿＿

孩子有超过 1 年的口腔习惯吗？无（　）有（　）

如：吮指＿＿＿＿咬唇＿＿＿＿口呼吸＿＿＿＿咬指甲＿＿＿＿夜磨牙＿＿＿＿其他＿＿＿＿

孩子有张口困难或在咀嚼、打哈欠时有关节弹响或疼痛吗？有　　　　无

喂养史：母乳喂养到＿＿＿月，母乳＋奶粉：＿＿＿月，奶粉：＿＿＿月；使用奶瓶到＿＿＿岁

孩子甜食进食频率（包括甜零食和酸奶等饮品）：1）每天 1~2 次；2）每天＞2 次；3）很少

孩子现在喝的饮品主要是：

1）仅白水；2）白水为主，少量含糖饮料；3）含糖饮料为主，少量白水；4）含糖饮料

孩子有无睡前吃甜点、喝奶或甜饮料？1）经常；2）偶尔；3）从不

孩子开始刷牙时间：＿＿＿岁，谁刷：父母或祖父母等成人为主，孩子自己刷为主

是否能坚持每天刷牙？　是　　否。每天刷牙＿＿＿次，每次刷牙时间：＿＿＿分钟

　　医师已向我详细询问了患者的健康状况和既往相关治疗情况，我理解医生所提问题并保证所做回答真实可靠。

　　签名：　　　　　　与患儿关系：

附录 9-2：北京大学口腔医院镇静下牙齿治疗同意书

姓　　名：_____性别：_____出生日期：____年____月____日
病历号：_____地址：_____电　　话：_____

术前诊断：_____

手术名称：_____

手术理由：
1. 由于患儿不能配合牙齿治疗，在镇静下进行牙齿治疗是最佳方案；
2. 患儿经全面检查无手术及麻醉禁忌证；
3. 患儿或（和）监护人要求或同意手术。
术中、术后可能发生的问题和措施：
1. 镇静效果可能不满意，需要改用其他镇静方法或全身麻醉方法，必要时改日进行口腔治疗。
2. 围术期存在麻醉风险与并发症，例如药物过敏、误吸、气道梗阻、气道痉挛、呼吸抑制、恶性高热等，严重的麻醉意外甚至导致呼吸心跳骤停，危及生命。
3. 围术期患儿生命体征无法维持正常时，医师可能会根据具体情况改为气管插管全身麻醉，以保证患儿的生命安全；医师有权根据具体情况处理，旨在抢救患者的生命。
4. 患儿或（和）监护人对每个患牙的病史表述不清，或术前不能配合拍 X 线片时，医师将在术中根据牙齿情况选择治疗方法，但个别牙齿治疗效果仍可能不理想。
5. 镇静下牙齿治疗时术中调整咬合关系有困难，术后有可能出现咬合不适，多数情况下可自然调整，不适严重时需要在术后 1～2 周再次调整咬合。
6. 临床清醒下牙齿治疗中可能发生的术后并发症亦可能在镇静下牙齿治疗中出现，如根管治疗后的根充反应、深龋治疗后的牙髓反应、拔牙术后的疼痛肿胀反应等。
7. 受麻醉时间所限，镇静下牙齿治疗可能无法一次性治疗全口所有患牙，患牙数目较多时需分次治疗。
8. 镇静下牙齿治疗对未治疗牙齿和已治疗牙齿充填体周边再发新龋坏的情况没有预防作用，治疗结束后需强化口腔健康保健，并遵医嘱定期复查。
9. 医师已向我详细交代了手术理由，术中、术后可能发生的问题及应对措施，我理解、接受以上各项内容，并同意手术治疗。确认已按要求让孩子禁食水 6 小时以上。
10. 我同意将我的病历资料及照片用于非商业意图的临床及教学研究和学术交流。

受委托人 / 法定监护人签字：_____医生签字：_____

与患者关系：_____

年　月　日

附录 9-3：北京大学口腔医院儿童口腔科全身麻醉手术安全核对表（试行）

患者姓名：_____性别：男　女　　年龄：_____岁　病历号：_____

手术日期：____年____月____日　　手术名称：_____

---

1. 患者麻醉手术前（开始）

主治医师、麻醉医师及护士共同确认：☆患者身份 □

　　　　　　　　　　　　　　　　　☆麻醉知情同意 □　　　☆手术治疗知情同意 □

麻醉设备设施是否安全：　　　　　　　是 □　　否 □

血氧监测设备设施是否完好：　　　　　是 □　　否 □

相关抢救设备设施是否到位：　　　　　是 □　　否 □

患者过敏史：　　　　　　　　　　　　无 □　　有：_____

气道障碍或呼吸功能障碍：　　　　　　无 □　　有：_____

头面部皮肤、口腔黏膜完整性检查：　　是 □　　否 □

麻醉医师签名：_____

---

2. 患者开始治疗前（暂停）

主治医师、麻醉医师及护士共同确认：☆患者身份 □

　　　　　　　　　　　　　　　　　☆麻醉知情同意 □　　　☆手术治疗知情同意 □

术前检查是否完备：生化检查　　影像学检查　　是 □　否 □

患者过敏史：　　　　　　　　　　　　无 □　　有：_____

头面部皮肤、口腔黏膜完整性检查：　　是 □　　否 □

手术治疗计划是否建立：　　　　　　　是 □　　否 □（变更的内容：　　　　）

主治医师签名：_____

---

3. 患者离开手术室之前（结束）

口腔内是否完成清洁，确认无异物：　　是 □　　否 □

口腔内创口是否已止血：　　　　　　　是 □　　否 □

头面部皮肤、口腔黏膜完整性检查：　　是 □　　否 □

患者精神意识状态是否恢复：　　　　　是 □　　否 □　　（异常：　　　　）

护士签名：_____

附录 9-4：北京大学口腔医院儿童全身麻醉 / 深镇静下牙齿治疗后离院评分标准

	表 现	分 值
运动功能	能够按要求活动四肢和抬头	2
	能活动两个肢体，有限地抬头	1
	不能够按要求活动四肢或抬头	0
呼吸功能	能够深呼吸和自由地咳痰	2
	呼吸困难	1
	窒息	0
疼痛	离院前无痛或轻微疼痛	2
	可忍受疼痛	1
	不可忍受疼痛	0
意识恢复程度	完全清醒	2
	嗜睡，但对刺激有反应	1
	无反应	0
脉搏氧饱和度	吸空气下＞ 92%	2
	辅助吸氧下＞ 92%	1
	辅助吸氧下＜ 92%	0

评分合计：＿＿＿＿＿＿＿＿＿＿

患者法定监护人签字：＿＿＿＿＿＿＿＿＿＿

时间： 年 月 日 时

参考文献

[1] Coté CJ, Wilson S. Guidelines for monitoring and management of pediatric patients before, during, and after sedation for diagnostic and therapeutic procedures: update 2016.Pediatric Dentistry, 2016a, 41(4): 26-52.

[2] AAPD. Use of anesthesia providers in the administration of office-based deep sedation/general anesthesia to the pediatric dental patient. Pediatr Dent, 2018, 40(6): 317-320

[3] Coté CJ, Wilson S. Guidelines for monitoring and management of pediatric patients before, during, and after sedation for diagnostic and therapeutic procedures:

update 2016. Pediatr Dent, 2016b, 38(4): 13-39.

　　[4] 祝胜美. 小儿日间手术麻醉指南. 中华医学杂志, 2019, 99 (8): 566-570.

　　[5] 中华口腔医学会. 全身麻醉与镇静下儿童牙病治疗技术管理. 北京: 人民军医出版社, 2015.

　　[6] 张国良, 万阔. 实用口腔诊疗镇静技术. 北京: 人民卫生出版社, 2014.

（夏斌　吴晓冉　王建红）

第十章

儿童牙外伤

第一节　儿童牙外伤的检查与诊断

牙外伤是指牙齿受到急剧的外力打击，引起牙体、牙髓和牙周组织的损伤。由于儿童尚处于生长发育过程中，牙外伤后引起的伤害较成人更大。同时，由于多数儿童外伤后暂时不能做永久性修复，儿童牙外伤的诊疗过程长，而且复杂。

儿童牙外伤的主要原因有摔倒、碰撞和运动，交通事故等意外伤害也是近年来儿童牙外伤的主要原因之一。牙外伤最好发的牙位是上颌中切牙，下颌中切牙和上颌侧切牙也会累及。上颌前突、开唇露齿的儿童发生牙外伤的危险性是正常儿童的 2~3 倍。多数牙外伤仅累及 1~2 颗牙齿，但剧烈运动和交通事故损伤会累及多颗牙齿。

一、外伤牙的问诊

需要采集牙外伤患者的姓名、性别、年龄、住址、监护人电话号码等基本信息。重点要询问以下问题：

1. 外伤发生的时间。外伤后到医院来就诊的时间非常重要，会影响外伤牙治疗方案的选择和治疗效果。尤其是全脱出牙齿，牙齿的保存方式和体外干燥保存的时间直接影响再植牙的预后。

2. 外伤发生的地点。牙外伤发生的地点不同，牙齿及局部伤口的污染状况不同，同时考虑是否使用破伤风抗毒素。

3. 外伤发生的原因。不同类型的原因可能会导致不同类型、不同程度和数目的牙外伤，为临床检查和治疗提供参考。

4. 外伤牙是否有过治疗史，患儿有无既往外伤史。

5. 是否有颅脑损伤症状，如头晕、恶心、呕吐、意识丧失等。

6. 全身健康状况，是否有癫痫、血液系统疾病等全身疾病，是否有过敏史。

二、外伤牙的检查

检查要全面，除了外伤牙以外，其他区域不要遗漏。应包括以下内容：

1. 口外和面部皮肤、骨骼是否损伤。运动或交通事故等往往损伤程度较重，除了牙齿以外还会涉及面部皮肤和骨骼。

2. 口腔黏膜、牙龈是否受伤。嘴唇外伤时要检查伤口内是否有牙齿碎片和其他异物，必要时拍摄软组织 X 线片确定是否有异物。

3. 外伤牙的检查。要检查牙冠是否有裂纹，是否折断及折断深度，是否露髓。牙周组织是否损伤，如牙齿是否松动、移位，叩诊状况如何以及损伤程度等。同时要检查主诉牙以外的相邻 2 颗牙齿。

4. 牙髓感觉测试，包括温度测试和电测试。两者均应先测对照牙，再测外伤牙。年轻恒牙的根尖孔处于开放状态，不能形成根尖部的高电阻回路，正常情况下对电测无反应。外伤后是否当时做牙髓感觉测试尚存在争议，多数学者认为外伤当时做牙髓感觉测试，检测结果可作为复查时评价牙髓状态的参考值。乳牙不做牙髓感觉测试。

5. 影像学检查。如果患儿带着全脱出牙齿就诊，应尽快将外伤牙再植，再植后拍摄 X 线片。除此之外，其余外伤牙均应先拍摄 X 线片。多数外伤牙仅需要拍摄根尖片，当发生根折、冠根折、挫入或可疑颌骨骨折时，需要加拍 CBCT 或曲面体层片。影像学检查主要观察牙齿的发育状况，是否有根折线，根周组织的状况，是否有陈旧性外伤，是否做过牙髓治疗。乳牙外伤时还应观察外伤乳牙与继承恒牙胚的关系。

三、牙外伤的诊断分类

目前，国内外广泛采用的是 Andreasen 牙外伤分类法。该分类法将牙外伤分为牙体硬组织和牙髓组织损伤、牙周组织损伤两大类。具体分类如下：

1．牙体硬组织和牙髓组织损伤

（1）釉质裂纹：釉质表面有裂纹，但牙齿组织无实质性缺损。

（2）釉质折断：牙齿折断局限于牙釉质。

（3）釉质-牙本质折断（又称简单冠折）：冠折造成釉质和牙本质实质性缺损，未暴露牙髓。

（4）复杂冠折：釉质和牙本质折断且牙髓暴露。

（5）简单冠根折：牙体组织折断包括釉质、牙本质和牙骨质，但未暴露牙髓。

（6）复杂冠根折：牙体组织折断包括釉质、牙本质和牙骨质，且暴露牙髓。

（7）根折：牙齿根部牙本质、牙骨质折断，伴有牙髓受损。

2．牙周组织损伤

（1）牙齿震荡：单纯牙周支持组织损伤，牙齿无异常松动或移位，有叩诊不适或叩痛。

（2）亚脱位：牙周支持组织损伤，牙齿明显松动，但没有牙齿位置改变。

（3）部分脱出：牙齿从牙槽窝向牙冠方向部分脱出。

（4）侧向移位：牙齿沿牙长轴侧向移位伴有牙槽骨折断或裂纹。

（5）挫入：牙齿向牙槽骨方向移位，同时造成牙槽骨损伤。

（6）全脱出：牙齿从牙槽窝完全脱出。

四、外伤牙的预后

受外力打击后，牙髓组织和牙周组织可能会受到不同程度的损伤。所受外伤的类型和严重程度不同，牙髓和牙周组织也会在近期或远期出现不同变化。

（一）牙髓组织预后

1. **牙髓充血**　牙齿外伤后，牙髓可出现不同程度的充血。外伤牙对冷热刺激敏感。临床检查时，舌侧透照光下可能会看到牙冠出现淡粉红色变。

2. **牙髓出血**　当外伤力量较大时，会导致根尖部血管破裂出血，血液弥散到硬组织内，直视下牙冠出现粉红色变。由于牙髓出血时可同时伴有牙髓充血，外伤牙也同时伴有冷热刺激敏感。牙冠变色可持续数日或更长时间，需定期观察牙髓状况，年轻恒牙一般能恢复到正常或远期牙冠残留淡黄色变化。严重的出血也有可能最终出现牙髓坏死。在观察过程中，除非明确诊断牙髓坏死，一般不必开髓。

3. **牙齿感觉丧失**　由于外伤导致根尖部牙髓神经纤维受到损伤，外伤牙对牙髓感觉测验无反应。这种现象在年轻恒牙可能持续1个多月，发育完成的牙齿可能持续1年或更长时间。其间需要定期复查，密切观察牙髓状态。

4. **牙髓钙化**　主要涉及年轻恒牙，常出现在外伤后 3～12 个月。临床表现之一是牙冠出现淡黄色改变，牙髓感觉测验迟钝或无反应。要想明确诊断是否有牙髓钙化，必须拍摄 X 线片，X 线片显示根管狭窄或完全闭锁（图 10-1）。发生牙髓钙化的外伤牙可能数年或长期不出现牙髓坏死和根尖周病变，故不建议立即行牙髓摘除术。

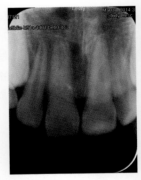

图 10-1　11 牙髓钙化

5. **牙髓坏死**　是否发生牙髓坏死与外伤牙的牙根发育阶段和外伤类型有密切关系。牙根发育完成的牙齿较年轻恒牙更易发生牙髓坏死。全脱出再植牙牙髓存活率很低，挫入后发生牙髓坏死的概率较其他类型的外伤要高。临床上早期诊断年轻恒牙牙髓坏死较困难，需要综合以下临床症状和体征：是否有自发痛史，是否有牙冠变色，是否有叩诊不适或叩痛，牙髓感觉测试是否有反应，X 线片是否显示根尖周透影区。明确诊断牙髓坏死后，根据牙根发育阶段和牙髓、根尖周状况选择不同的牙髓治疗方法。

（二）牙周组织预后

1. **牙根表浅性吸收** 当牙根表面的牙周膜或牙骨质损伤面积小时，牙根表面出现表浅的吸收凹陷，这种吸收具有自限性，能自主修复。表浅性吸收无任何临床症状，临床检查同正常牙。由于吸收表浅及拍摄角度问题，在 X 线片上一般不易看到。表浅性吸收不需要做任何治疗。

2. **牙齿固连或替代性吸收** 当大面积牙周膜损伤时，牙根表面和周围牙槽骨直接接触粘连在一起，牙周膜间隙消失，之后牙根逐渐被周围牙槽骨吸收替代，牙根出现持续性吸收（图 10-2），直到整个牙根被完全吸收。当出现固连或替代性吸收时，临床检查牙齿无生理动度，叩诊出现高调金属音，X 线片检查可见牙周膜间隙消失，牙根表面有凹陷。对于局部牙槽骨未发育完成的儿童，如果外伤牙发生固连则会出现低𬌗现象，外伤牙的龈缘和切缘位置低于邻牙（图 10-3）。这种现象会逐渐加重，并影响局部牙槽骨的发育，应及时做截冠术。

3. **牙根炎症性吸收** 如果外伤导致牙根表面吸收，牙本质小管暴露，而根管内牙髓感染坏死，感染坏死的牙髓组织分解产物和毒素会沿着牙本质小管渗透到邻近区域，引起炎症反应，导致牙根

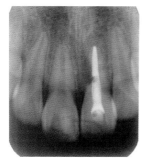

图 10-2 21 牙根替代性吸收

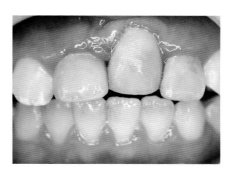

图 10-3 21 低𬌗

快速吸收。炎症性吸收的牙齿临床检查会出现局部牙龈红肿，根尖部有时出现脓肿，牙齿松动，叩诊疼痛，X线片显示牙根表面和相对应的牙槽骨出现球形凹陷吸收。炎症性吸收的速度非常快，一经发现应尽快去除感染坏死牙髓，否则会在几个月内将牙根完全吸收掉，尤其是年轻恒牙的吸收速度更快。而一旦去除感染坏死牙髓组织，炎症性根吸收也会停止。

4. 边缘骨丧失　当牙齿发生挫入、侧向移位时，牙槽窝的骨组织常同时受损伤，导致牙槽窝壁吸收。早期会出现骨的创伤性吸收，临床检查发现局部龈沟有肉芽组织出现，也有可能形成牙周袋并有脓性分泌物，X线片可见支持骨组织疏松和丧失。6~8周后会形成新的牙周膜纤维再附着。如果愈合期局部有死骨形成，该部位将会出现永久性边缘骨丧失（图10-4）。边缘骨丧失的发生与牙根发育程度、移位性损伤程度、外伤牙数目以及是否有牙龈撕裂密切相关。

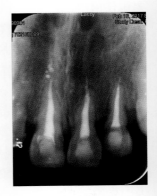

图 10-4　根尖片显示 11、
21、22 边缘骨丧失

五、治疗原则

设计年轻恒牙的治疗方案时，一定要尽量保护牙髓，以便牙齿继续生长发育；要尽量保持牙槽骨的丰满度，以利成年后修复；同时注意保持间隙，防止邻牙移位及对颌牙过长。

乳牙外伤的治疗原则是及时解除外伤所造成的痛苦，并将乳牙外伤对其继承恒牙胚的影响减少到最小。乳牙外伤后需定期复查到继承恒牙萌出。

第二节　儿童恒牙外伤

儿童恒牙外伤好发于学龄时期，多数发生在 8~10 岁。学龄期儿童身心发育尚不健全，在运动或玩耍时容易发生摔倒、碰撞。恒牙受伤情况和牙根形成状态有关。牙根未完全形成的牙齿易发生松动、移位、脱出；牙根完全形成后，易引起冠折或根折。儿童期恒牙损伤严重或处理不当，对儿童的牙齿、咬合等生长发育甚至身心健康都会产生影响。

一、牙齿硬组织损伤的诊疗原则

牙齿硬组织损伤通过视诊、探诊以及影像学检查等辅助检查手段不难作出诊断，但在临床上，硬组织损伤的同时常伴有牙周支持组织的损伤，在检查和治疗过程中不要遗漏。本部分以 Andreasen 分类法为基础，介绍牙齿硬组织损伤后的诊疗原则。其总体治疗原则为：

（1）尽可能保留活髓，维持牙齿正常生长发育。

（2）尽量恢复牙冠形态，以保持间隙，防止邻牙倾斜和对殆牙过长。

（3）保持牙槽骨丰满度，以利远期修复。

（4）对于合并的牙周组织损伤应进行相应处理。

（一）釉质裂纹

1. 诊断依据　牙冠仅有釉质裂纹，没有缺损。采用平行光由切缘平行牙长轴照明，或由舌侧透照，可见暗裂纹。裂纹在釉质表面的走向没有一定规律，主要与打击的方向、物体的形状和大小有关系。

2. 治疗原则　单纯的釉质裂纹不需特殊处理。为防止细菌侵入裂隙刺激牙本质，或食物和饮料中色素顺着裂纹渗透，造成不易去除的色素沉着，可涂以无刺激性的保护涂料或复合树脂粘接剂。定期复查，观察牙髓活力。

3. 预后　釉质裂纹预后较好。如果合并牙周支持组织损伤，远期可能出现牙髓坏死。

（二）釉质折断

1. 诊断依据　单纯釉质折断主要是硬物撞击牙冠造成（图 10-5）。折断多发生在切角或切缘，局限在釉质内，牙本质没有暴露。患牙可伴有釉质裂纹存在，应通过光线强度、角度变化来观察。

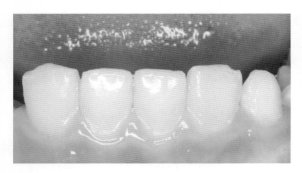

图 10-5　32、42 釉质折断

2.　治疗原则　釉质缺损较少时不太影响牙齿的美观，可少许调磨断端至光滑、无异物感即可。缺损范围较大时可以通过树脂修复外形，治疗中需尽量减少刺激。

3.　预后　釉质折断预后较好。如果合并牙周支持组织损伤，远期可能出现牙髓坏死。

（三）釉质 - 牙本质折断

当牙齿折断至牙本质暴露时，常出现冷热刺激痛，其疼痛程度与牙本质暴露的面积和牙齿发育程度有关。

1.　诊断依据　牙冠折断，可见牙本质暴露。若折断接近髓角，则可见透红或粉色，但未见露髓点。不建议探诊，尤其是近髓部位，以免引起疼痛或牙髓损伤。

2.　治疗原则　年轻恒牙牙本质薄，牙本质小管粗大，外伤折断导致大量牙本质小管的急性暴露，而继发性牙本质尚未形成，外界刺激很容易通过牙本质小管传入牙髓。因此，对于釉质 - 牙本质折断的牙齿应尽快使用充填材料覆盖牙本质断面，近髓处可用氢氧化钙类制剂护髓。

首次就诊时，应重点考虑充填体固位能力，尽量避免充填体脱落影响牙髓活力恢复。操作过程中尽量减少压力及温度的刺激。可暂时不完全恢复牙齿形态，但需要尽量保持牙齿的近远中径，恢复外形高点，以防止邻牙倾斜，并为牙髓稳定后的美观修复留出空间。

3. 预后　早期可能伴有牙髓充血、牙齿感觉丧失，一般在几周内恢复。个别病例远期可能出现牙髓坏死、牙髓钙化。患者的年龄、牙根发育阶段、冠折的程度和位置、伴发的牙周组织损伤以及治疗措施都是牙髓坏死的影响因素。根据牙根发育情况可改行牙髓再血管化治疗、根尖封闭术或根尖诱导成形术。

（四）复杂冠折

当牙冠折断至牙髓外露时，临床症状较明显，可有明显的触疼，不敢用舌舔牙齿，也可有冷热刺激痛，影响进食。

1. 诊断依据　牙冠折断至牙髓暴露，外伤时间较长者有时可见牙髓组织增生。不建议进行探诊及牙髓活力检查。

2. 治疗原则

（1）牙髓是年轻恒牙继续发育的保障，年轻恒牙冠折露髓后应尽可能保存健康的活髓。

（2）若露髓孔不大（1 mm以内）且外伤时间短（1~2 h内），可做直接盖髓治疗。但临床经验表明，直接盖髓不易成功，而且失败后会导致牙髓的广泛炎症，甚至引起根尖区病变。

（3）牙髓切断术或部分牙髓切断术是年轻恒牙露髓后首选的治疗方法。对于年轻恒牙，只要牙髓断面没有受到严重污染，露髓数小时甚至数日的外伤牙行牙髓切断术都有成功的可能（图10-6）。

（4）如露髓时间较长，发生牙髓弥漫性感染，甚至牙髓坏死时，应去除感染牙髓。治疗中应注意尽可能多地保存活的根髓和（或）根尖牙乳头，使牙根能够继续发育，可行牙髓再血管化治疗、根尖封闭术或根尖诱导成形术。

（5）通常情况下，冠折露髓后牙体组织缺失较多，应及时修复牙齿外形，保持三维间隙。

3. 预后　活髓保存治疗的外伤牙术后可能出现牙髓炎症、坏死。根据牙根发育情况，可改行牙髓再血管化治疗、根尖封闭术或根尖诱导成形术。也有并发髓腔和根管闭锁的可能，复查时要注意髓腔钙化的现象，及时做根管治疗，为利用根管做永久修复做准备。

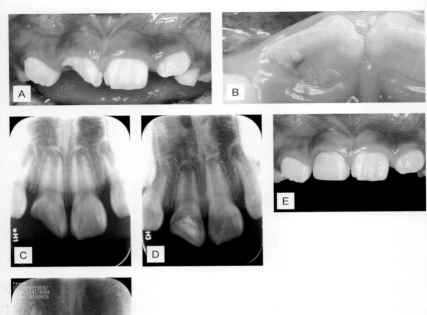

图 10-6　11 复杂冠折牙髓切断术后复查 2 年

A. 口内像正面观可见 11 牙冠折断，远中切角缺损；B. 口内像
殆面观可见远中髓角暴露；C. 根尖片显示 11 牙根发育 8 期，
未见明显根折线，根周膜影像清晰；D. 牙髓切断术后根尖片；
E. 树脂修复后口内像；F. 2 年复查根尖片可见牙根基本发育完
成，未见根尖周低密度影，根周膜影像清晰。

（五）简单冠根折

釉质 - 牙本质 - 牙骨质联合折断但未露髓。如折断部分仍与牙
龈相连，咀嚼时折断片活动会有疼痛感觉，可伴有牙龈撕裂、龈沟
溢血。

1. 诊断依据　牙冠向单侧斜行折断至龈下，牙髓并未暴露。根
尖片显示折断线涉及根方牙骨质。

2. 治疗原则　可通过排龈止血，酌情护髓处理，进行光固化复
合树脂修复，亦可根据断端情况考虑是否施行断冠粘接术。定期复

查牙髓活力。

3．预后　牙本质的暴露使牙髓更容易受到外界刺激，伴随的牙周组织损伤也可能导致牙髓坏死、牙髓钙化。

（六）复杂冠根折

釉质 - 牙本质 - 牙骨质联合折断、牙髓暴露可分为横折和纵劈两种情况，疼痛、出血症状较明显。

1．诊断依据

（1）横折是近远中方向折断，临床较多见，通常牙冠唇侧龈缘上 2 ~ 3 mm 处有一近远中向横折线，有时牙冠唇侧部分已松动下垂，而舌侧仍与根面或牙龈相连。牙冠活动时，因刺激牙髓和牙龈产生疼痛和出血，有时与对颌牙发生咬合干扰。

（2）纵劈是折断线自切缘斜向根方。折断线可以只有 1 条，有时可有 2 条以上。

（3）根尖片对折断线常常显示不清，可拍摄 CBCT 片帮助诊断。

2．治疗原则　复杂冠根折的损伤严重，治疗复杂，预后评估存在很多不确定因素，需慎重处理。总体治疗原则如下：

（1）评估残留牙根的可用价值，能否行永久修复，必要时联合口腔修复、口腔正畸、牙周等相关专业的医师会诊。

（2）对需要保留的牙齿施行系列治疗，为成年后永久修复创造条件。

（3）对于不能用于永久修复的牙根，根据儿童生长发育情况、口颌情况决定是否拔除、拔除时间和相应的间隙保持措施。在生长发育期儿童，为减少恒牙拔除后牙槽骨塌陷及其对牙槽骨发育的影响，可把根埋伏在颌骨内，上方做功能性间隙保持器，为成年后种植修复创造条件。

保留复杂性冠根折牙齿的常用方法有：

（1）根管治疗 - 正畸联合根牵引术：适用于折断线最低点低于牙槽嵴顶，残留的有效牙根可支持桩冠修复。

操作方法：在局部麻醉下取下断冠，对牙根行根管治疗术。如果折断端均在龈下，需在根管治疗时在根内预埋牵引钩，为正畸牵引做好准备。一般来说，经根管治疗，无叩痛和牙根异常动度后2~3个月开始行正畸根牵引。无论使用何种正畸装置做根牵引，在牵引中都应注意牙根长轴的方向，力量要轻柔。牵引中应每个月拍摄根尖片，观察有无根吸收。牵引到位后需保持3个月以上，维持牵引效果的稳定性。

年轻恒牙建议待牙根完全形成并完成根管治疗术后再做正畸根牵引，之前需做好牙齿三维间隙的保持。另外应该注意的是，对于有隐形复杂性根折的牙齿，外伤当时的 X 线片上可能看不出隐形根折线。根牵引中，隐形根折线会显露出来，使治疗失败。所以，在根牵引前应向患儿及其监护人提示根牵引治疗的潜在风险。

（2）冠延长术：适用于手术不影响外形美观的发育成熟恒牙。如果断端太深，可考虑配合根管治疗 - 正畸联合根牵引术治疗后再行冠延长术。

操作方法：局部麻醉后去除牙冠断片，行牙龈切除术和去骨术。一般去骨控制在距牙根折断面 2 mm 处，通过牙龈切除术和去骨术使龈下断面变为龈上断面。根据牙髓感染情况确定一次性根管充填或二次根管充填。根管治疗结束后，行桩冠修复。年轻恒牙可待牙根发育完成并完成根管治疗术后再考虑此治疗方法。

3. 预后　远期预后相对较差，成人后拔除的可能性大。

（七）根折

儿童根折多见于牙根基本发育完成的恒牙，发生率明显低于冠折。根据根折部位，临床上分为根尖 1/3 根折、根中 1/3 根折和近冠1/3 根折三种情况。

1. 诊断依据

（1）牙齿松动、咬合痛和叩痛，有时牙冠稍显伸长，常伴发咬合创伤。根折症状轻重与折断部位有关，越近冠方的根折，症状越明显；近根尖 1/3 部位的根折，症状较轻或不明显。

（2）X 线检查是诊断根折的主要依据。由于根折线显像变化较多，上前牙部位重叠影像亦较复杂，有时不易辨认，可能误诊或漏诊。需结合临床症状进行诊断，有可疑时，应变换投照角度再次拍摄，也可结合 CBCT 片辅助诊断。

2. 治疗原则 根折的治疗原则是使断端复位并固定患牙，同时注意消除咬合创伤，关注牙髓状态。具体的治疗方法依根折部位不同有所差别。

（1）近冠 1/3 根折：固定时间比较长，需要 4 个月的弹性固定。如果不能获得很好的硬组织沉积愈合，常不得不拔除冠部断端，行根管治疗 - 正畸联合根牵引术，或辅以冠延长术后进行桩冠修复。如果残留牙根长度和强度不足以支持桩冠修复，需要拔除患牙，进行义齿修复。对生长发育期儿童，可保留无感染的牙根于牙槽骨内以促进局部牙槽骨生长，并制作功能性间隙保持器维持间隙，为成年后种植修复创造良好的条件。

（2）根中 1/3 根折：弹性固定 4 周左右。固定后应注意检查咬合，可通过调𬌗或全牙列𬌗垫消除咬合创伤。

定期复诊拍摄根尖片检查断端愈合情况，并观察牙髓状态。这种治疗方案同样依赖于正常牙髓和根周膜的修复能力。复查时若发现冠侧牙髓坏死，应对冠侧根管进行治疗。若整个牙根内发生牙髓坏死时，常由于根折断端错位，无法进行完善根管治疗，造成感染不能控制，导致治疗失败。

（3）根尖 1/3 根折：如有明显松动并伴有咬合创伤时，应对患牙弹性固定 4 周；如临床上几乎不松动，又无明显咬合创伤，可以不用固定等处理，只需嘱患儿不要用受伤部位咀嚼。定期观察牙髓、牙周组织状态和断面愈合情况。如发现根尖出现病变或牙髓钙化时，可在做根管治疗后行根尖切除术和根尖倒充填术。

3. 预后 根折的预后与年龄、牙根发育阶段、折断部位、冠端移位情况、复位固定方式密切相关。在有生活牙髓的基础上，根折线处形成硬组织愈合是最理想的。多数情况是根折线处有结缔组织长入，如两断端间距离较宽，也可能有骨组织长入。一般来说，根尖 1/3 根折的牙齿预后较好，牙髓活力基本正常，X 线片上根尖断端被吸收，牙根尖重新改建，改建后的根尖较圆钝，但牙周间隙均匀。近冠 1/3 根折预后较差，常需拔除断冠。

二、牙周组织损伤的诊疗原则

牙周组织损伤常常累及多颗牙齿，可伴有牙齿硬组织的损伤，预后较为复杂。其总体治疗原则为：

（1）复位、固定患牙。

（2）解除𬌗创伤：轻度𬌗创伤可做必要调𬌗，𬌗创伤严重时需做全牙列𬌗垫。

（3）积极治疗并发的硬组织创伤。

（4）定期复查，观察牙髓和牙周状况。

（一）牙齿震荡和亚脱位

1. 诊断依据

（1）牙齿震荡：①患者自觉牙齿酸痛，上下牙接触时有不适感；②牙齿叩痛或叩诊不适，无异常松动或移位；③根尖片未见明显异常。

（2）亚脱位：①患者自觉牙齿松动，上下牙接触时可有痛感；②临床检查时牙齿有松动（Ⅰ～Ⅱ度），牙齿位置没有改变；③患牙有明显叩痛，龈沟可有渗血；④根尖片显示根尖周无异常或牙周间隙稍增宽。

2. 治疗原则

（1）没有咬合创伤时，可不做特殊处理。

（2）嘱患者尽量避免用患牙啃咬硬物2周左右。当存在明显咬合创伤（特别是正中𬌗咬合创伤）时，应使用全牙列𬌗垫或少量调𬌗的方法消除创伤。

（3）定期复查检查牙髓活力，观察牙髓组织转归。

3. 预后　牙齿震荡和亚脱位预后较好。可出现牙髓坏死或牙髓钙化，牙髓坏死的发生率在2%～6%，牙髓钙化的发生率在5%～20%。这种变化常发生在外伤后3～6个月，故外伤后观察期应在6个月以上。在X线片上观察牙周间隙变化、髓腔宽度和密度变化对判断牙髓状态可起到辅助作用。

4. 补充提示　外伤时，牙齿根尖区受力可能导致牙髓血供中断，继而出现牙髓坏死。因此，每次复诊时，牙髓活力检查是首要关注指标。建议外伤后 2 周、4 周复查，并根据检查结果制订后续复诊频率。

（二）部分脱出

1. 诊断依据　牙齿部分脱出牙槽窝，有伸长感；牙齿松动Ⅱ度以上，有叩痛；龈沟溢血或牙龈淤血；根尖片上可见牙周间隙增大，根尖区牙周膜增宽明显。

2. 治疗原则　应在局部麻醉下及时复位并固定牙齿，消除咬合创伤，严密观察牙髓状态的转归。

（1）弹性固定 2 周，正中𬌗存在咬合创伤时建议同时使用全牙列𬌗垫。

（2）若外伤时间过久，不建议完全复位，以免对牙周膜造成二次创伤。

（3）嘱维护口腔卫生，可使用0.1%氯己啶漱口液含漱，3次/日。

（4）外伤 2 周左右去除固定并进行牙髓活力检查。在外伤后1 个月、3 个月及 6 个月时进行牙髓活力及根尖片检查。若出现牙髓钙化、牙髓坏死或根尖周病变，及时行进一步牙髓治疗。

3. 预后　有近 1/3 的病例远期发生牙髓坏死、牙髓钙化。

（三）侧方移位

1. 诊断依据

（1）牙齿发生唇舌向或近远中向移位。

（2）牙齿有明显松动，伴有牙槽突骨折的侧方移位有可能松动度不大，或者因根尖嵌入牙槽骨而出现不松动。

（3）龈沟溢血、牙龈淤血或牙龈撕裂。

（4）根尖片上可见牙周间隙不均匀改变，移位侧间隙减小而远离侧增宽。

2. 治疗原则

（1）及时复位并固定牙齿，应在局部麻醉下手法轻柔复位。复位时要注意顺序，首先应解除唇腭侧根尖锁结，然后向根方复位，避免对牙周膜和牙槽窝的二次损伤。

（2）消除咬合创伤，正中𬌗存在咬合创伤时应使用全牙列𬌗垫治疗。

（3）弹性固定4周，伴有牙槽突骨折时需适当延长固定时间。

（4）严密观察牙髓状态的转归。若牙髓出现变性或炎症，及时进行牙髓治疗。

（5）嘱维护口腔卫生，可使用0.1%氯己啶漱口液含漱，3次/日。

（6）若外伤时间过久，不建议完全复位，以免对牙周膜造成二次创伤。

3．预后　有近1/2的病例远期发生牙髓坏死、牙髓钙化。部分病例出现牙根表浅性吸收。

（四）挫入

1．诊断依据　牙齿比邻牙变短，需与不完全萌出相鉴别；不松动，甚至无生理动度；叩诊有金属高调音，可有叩痛；牙龈可有渗血或淤血样改变；根尖片上可观察到根周膜间隙变窄甚至不可见；常伴有牙槽窝骨折，根尖区域可出现膨隆、触痛。

2．治疗原则　治疗应根据牙齿挫入的程度、患儿的年龄和牙齿发育的程度区别对待。

（1）对于根尖孔开放的年轻恒牙，应首先观察牙齿自行再萌出，2020年的国际牙外伤协会（International Association of Dental Traumatology，IADT）指南建议观察4周。若4周后没有再萌出迹象，或其间出现牙齿生理动度降低，则应及时采取正畸牵引的方法，用轻柔的力量拉出该牙，避免发生牙齿固连。

（2）对于牙根发育成熟的挫入牙齿，挫入较少时（＜3 mm），可以观察其再萌出。2020年的IADT指南建议，如果8周内没有再萌出迹象，应进行外科复位并固定4周，或在发生牙齿固连前，采用正畸牵引的方法使该牙复位；对于挫入较多的牙（2/3以上），可用拔牙钳即刻钳出挫入的牙齿，复位固定（表10-1）。

（3）嘱维护口腔卫生，可使用0.1%氯己啶漱口液含漱，3次/日。

表 10-1　2020 年 IADT 推荐的挫入牙参考处理方法与牙根发育的关系

	挫入程度	复位方法		
		观察再萌出	正畸牵引	外科复位
牙根未发育完成		√		
牙根发育完成	＜3 mm	√		
	3 ~ 7 mm		√	√
	＞7 mm			√

3．预后

（1）移位性损伤通常伴有根尖 - 牙髓血管的严重变形或断裂，牙髓组织预后较差。对于牙根尚处于开敞状态的年轻恒牙，牙髓血管神经愈合能力较强，有可能保持活髓。

（2）牙根基本发育完成的牙齿，出现牙髓坏死的危险性明显增高。

（3）对于移位严重的牙齿，复位固定治疗后，还可能出现牙根外吸收或替代性吸收。

（4）根尖片上出现牙根外吸收或替代性吸收时，可考虑摘除牙髓，用氢氧化钙类药物充填根管。需要指出的是，牙齿外伤后牙根外吸收和替代性吸收的发生及发展机制尚不清楚，治疗牙根外吸收和替代性吸收尚无很好的方法。目前国际上通用的氢氧化钙制剂的疗效存在不确定性，对早期轻症病例效果尚好，但个体差异大。

（五）全脱出

全脱出牙齿的牙周膜韧带完全撕裂，牙髓组织丧失血供，对牙骨质和牙槽窝造成损伤，是一种最严重的牙齿损伤。恒牙全脱出常见于单个年轻恒牙，发病率在 0.5% ~ 16%，上颌中切牙最好发。

1．诊断依据　牙齿完全脱出牙槽窝，常伴牙龈撕裂，牙槽窝壁骨折。

2．治疗原则

（1）牙齿再植：全脱出牙齿的治疗方法是牙齿再植术。即刻再植是全脱出牙齿的最佳治疗方法。在事发现场，应迅速捡起脱落的牙齿，拿着牙冠部，用清洁水简单冲掉沾污物，将牙齿放入牙槽窝，咬住纱布或棉花并尽快到医院就诊。

临床上接诊带着脱出牙齿来就医的患者时，在询问病史的过程中应迅速把离体牙放置到合适的保存介质，如生理盐水或 Hanks 平衡盐溶液（HBSS）中，之后再按常规进行临床检查。根据 IADT 牙外伤操作指南，在非生理介质中保存超过 60 min 后再植的牙齿定义为延迟再植。延迟再植只是一种姑息保留牙齿的方法，不能达到终身保留患牙的目的。即使如此，延迟再植对生长发育期的少年儿童仍有重要的临床意义，可以保持间隙，促进局部牙槽骨发育。临床上在可能的情况下应尽量保留延迟再植的全脱出牙。

（2）固定：2020 年的 IADT 指南推荐全脱出牙齿再植后弹性固定 2 周，伴有牙槽骨骨折时应固定 4 周。

（3）给予抗生素和破伤风抗毒素：再植后应常规全身使用抗生素，有可能减少牙根吸收的发生。四环素是首选药物，但由于存在可能引起四环素牙的风险，在 12 岁以下儿童避免使用。可选用阿莫西林、苯氧甲基青霉素代替，使用 1 周。当牙齿被土壤等严重污染时，应注射破伤风抗毒素。

（4）牙髓处理：牙根未发育完成的全脱出牙若能够迅速再植，其血管存在再生成的机会，可以密切观察牙髓的活力。

如为延迟再植，或者再植牙根尖宽度小于 2 mm 时，牙髓成活的概率很小，建议行牙髓摘除术，且应在牙髓坏死分解前实施，通常在拆除固定前进行。氢氧化钙制剂是首选的根管充填材料，有一定的预防牙根吸收作用。2020 年的 IADT 指南推荐使用氢氧化钙制剂根管内封药不超过 4 周，之后换成常规根管充填材料。

（5）定期复查：对再植牙应进行长期观察，通过拍根尖片和临床检查观察牙齿预后。一般第 1 个月内应每 1～2 周复查 1 次，半年内应每 3 个月进行复查，半年后每 3～6 个月根据情况进行复查。

3. 预后及影响因素　全脱出牙齿牙周膜完全撕裂，即刻再植的牙齿有牙周组织再生的可能，延迟再植的牙齿绝大多数发生固连和替代性吸收。牙齿再植术成功的关键是尽可能保持离体牙牙周膜活性，故脱出后再植时间和离体牙保存是影响再植术的主要因素。牙齿脱出后 30 min 以上，再植发生牙周膜愈合的机会很小。在干燥环境或非生理介质中保存的离体牙会造成牙周膜细胞坏死，增加牙根外吸收发生的机会。

患者的年龄和牙根发育程度也是影响再植术成功的重要因素。年轻恒牙迅速再植后，牙周膜愈合的可能性大，但其替代性吸收的发生率高于成人。在干燥保存时间超过 1 h 的情况下，青少年再植牙发生替代性吸收的比例以及吸收的速度要显著高于成人。

再植术中的固定方式和牙髓处理也会影响愈合方式。再植牙的固定方式应该允许牙齿有正常生理动度，即弹性固定。IADT 建议再植牙的固定时间为 2 周，这样可以减少发生替代性吸收的可能性。对于牙根发育接近完成，或已经发育完成的牙齿，再植后出现牙髓再血管化的概率几乎为零。建议在 7~14 天内进行根管治疗，用氢氧化钙类强碱性药物充填根管不超过 4 周，可预防或减缓牙根吸收。

第三节　乳牙外伤

乳牙外伤好发于 1~2 岁的儿童。由于该年龄阶段的儿童正学习走路，协调性较差，易摔倒。文献报道 2~4 岁儿童乳牙外伤发生率有增高趋势。在发育早期，恒牙胚位于乳牙的舌/腭侧，可能接近乳牙根尖部，也可能与乳牙根尖有一定的距离。严重的乳牙外伤可能影响或损伤继承恒牙牙胚，这种损伤往往在受伤以后较长的时期产生，故恒牙胚是否正常发育是乳牙外伤关注的重点之一。

一、乳牙外伤的诊治原则

乳牙外伤总的治疗原则是：将外伤对继承恒牙生长发育的影响

降到最低。在处理乳牙外伤时，应考虑以下因素。

1. 乳牙根与继承恒牙胚间关系的密切程度　患儿的年龄、外伤的类型、乳牙根的移位方向不同，对恒牙的影响不同。在考虑乳牙外伤对恒牙的影响时，不仅应考虑乳牙外伤本身对继承恒牙胚的影响，还要考虑治疗干预对恒牙胚的影响，应选择对恒牙影响最小的治疗手段。在急诊处理时，尽量控制一次拔牙的数量，因为一次拔除多个乳牙可能造成唇侧牙槽骨缺失，影响颌骨丰满度。在复查中如果发现有牙髓或根尖周组织感染的迹象，应及时处理，避免对恒牙胚和保护恒牙胚的牙槽骨造成不良影响。

2. 距替牙的时间　在处理乳牙外伤时，应考虑该牙距替换的时间，对接近替换的牙齿（如距替牙 1～2 年），可采取拔除的方法。对距替换时间较长的患牙，在不影响继承恒牙胚发育且患儿和家长能够配合治疗的情况下，可尽量采取保留牙齿的治疗方法。

3. 患儿的配合程度　乳牙外伤常发生在年龄很小的孩子，如蹒跚学步的孩子。由于患儿年龄小，不能很好地控制他们的行为，必要时应在镇静下治疗。对于一些精细操作，需要考虑到操作的安全和预后。若无法达到所期望的治疗效果，医生需要考虑更安全和稳妥的治疗方案。

二、牙齿折断

1. 乳牙简单冠折　对于简单冠折的乳牙，如果存在划伤舌头等软组织的尖锐边缘，可采取调磨的方法。如患儿家长有美观要求，或大面积牙本质外露近髓的牙齿，可采取光固化复合树脂修复的方法。一般在术后 3 个月、6 个月复查。如果发现牙髓感染的症状，应及时行牙髓摘除术。

2. 乳牙复杂冠折　对露髓时间短（24 h 以内）的牙齿，可采取部分牙髓切断术或牙髓切断术；对露髓时间长的牙齿，可采取牙髓摘除术。

3. 乳牙冠根折　多数情况下，乳牙冠根折的牙齿需要拔除。

4. 乳牙根折　乳牙根折常发生在根中或根尖 1/3。

（1）根尖 1/3 折断：牙齿一般只有轻微松动，此时可嘱家长让患儿避免使用患牙咬合 2~3 周，不做其他处理，根尖部断端常被生理性吸收。一般在术后 3 个月、6 个月复查。如果发现牙髓感染的症状，应及时行牙髓摘除术或拔除。

（2）根中部折断：如果冠方牙齿极度松动，应拔除冠部断端。根部断片若不影响软组织愈合可考虑保留，断根可被生理性吸收或逐步排出。影响软组织愈合的牙根应拔除，操作中需谨慎，避免对恒牙胚造成二次伤害。如果患儿配合良好，冠部断端没有严重移位，可考虑复位 + 钢丝树脂固定 4 周左右，但这种治疗的效果不肯定，通常拆除固定后乳牙仍松动，根部断端仍被吸收，造成乳牙早失。

（3）近冠 1/3 折断：拔除患牙。操作中需避免对恒牙胚造成二次伤害。

三、脱位性损伤和全脱出

1. 乳牙牙齿震荡和亚脱位　乳牙牙齿震荡和亚脱位一般观察，嘱患儿免咬坚硬物 2 周。注意维护口腔健康，避免牙龈炎症。一般在外伤 4 周、3 个月、6 个月复查。如果发现牙髓感染的症状，应及时行牙髓摘除术。对于牙冠变色，但根尖片并没有明显病变的乳牙，可暂时不行牙髓摘除术，定期观察。

2. 乳牙侧方移位和部分脱出　是否保留侧方移位和部分脱出的乳牙，取决于该牙移位的程度和松动度。如果牙齿极度松动，移位严重，应考虑拔除；如果没有及时就诊，由于牙槽窝内血凝块已经开始机化而不能复位，应考虑拔除。对于就诊及时、牙齿移位不严重、可顺利复位的牙齿，可考虑复位后钢丝 + 树脂夹板固定 4 周。术后观察牙髓转归，一般在术后 4 周、3 个月、6 个月复查。如果发现牙髓感染的症状，应及时行牙髓摘除术。术中需考虑患儿的配合能力，对于无法完善固定的牙齿，因无法获得满意效果，可考虑拔除。

3. 乳牙挫入　是否保留挫入乳牙取决于挫入程度和牙根与恒牙胚的关系。如果 X 线检查没有伤及恒牙胚者可不做处理，观察其自动再萌出，并观察其牙髓转归。在外伤后 4 周、3 个月、6 个月复查。如果发现牙髓感染的症状，应及时行牙髓摘除术。

如果乳牙严重挫入，特别是乳牙冠向唇侧移位、根向腭侧移位时，X线片发现乳牙牙根与恒牙胚大量重叠，应及时拔除乳牙。外伤后4周、6个月、1~2年复查，观察继承恒牙胚的发育情况。

有时由于家长不在现场，或由于惊慌不能提供准确信息，临床上需要鉴别乳牙完全挫入和全脱出，应拍摄根尖片帮助诊断。

4. 乳牙全脱出　乳牙全脱出不做再植，应定期观察继承恒牙胚发育情况，直至继承恒牙萌出。

第四节　常用牙外伤预防与治疗技术

一、牙外伤的预防

儿童是牙外伤的高危人群。儿童由于心智发育不成熟，危险意识淡薄，低龄儿童协调能力差，四肢的应急条件反射不健全，在剧烈的运动或玩耍时，易发生碰撞、跌倒而出现外伤。在儿童成长过程中，家长应有意识地增加儿童协调能力方面的锻炼。医生也应对儿童和其监护人进行风险防范教育，如儿童最好穿胶底不滑的旅游鞋、运动鞋；参加体育活动和游戏时，要熟悉场地的情况，避免盲目冲撞、奔跑；不要用石子、碎砖等危险物品互相投掷；在进行滑板、滑轮等高速度、高风险运动，以及篮球、足球、滑冰等容易跌倒、撞击而导致牙外伤的高强度、对抗性运动之前，最好佩戴头盔、运动防护牙托等防护用具，尽量减少牙齿受伤的危险。

另外，应加强儿童工作者儿童牙外伤防护和救助知识的普及教育，使幼儿园、学校的老师和保健医生认识到，无论乳牙还是恒牙，牙外伤后都需要到正规医院的口腔科或口腔医院的儿童口腔科处理。指导他们在日常工作中注重儿童牙外伤的防范，在遇到儿童牙外伤时具有正确的简单处置能力。

（1）全脱出的牙齿是可以再植的，时间是再植成功的关键。对于脱落的牙齿，最好是手持牙冠部，用冷水简单冲洗干净，把牙齿放回到牙槽窝内，再带孩子尽快到医院进一步诊治；也可以把脱落的牙齿泡在冷牛奶、生理盐水、蛋清、隐形眼镜保存液内，尽快带孩子到医院就诊。但不要用酒精等消毒剂清洁牙齿。

（2）对于折断的牙齿，可把断片放置到牛奶或者清水中带到医院，医生会视情况考虑是否行断冠粘接术。

二、断冠粘接技术

断冠粘接技术是将冠折牙齿折断的牙冠与牙齿重新粘接固定的技术，磨除牙体组织量少，可以更好地恢复牙冠外形。断冠粘接之前需先处理牙齿松动等其他症状（图 10-7）。如需牙髓治疗者，应先进行牙髓治疗术，待以上处理结束，急性症状缓解后，可进行牙齿断冠粘接复位。从目前的粘接材料和技术来讲，断冠树脂粘接技术是一种过渡性的修复方法，要嘱咐患儿尽量不用患牙啃咬硬物，待患者成年后可改用其他的永久性修复方法。

（一）适应证

年轻恒前牙外伤，冠中 1/3 处的冠折及冠中 1/3 处斜向牙龈下 2 mm 以内的冠根折，折断牙冠仅有一个断片且断片较为完整，能够对接复位。

（二）操作流程

1. 检测牙髓活力和松动情况，进行相应处理后，将断冠复位检查是否密合，确定能否将断冠复位粘接，是否存在咬合干扰。

2. 可以行即刻粘接，或者将断冠保存在 4 ℃生理盐水中备用，每 3 天更换一次盐水。

3. 上橡皮障，严密隔湿并防止断冠脱落误吞。

4. 清洁两侧断面，进行牙体预备，制备舌侧洞斜面，对牙髓治疗后的牙齿可制髓腔固位型和舌侧排溢道。

5. 酸蚀断面 30 s，冲洗吹干，涂布粘接剂后对位，光照固化，以保障断面最大程度对位粘接。

6. 光固化树脂填充洞斜面、舌侧排溢道和髓腔固位型，调𬌗抛光。

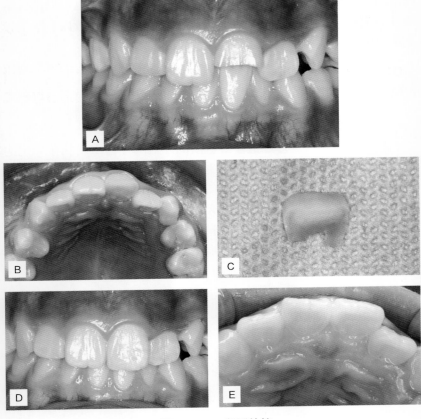

图 10-7 21 断冠粘接

A.21 冠折；B.殆面观；C.断冠；D.断冠粘接后；E.粘接后殆面观。

7.制备唇侧洞斜面，酸蚀、冲洗、涂布粘接剂，树脂充填，抛光。

（三）技术要点

1.对于上前牙活动萌出的混合牙列儿童，断冠粘接应尽快完成，否则有可能出现间隙丧失，断冠无法就位。

2.牙体预备时，尽量避免同时预备唇、舌侧牙体组织，会影响断冠就位时位置的判断。

三、外伤牙钢丝 - 树脂弹性固定技术

在脱位性损伤牙齿的愈合过程中，患牙需复位并保持在原有的解剖位置，并且应保持一定的生理动度，否则易发生牙齿固连，IADT 建议应采用弹性固定的方式。钢丝 - 树脂弹性固定技术是采用正畸结扎丝，对折 4 ~ 8 股后拧在一起，之后按照牙将弓形态弯制成弓丝，再用复合树脂将弓丝粘接在外伤牙和基牙上（图 10-8）。由于操作简单，取材方便，目前在临床上广泛使用。

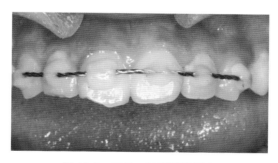

图 10-8　钢丝 - 树脂弹性固定

（一）适应证

1. 牙齿外伤有明显移位者：牙齿全脱出、半脱位、侧向移位、挫入性脱位牙齿复位后的固定。

2. 牙槽突骨折伴牙齿移位的固定。

3. 牙根中 1/3 折断的固定。

（二）操作流程

1. 确定固定患牙所需要的基牙数目。通常的固定单位是 1 个外伤牙 + 两侧各 2 个正常邻牙构成的 5 个牙固定单位。在临床实际中，根据外伤牙位和邻牙情况会有所变化。如果基牙是刚刚萌出的年轻恒牙，或牙体较小的乳牙，需要增加基牙数，甚至利用后牙固定。

2. 牙齿复位，应在局部麻醉下进行操作。操作尽量轻柔，同时医生需明确正确的复位位置。

3. 弯制弓丝：根据固定需求将 4 ~ 8 股结扎丝（直径 0.25 mm）拧成一股，弯制成牙弓形态，并截取所需长度的弓丝。弓丝和牙面之间需留出 1 mm 左右的间隙，用于树脂粘接。

4. 先将弓丝与两侧最远端的健康基牙粘接在一起，逐渐向外伤牙粘接，最后粘接外伤牙。固定外伤牙时注意保证其复位。需要注意的是，树脂固定粘接的位置应在牙面唇侧中 1/3，勿靠近牙龈及邻间隙，以免刺激牙龈。

5. 检查树脂及弓丝是否有锐利边缘，以免划伤软组织。检查咬合情况，避免存在咬合干扰。

（三）技术要点

1. 固定强度与结扎丝股数呈正比，需要根据外伤牙的严重程度进行调整。一般来说，根折及牙槽突骨折的固定强度要高些，移位性损伤牙齿的固定强度不建议过高。

2. 术后需要及时拍根尖片明确复位情况。对于无法完全复位的移位牙齿，建议固定时间适当减少。

四、外伤牙全牙列𬌗垫技术

牙外伤时患牙有咬合创伤，一部分是由于外伤牙发生位置改变所致，还有相当一部分是由于儿童自身咬合状态造成，如错𬌗畸形，发育中出现的暂时性深覆𬌗等。轻微的咬合创伤可以通过调𬌗解决，如有明显咬合创伤则不建议调𬌗，特别是针对新萌出的年轻恒牙。全牙列𬌗垫的主要功能是消除咬合创伤，同时对外伤牙也有一定程度的固定作用（图 10-9）。

（一）适应证

1. 外伤牙复位后存在咬合干扰。

2. 脱位性损伤牙齿的固定。

3. 急性外伤固定之后牙齿支持组织未完全恢复，仍存在咬合干扰情况。

（二）操作流程

1. 制取印模。临床上制取印模时，对极其松动的牙齿或发生移

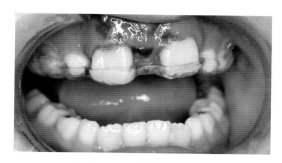

图 10-9　　上颌全牙列𬌗垫

位的牙齿，应先复位、固定后再取印模。

2．灌超硬石膏模型，将模型上到𬌗架上。

3．在真空热压成型机上压制𬌗垫。儿童牙外伤治疗中，制作全牙列𬌗垫的常用材料是 1.8～2.5 mm 厚的膜片，组织面为聚羧酸酯，具有一定弹性，有助于固位；外层为聚丙烯酸酯。

4．调磨全牙列𬌗垫边缘，使其前端覆盖切牙牙冠中 1/3，后端止于牙弓末端牙齿的远中边缘嵴。

5．全牙列𬌗垫佩戴时要求固位稳定，正中咬合时没有翘动；不限制口腔功能，且不压迫黏膜。

6．向患儿及家长强调口腔卫生维护的重要性。进食后应摘下𬌗垫清洗并漱口后再戴上。

（三）技术要点

1．取印模前应确保外伤牙在正确的位置上，否则牙齿在异常位置的固位会影响支持组织的愈合。

2．全牙列𬌗垫在口腔中佩戴时间因损伤程度、类型和患者咬合情况的不同存在差异。

五、外伤牙再植术

即刻再植是全脱出牙齿的最佳治疗方法。15～30 min 之内再植成功率较高，30 min 以上的延迟再植发生牙周膜愈合的概率较低。

（一）适应证

牙齿脱出时间一般不超过 2 h，且牙齿及牙槽窝骨质完整，无明显污染；邻牙可提供足够基牙进行复位后的固定。

（二）操作流程

1. 迅速将离体牙放置到合适的保存介质中，如生理盐水或 Hanks 平衡盐溶液（HBSS）中。

2. 采集病史：着重询问牙齿外伤的时间、离体牙保存的情况、牙齿根面污染情况等。

3. 临床检查：着重检查牙槽窝的完整性，有无牙槽窝骨壁骨折和骨壁缺损。此外，还应检查离体牙情况，包括离体牙保存状态、是否完整、污染程度、牙根发育程度等。

4. 离体牙处理：用手或上前牙钳夹住牙冠，用生理盐水冲洗牙根表面的污染物，如果污物附着在根面上不易冲洗掉，可用小棉球蘸生理盐水小心轻柔地把污物蘸掉，但注意尽量不要损伤根面牙周膜。把清洗干净的牙齿放在生理盐水，最好是 Hanks 平衡盐溶液（HBSS）中待用。

5. 牙槽窝处理：局部麻醉下，用镊子小心清理牙槽窝内的血凝块，但不要搔刮牙槽窝，以免损伤牙槽窝内残存的牙周膜，并用生理盐水冲洗牙槽窝。如果存在牙槽窝骨折并移位，可轻柔手法复位。

6. 再植：手持离体牙冠部，用最小的力把患牙放回牙槽窝，防止对牙髓和牙周膜造成进一步损伤。如果遇到阻力，应将牙齿放回生理盐水中，检查牙槽窝是否有骨折，牙槽窝骨折是最常见的造成再植困难的原因。对于发现的折断骨片通常可以用插入平头器械（如直牙挺）予以复位并修整牙槽窝形态，然后植入患牙。

7. 再植牙需弹性固定 2 周，伴有牙槽突骨折时应固定 4 周。钢丝 - 树脂弹性固定操作简单快捷，故为首选。急诊条件下，可用釉质粘接材料暂时固定。如外伤牙的邻牙还未萌出，或松动甚至脱落，也可在局部麻醉下用缝线从腭侧穿龈经过患牙切缘与唇侧牙龈缝合固定。转到门诊后再用其他方法固定。

8. 检查正中𬌗有无早接触。对于正中𬌗存在明显早接触者，需使用全牙列殆垫。

9．固定后拍摄根尖片确认再植是否到位。

10．对合并的牙体硬组织损伤和牙龈损伤进行相应处理。

11．嘱患儿维护好口腔卫生，维护好牙龈组织健康是牙齿再植成功的重要因素。可使用0.02%~0.1%氯己啶漱口液含漱，3次/日。

12．对再植牙应进行长期观察，通过临床检查和拍摄X线片，酌情进行牙髓治疗。一般第1个月内应每1~2周复查1次，半年内每3个月进行复查，半年后应每3~6个月根据情况进行复查。

（三）技术要点

1．牙齿再植术成功的关键是尽可能保持离体牙牙周膜活性，故再植时间和离体牙保存是影响再植术的主要因素。5 min内迅速再植是牙周膜愈合的最重要因素。

2．在无法即刻再植的情况下，应尽快将离体牙清洁后放入生理保存介质中。目前最理想的保存介质是Hanks平衡盐溶液（HBSS）和Via Span，但通常难以在事故地点获得。也可以用生理盐水、牛奶（最好是4 ℃左右）、蛋清及唾液来替代。

3．再植前可在生理介质中晃动全脱出牙，或用沾有生理盐水的纱布擦洗，以去除牙根表面污染物。

4．全脱出牙的牙根都会有不同程度的感染，IADT指南推荐再植后口服抗生素以减少发生炎症性根吸收的可能性。对儿童来说，首选阿莫西林和青霉素。动物实验显示四环素的效果很好，但考虑存在引起四环素牙的风险，在12岁以下儿童应避免全身使用。

5．2020年的IADT指南建议，对全脱出再植的年轻恒牙应首先观察牙髓能否发生再血管化，以促进牙根的发育和成熟。只有在复查时有明确的牙髓炎症或坏死的临床和X线片指征时，才建议摘除牙髓。但指南同时指出，再植的年轻恒牙一旦出现牙髓感染，引起牙根外吸收，则吸收速度很快，所以应密切观察。考虑到临床上延迟再植牙的牙髓组织坏死是不可避免的，故建议延迟再植的牙齿在外伤后2周内应摘除坏死牙髓。

6．延迟再植只是一种姑息保留牙齿的方法，不能达到终身保留患牙的目的。但考虑儿童颌面部生长发育及心理健康，临床上在可能的情况下应尽量保留延迟再植的全脱出牙。如果延迟再植的牙齿能够保持较长时间，并与成年牙齿种植相衔接，是较为理想的结果。

六、运动防护牙托

运动防护牙托是一种覆盖并包裹在牙齿、牙龈以及牙槽骨上，隔绝上下牙齿、牙齿与面颊等组织的弹性减震装置（图 10-10）。它具有力量传导和再分配作用，能在运动中保护牙齿及周围组织、颌骨和脑，避免其受到冲击和损伤。在激烈运动之外的正常生活中不必佩戴。

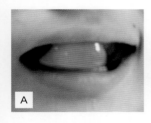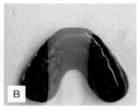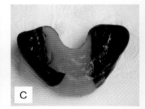

图 10-10　防护牙托
A.戴入口内像；B.咬合面；C.组织面。

（一）适应证

参与有身体冲撞的运动或打击类运动项目时，应佩戴运动防护牙托。

（二）操作流程

1. 取上、下颌印模并灌石膏模型。上颌印模要求尽量深入龈颊沟及前庭沟，后界包括上颌结节，下颌印模要求牙列清晰。

2. 灌制超硬石膏模型。在上颌模型上画轮廓线：唇颊侧距前庭沟底 2 mm，舌腭侧距龈缘 6 ~ 10 mm，远中盖过最后一颗磨牙。

3. 取正中𬌗蜡记录，上𬌗架。

4. 压制防护牙托。防护牙托用两层 EVA 膜片分层压制而成。

5. 沿轮廓线对防护牙托进行剪裁，边缘打磨、抛光。

（三）技术要点

1. 临床试戴运动防护牙托时，要检查龈颊沟及前庭沟的边缘伸展和咬合情况。如有压迫或咬合高点，用专用打磨钻石进行修整，之后再次吹化光滑。

2. 初戴时可能对说话有一定影响，时间稍长即可适应，不要因此而排斥防护牙托。

3. 使用前将牙托浸湿以增强吸附力，有助于牙托在口腔中的固位。

4. 在牙颌明显发育变化或防护牙托重度磨耗及材料变硬时，需更换牙托。

参考文献

［1］葛立宏. 儿童口腔医学. 5 版. 北京：人民卫生出版社，2020.

［2］秦满，夏斌. 儿童口腔医学. 3 版. 北京：北京大学医学出版社，2020.

［3］Bourguignon C, Cohenca N, Lauridsen E, et al. International Association of Dental Traumatology guidelines for the management of traumatic dental injuries: 1. Fractures and luxations. Dent Traumatol, 2020, 36(4): 314-330.

［4］Fouad AF, Abbott PV, Tsilingaridis G, et al. International Association of Dental Traumatology guidelines for the management of traumatic dental injuries: 2. Avulsion of permanent teeth. Dent Traumatol, 2020, 36(4): 331-342.

［5］Day P, Flores MT, O'Connell AC, et al. International Association of Dental Traumatology guidelines for the management of traumatic dental injuries: 3. Injuries in the Primary Dentition. Dent Traumatol, 2020, 36(4): 343-359.

（赵玉鸣　陈洁　赵双云）

第十一章

牙齿发育异常

第一节　牙齿萌出与脱落异常

一、牙齿萌出过早

牙齿萌出过早又称牙齿早萌（early eruption），是指牙齿萌出的时间超前于正常萌出的时间，而且萌出牙齿的牙根发育尚不足根长的1/3。

乳牙早萌

乳牙早萌较少见。临床上主要有两种现象，一种称诞生牙（natal tooth），另一种称新生牙（neonatal tooth）。诞生牙是指婴儿出生时口腔内已萌出的牙齿，新生牙是指出生30天内萌出的牙齿。乳牙早萌的病因不明，可能与种族特性有关系。

（一）临床检查要点

1. 病史　询问牙齿萌出时间。

2. 口腔基本检查

（1）诞生牙与新生牙多见于下颌乳中切牙。

（2）早萌的乳牙牙冠形态基本正常，但釉质、牙本质菲薄，矿化不良，牙根发育很少或未发育。

（3）牙齿无牙槽骨支持，松动度明显。

（二）诊断与鉴别诊断要点

根据牙齿萌出过早的病史以及松动明显的临床表现，可对早萌乳牙进行诊断。

需与上皮珠鉴别，上皮珠为新生儿牙槽黏膜上出现的白色角质珠，可为一个或多个，没有正常的牙齿形态，不需治疗，可自行脱落。

（三）治疗原则及主要治疗方法

1. 极度松动的早萌乳牙有可能引起误吸和误吞，应及时拔除，并仔细搔刮拔牙窝。

2. 松动不明显的乳牙可保留观察，待其逐渐稳固。

3. 若不松动的早萌牙容易引起舌系带附近的创伤性溃疡，可考虑改变喂养方式或拔除。

恒牙早萌

恒牙早萌多见于前磨牙，下颌多于上颌。其病因主要为乳磨牙的根尖周病变破坏恒牙胚周围的牙槽骨，使得恒牙提前萌出。

（一）临床检查要点

1. 病史　询问恒牙萌出时间、先行乳牙的治疗史以及家族史等。

2. 口腔基本检查

（1）恒牙早于正常萌出年龄萌出。

（2）多数可见残留的乳牙残根及肉芽组织。

（3）早萌的恒牙常伴有釉质矿化不良或釉质发育不全等现象。

3. 口腔辅助检查　X线片上可见恒牙牙根较短，根尖孔开敞，根管壁薄。

（二）诊断要点

根据恒牙萌出过早的病史、松动的临床表现以及X线片上牙根短、发育早的表现，可以对恒牙早萌进行诊断。

（三）治疗原则及主要治疗方法

1. 控制乳磨牙的根尖周病变是防止恒牙早萌的重要治疗环节，应及时拔除乳牙残根、残冠，治疗有根尖病变的乳牙。

2. 若早萌恒牙松动不明显，一般不需要阻萌，需局部涂氟，进行口腔健康教育，预防龋病的发生。

（四）预后及相关因素

早萌恒牙初萌时松动明显，待其牙根发育后，松动度明显降低，预后较好。

二、牙齿萌出过迟

乳牙萌出过迟

婴儿出生 1 年内，萌出第一颗乳牙，均属正常范围。超过 1 岁仍未见第一颗牙齿萌出为乳牙迟萌。个别乳牙萌出过迟较少见，多数情况是乳牙的固连。全口或多颗乳牙萌出过迟或萌出困难多与全身因素相关，比如佝偻病、甲状腺功能减退及营养极度缺乏等。

（一）临床检查要点

1. 病史　询问患儿家族史及全身情况等。

2. 口腔基本检查　超过 1 岁仍未见第一颗牙萌出。全口其他乳牙萌出后，个别乳牙未萌出。

3. 口腔辅助检查　超过 1 岁仍未见乳牙萌出迹象，应拍摄 X 线片查找原因，判断是否有牙齿先天缺失。若个别乳牙萌出过迟，建议拍摄 X 线片明确是否有乳牙牙胚，查找萌出过迟的原因。

4. 全身检查　全口多个乳牙萌出过迟，需要考虑患儿全身情况，排查是否有佝偻病、先天性甲状腺功能减退以及营养极度缺乏等全身疾病。

（二）诊断与鉴别诊断要点

根据乳牙萌出过迟的病史进行诊断。需拍摄 X 线片，以与乳牙先天缺失做鉴别。

（三）治疗原则及主要治疗方法

查明原因，针对全身疾病进行治疗，以促进乳牙萌出。个别乳牙的萌出过迟如果是因牙齿固连引起，需要定期随诊，择期拔除埋伏固连的乳牙，以免影响继承恒牙萌出。

恒牙萌出过迟

个别恒牙萌出过迟多与乳牙病变有关，如过早脱落或滞留等。

最常见的是上颌乳切牙过早脱落，儿童习惯用牙龈咀嚼导致牙龈坚韧肥厚，使得恒牙萌出困难。其次是萌出间隙不足，导致恒牙不能正常萌出。多生牙、牙瘤或囊肿的阻碍或恒牙的弯曲扭转等，也可能造成恒牙的迟萌。多颗恒牙迟萌还需检查患者的全身情况，明确其是否有颅骨锁骨发育不良、先天性甲状腺激素分泌缺乏等。

（一）临床检查要点

1. 病史　询问先行乳牙的治疗史、患儿家族史等。

2. 口腔基本检查　恒牙超过正常的萌出时间仍未萌出，多见于恒中切牙、尖牙、前磨牙萌出障碍。有时表现为局部牙龈色苍白、突出，牙槽嵴膨隆，扪诊可触及坚硬的牙冠。

3. 口腔辅助检查　可通过 X 线片辅助检查迟萌恒牙的情况（图 11-1），观察是否有牙齿弯曲、扭转、发育迟缓等，是否有牙瘤、囊肿和多生牙的阻碍。为了进一步判断阻生的恒牙位置、牙周方向、冠根角度，可拍摄 CBCT 片。

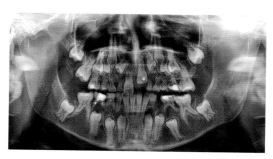

图 11-1　恒牙萌出过迟

4. 全身检查　多颗恒牙萌出过迟需要关注患儿全身状况，检查是否有颅骨锁骨发育不良、先天性甲状腺激素分泌缺乏等。

（二）诊断要点

根据恒牙萌出过迟的病史、临床表现及 X 线片表现可以诊断。

（三）治疗原则及主要治疗方法

1. 由于乳牙过早脱落、牙龈坚韧阻碍恒牙萌出者，可在局部麻醉下行开窗助萌术，切除受阻牙切缘部分增厚的牙龈，暴露整个切缘。

2. 由于牙瘤、多生牙或者囊肿等阻碍牙齿萌出者，需手术摘除牙瘤等。如牙根发育较短，有自行萌出潜力者可保持间隙，待其自行萌出，不能自行萌出者行正畸牵引。

3. 与全身疾病有关者，应查明原因，针对全身疾病进行治疗。

三、牙齿异位萌出

牙齿异位萌出（ectopic eruption）是指恒牙在萌出过程中未在牙列正常位置萌出，多发生在上颌第一恒磨牙和上颌尖牙。

第一恒磨牙异位萌出

第一恒磨牙异位萌出是指第一恒磨牙萌出时近中阻生，同时伴随第二乳磨牙的牙根吸收和间隙丧失（图 11-2）。第一恒磨牙异位的发生率在 2%～6%，男孩比女孩多发，可发生于一个或多个象限。造成第一恒磨牙异位萌出的原因主要有以下三点：①第二乳磨牙和第一恒磨牙牙冠过大；②颌骨短小，特别是上颌结节发育不足；③恒牙萌出角度异常。第一恒磨牙异位的危害主要是造成间隙丧失，牙弓长度减小，同时造成第二乳磨牙的早失。

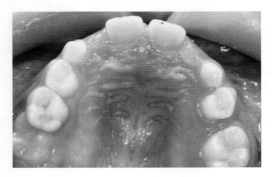

图 11-2　上颌第一恒磨牙异位萌出

（一）临床检查要点

1. 病史　询问第二乳磨牙的治疗史、对侧或对殆同名牙的萌出时间等。

2. 口腔基本检查　临床可见异位的第一恒磨牙近中边缘嵴阻生在第二乳磨牙的远中牙颈部下方，远中边缘嵴萌出，牙齿近中倾斜。

3. 口腔辅助检查　X线片显示第二乳磨牙远中根面有小的吸收区或弧形的非典型根吸收区，第一恒磨牙近中边缘嵌入吸收区。

（二）诊断与鉴别诊断要点

根据典型的临床症状和X线表现即可对异位萌出作出诊断。临床中，如果其他第一恒磨牙已萌出，唯独某个象限的第一恒磨牙未萌出，需拍摄曲面体层片观察未萌出第一恒磨牙是否有异位萌出。

（三）治疗原则及主要治疗方法

1. 提倡在混合牙列早期进行曲面断层片的检查，以早期发现第一恒磨牙的异位萌出，避免造成严重的影响。早期发现可以追踪观察，判断是否为可逆性异位萌出。

2. 对于不可逆的异位萌出，应积极治疗。根据第一恒磨牙与第二乳磨牙直接锁结的严重程度，采取不同的治疗方法。①当锁结较轻时，可用分牙圈、分牙簧或铜丝结扎进行分离，解除锁结；②锁结较严重时，可用腭弓式矫治器或口外弓推第一恒磨牙向远中进行矫治；③针对第二乳磨牙牙根吸收的情况，可对第二乳磨牙进行片切、截冠或直接拔除以利于第一恒磨牙的萌出，再推第一恒磨牙向远中开展间隙后行间隙保持。

（四）预后及相关因素

第二恒磨牙萌出后，推第一恒磨牙向远中的难度大大增加，不易进行，故而建议在第二恒磨牙萌出之前进行治疗。

异位萌出恒磨牙的锁结解除后，第二乳磨牙远中根吸收有很大可能会静止，故第二乳磨牙若无症状可暂保留。

恒尖牙异位萌出

由于恒尖牙的萌出时间晚于侧切牙和第一前磨牙，先行萌出的恒牙占据了间隙，使得尖牙萌出空间不足而错位。恒尖牙异位可分为唇向异位和腭向异位，最常见的是上颌尖牙的唇向异位萌出（图11-3）。恒尖牙异位萌出时可与第一前磨牙或者侧切牙异位。

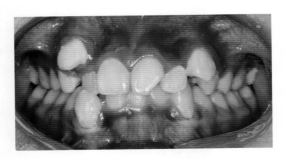

图 11-3　尖牙异位萌出

（一）临床检查要点

1. 病史　询问乳牙列的治疗史、家族史等。

2. 口腔基本检查　应在10~11岁时通过临床和X线检查筛选可能发生的上颌尖牙异位和阻生。临床检查应包括触诊尖牙区牙槽骨的颊侧是否存在尖牙的膨隆，可初步提示尖牙的位置。尖牙位置异常的临床表现有侧切牙牙冠过度远中和唇舌侧倾斜，还有尖牙延迟萌出、乳尖牙滞留、软组织膨隆也提示尖牙的异位萌出。

3. 口腔辅助检查　当怀疑有尖牙的异位萌出时，应进行X线检查，评估尖牙的萌出路径、双侧位置的对称性、牙根发育情况、朝向邻牙的方向等，必要时需拍摄CBCT片观察是否对邻近恒牙有影响。

（二）诊断与鉴别诊断要点

临床检查时视诊见牙槽骨颊侧有膨隆可提示尖牙的异位萌出。10~11岁时乳尖牙仍未脱落，或乳尖牙虽已脱落，但恒尖牙仍未萌出，且间隙不足，建议拍摄X线片观察尖牙的位置和萌出方向。

（三）治疗原则及主要治疗方法

1. 临床上保护好乳尖牙，因为它是恒尖牙正常萌出的向导。另外，应及时治疗侧切牙和第一乳磨牙的根尖周病，防止恒尖牙位置的变异。

2．在发现上颌恒尖牙近中异位，X线片上显示与相邻侧切牙牙根重叠的情况下，可考虑去除相邻的乳尖牙，以促进恒尖牙朝远中和垂直的方向萌出。

3．拔除乳尖牙后需定期复查，观察尖牙位置有无改善。若异位恒尖牙不影响邻牙的发育且仍有萌出潜力，可观察其萌出，萌出后行正畸治疗。但如果异位恒尖牙造成邻牙牙根的吸收，需尽早手术及正畸干预。

四、牙齿脱落异常

牙齿固连

牙齿固连（ankylosis of tooth）是牙骨质与牙槽骨的直接结合，固连部位的牙周膜丧失，患牙殆面低于邻牙的正常殆平面（图11-4），也称为下沉牙。

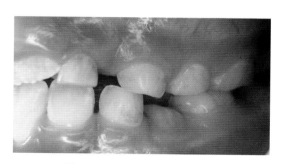

图 11-4　左下第一乳磨牙固连

牙齿固连的发生率为 1.3% ~ 8.9%，乳牙比恒牙好发，下牙比上牙好发。乳牙列中最容易累及的牙齿是下颌第一乳磨牙，其次为下颌第二乳磨牙。

固连牙不容易自行脱落，容易造成恒牙迟萌。也有报道固连牙下方继承恒牙先天缺失概率增加。同时，因为牙齿下沉，邻牙向中间倾斜，造成间隙丧失，牙弓长度减小，容易发生错殆畸形。

（一）临床检查要点

1. 病史　询问家族史、外伤史等。

2. 口腔基本检查

（1）牙齿下沉：患牙的𬌗平面低于正常𬌗平面。根据牙齿下沉程度可分为三度：

轻度：患牙𬌗面低于𬌗平面，位于邻牙接触点上方。

中度：患牙边缘嵴平或低于邻牙接触点。

重度：患牙整个𬌗平面平或低于邻牙牙龈。

（2）叩诊：因牙周膜缓冲作用减少，患牙呈实性叩诊音。

（3）患牙正常生理动度消失。

3. 口腔辅助检查　X线片表现为牙周膜消失，根骨连接不清。

（二）诊断要点

牙齿固连多是在临床检查中发现的，患者可无自觉症状。临床检查中可见患牙的𬌗平面低于正常𬌗平面，加之患牙叩诊时呈高调金属音，松动度消失可进行诊断。需拍X线片观察下方恒牙胚发育状况，若恒牙胚的发育受到影响，建议尽早拔除下沉牙。

（三）治疗原则及主要治疗方法

1. 定期观察　对于轻度下沉的乳牙，可定期复查，观察患牙能否自行替换。

2. 修复维持颌间高度　利用树脂、金属冠或嵌体等修复手段重建咬合和邻接关系，防止邻牙倾斜及对𬌗牙过长。

3. 松解法　在保持根尖血供的情况下破坏根骨连接处，希望用机械力破坏固连，产生新的纤维连接。操作时用外科拔牙钳夹住牙冠，轻柔晃动，松解后辅以正畸牵引将固连牙牵引到正常位置的成功率更高。

4. 拔除患牙，保持间隙　适用于快速进展型、重度低位和牙根吸收缓慢的患牙。固连牙会影响局部牙槽骨的生长。当固连程度严重，局部牙槽骨发育受限，估计会影响恒牙萌出时，应尽早拔除固连牙。若下颌第二乳磨牙固连，第一恒磨牙萌出时前倾明显，应拔除固连牙，及时行间隙保持。

乳牙滞留

乳牙滞留（retained primary teeth）是指继承恒牙已萌出，未能按时脱落的乳牙；或恒牙未萌出，保留在牙列中的逾期未脱落的乳牙。

（一）临床检查要点

1. 病史　患儿近期新牙萌出，乳牙未脱落。

2. 口腔基本检查　最常见的为上、下颌乳切牙的滞留，表现为乳牙滞留于唇侧，恒牙萌出于舌侧，呈"双排牙"现象（图 11-5）。其次常见的是第一乳磨牙的残根或残冠滞留于萌出第一前磨牙的颊侧或舌侧。

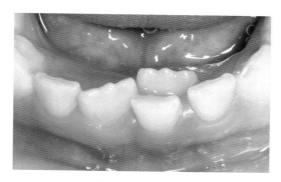

图 11-5　乳牙滞留

3. 口腔辅助检查　明显超过正常替换时间，乳牙尚未脱落，恒牙未萌出，此时需拍摄 X 线片，可见到恒牙牙根发育到 2/3 以上，甚至根尖已形成，但尚未萌出，或恒牙有先天缺失或发育异常等。

（二）诊断要点

乳牙滞留的诊断依据是：乳牙已达到替换期，尚未替换，而且该乳牙牙根部或者唇、颊、舌侧又有继承恒牙萌出。也有因无继承恒牙或恒牙阻生等原因导致先行乳牙长期滞留于牙列中的情况。

（三）治疗原则及主要治疗方法

恒牙异位萌出，乳牙尚未脱落，应及时拔除滞留的乳牙。对于继承恒牙先天缺失的乳牙，由于可存留较长时间，可予以保留。替牙完成后再考虑拔除行种植治疗或者正畸关闭间隙。

（四）预后及相关因素

拔除滞留的乳牙后，异位的恒牙大多数均可自行调整其位置。

第二节　牙齿数目异常

一、牙齿数目不足

牙齿数目不足又称先天缺牙。先天缺牙是在牙胚形成过程中未能发育和未形成牙齿，或是发生在牙胚早期即牙蕾形成期的先天性异常（图 11-6）。按照缺失牙齿的数目，先天缺牙可分为个别牙缺失、多数牙缺失和先天无牙症。根据是否伴有全身其他疾病，可分为单纯型先天缺牙和伴综合征型先天缺牙。常见的先天缺牙相关综合征包括外胚叶发育不全综合征、Rieger 综合征、色素失禁症等。

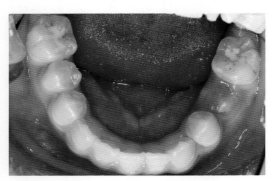

图 11-6　先天缺失 1 颗下颌切牙

（一）临床检查要点

1. 病史　如果患儿以先天缺牙的主诉就诊，应详细询问患儿的外伤史、拔牙史、乳恒牙非正常替换史等后天引起缺牙的可能病史，以及患儿的家族中是否有人也患有牙齿先天缺失，询问有无全身其他系统疾病。

2. 口腔基本检查 通过口腔视诊可以看到乳牙及恒牙的缺失。一般情况下，先天缺牙位置的牙槽骨发育不良（低平/刀状），口内余留牙有锥形牙、过小牙、牛牙样牙等发育畸形。

3. 口腔辅助检查 怀疑口腔内有牙齿先天缺失时，建议拍摄曲面体层片观察牙齿的数目和发育情况。一般情况下，5岁半应可见第二前磨牙牙胚，3岁半可见侧切牙牙胚。超过此年龄段而X线片未见相应牙胚者，高度怀疑先天缺牙。但要注意，先天缺牙患儿余留牙发育相对迟缓，且缺牙数目越多，余留牙发育的延迟程度越严重。

4. 全身检查 常见的与先天缺牙相关的综合征包括外胚叶发育不全综合征（图11-7）、Rieger综合征、色素失禁症等（临床表现详见第十四章），故需要检查毛发、皮肤、汗腺、指甲、眼睛、脐周等部位以明确诊断。

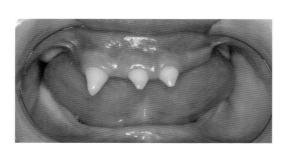

图11-7 外胚叶发育不全综合征患儿口内照

（二）诊断与鉴别诊断要点

根据病史、口腔基本检查、X线检查及全身检查可进行诊断。若缺失牙有外伤史、拔牙史等后天缺牙的病史，则可与先天缺牙进行鉴别。

（三）治疗原则及主要治疗方法

先天缺牙的治疗原则是恢复咀嚼功能，保持良好的咬合关系。

1. 缺牙数目少对咀嚼功能、牙列形态和美观影响不大，可以不做处理。

2. 缺牙数目较多时，行可摘局部义齿或全口义齿修复，但修复体必须随儿童牙颌的生长发育不断更换，以免妨碍患儿颌骨的发育。

3. 根据先天缺牙的数目和牙位、牙弓长度和咬合关系等因素，多学科会诊综合考虑治疗方案。

4. 若牙列拥挤，可择期拔除继承恒牙胚先天缺失的乳牙，正畸治疗关闭间隙（图 11-8、图 11-9）。如果牙列间隙较为充足，可保留乳牙，继承恒牙胚先天缺失的乳牙可能会维持较长时间。

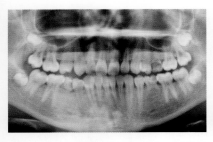 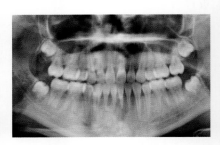

图 11-8　患儿先天缺失 4 颗第二前磨牙　　　　图 11-9　正畸关闭间隙后

（章晶晶医生供图）

（四）预后及相关因素

多数牙先天缺失的患儿如尽早义齿修复，可使其在咀嚼、外貌、发音等方面有明显改善，有利于患儿的心理健康和社交生活。

二、牙齿数目过多

牙齿数目过多是指多于正常牙数以外的额外牙，又称多生牙。牙齿数目过多除多生牙外，还可表现为牙瘤。人类正常乳牙列有 20 颗牙齿，恒牙列有 28 ~ 32 颗牙齿，除此以外发生的牙齿即为多生牙。多生牙可在牙列中多生一颗或几颗牙，发生率在 1% ~ 3%，最常发生于上颌前牙区。最常见的多生牙是正中牙，位于两颗上颌中切牙之间。多生牙可萌出于口腔内，也可埋伏于颌骨内。

多生牙或牙瘤常常导致正常恒牙发育和萌出障碍，表现为恒牙迟萌或阻生、牙根弯曲、牙齿移位或萌出方向改变，还可造成邻牙异常的牙根吸收，可能形成滤泡或牙源性囊肿。有些多生牙与正常牙融合，或出现含牙囊肿，或者萌出于鼻腔、上颌窦内，出现相应部位的症状。

（一）临床检查要点

1. 病史　详细询问有无家族史，全身其他系统有无异常。

2. 口腔基本检查　若多生牙已萌出，可在口腔内看到，其为正常牙数之外的牙齿，形态多为锥形或结节状（图 11-10、图 11-11），也可与正常牙齿形态相似。

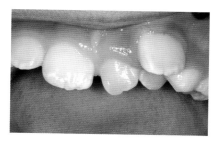

图 11-10　上前牙区多生牙唇面观

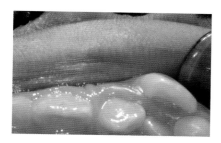

图 11-11　上前牙区多生牙殆面观

若发现有异常的牙间隙、邻牙扭转、恒牙迟萌等症状，怀疑有多生牙或牙瘤时，建议拍摄根尖片以明确是否有阻生多生牙或牙瘤。

3. 口腔辅助检查　怀疑有多生牙或牙瘤时，建议先拍摄根尖片或曲面体层片，明确多生牙的数目和萌出方向（图 11-12），必要时可拍摄 CBCT 片观察多生牙与邻牙和周围组织的关系（图 11-13）。

4. 全身检查　拍摄曲面体层片时见到口腔内多颗多生牙，尤其是后牙区多生牙，建议拍摄头颅正位片和胸片观察颅骨、锁骨发育情况，明确患者是否患有颅骨锁骨发育不良。

（二）诊断要点

根据病史、口腔基本检查、X 线检查及全身检查可进行诊断。

（三）治疗原则及主要治疗方法

1. 已萌出的多生牙应尽早拔除。

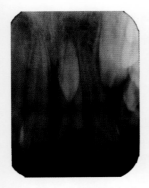

图 11-12　上前牙区多生
牙根尖片

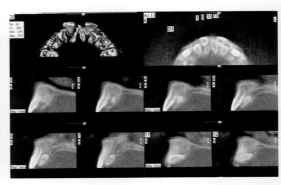

图 11-13　上前牙区多生牙 CBCT 片显示多生牙与
邻牙和周围组织的关系

2. 埋伏的多生牙和牙瘤如果影响恒牙的发育、萌出及排列，在不损伤恒牙胚的情况下应尽早拔除。若不影响恒牙胚发育和萌出，可等恒牙牙根发育完成后再拔除或随访观察。拔除多生牙时切勿损伤邻牙。

（四）预后及相关因素

拔除多生牙后，大多数相应位置的阻生恒牙均能萌出。若恒牙已无萌出潜力，可行正畸牵引治疗。

第三节　牙齿形态异常

一、畸形牙尖与畸形窝

畸形中央尖

畸形中央尖（central cusp）是指在前磨牙的中央窝处或接近中央窝的颊尖三角嵴上，突起一个圆锥形的牙尖（图 11-14）。最常出现于下颌第二前磨牙，其次为下颌第一前磨牙、上颌第二前磨牙、上颌第一前磨牙，磨牙也偶有所见。畸形中央尖可单发或多发，常见左右侧同名牙对称性发生。

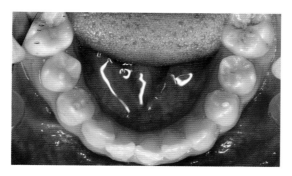

图 11-14 34、35、45 畸形中央尖，44 畸形中央尖折断

（一）临床检查要点

1. 病史 询问患儿家长患牙的萌出时间，有无自觉症状。如发现中央尖折断，需询问有无疼痛、牙龈肿胀等不适。

2. 口腔基本检查 通过视诊可以看见前磨牙𬌗面锥形牙尖，大部分结构为釉质，牙尖可高耸或圆钝。如果中央尖折断，可见𬌗面靶样折断痕迹，外为环状釉质，中间为偏黄的牙本质。中央尖折断时需要进行叩诊，如叩诊不适或疼痛，则提示存在根尖周炎症。另外，需要进行松动度和牙龈情况的检查，如牙齿有异常动度或牙龈红肿、瘘管，则提示存在根尖周炎。畸形中央尖常对称出现，发现一侧有畸形中央尖时，需检查对𬌗牙及对侧牙是否有同样的情况。

3. 口腔辅助检查 发现有畸形中央尖的牙齿常规需拍根尖片，查看牙根发育情况以及根尖周是否有炎症。如畸形中央尖折断但无主诉症状且检查无叩痛、异常动度及牙龈红肿，需做牙髓活力测试以判断牙髓是否正常。

（二）诊断与鉴别诊断要点

根据病史、口腔基本检查及 X 线检查可进行诊断。畸形中央尖折断后的牙齿不易判断，需擦干牙面，仔细观察靶样折断痕迹。

（三）治疗原则及主要治疗方法

1. 未折断的畸形中央尖应及时处理，防止折断。未建𬌗时可进行中央尖加固；若已建𬌗，需磨除中央尖后预防性地备洞充填。

2. 畸形中央尖已折断的患牙如未导致牙髓感染，应在断面处预防性地备洞充填，以覆盖牙本质断面，防止进一步感染。伴有牙髓炎或根尖周炎的患牙，需根据牙髓感染的程度和牙根发育状况，选择合适的治疗方法。对于牙根没有发育完成的年轻恒牙，可采用牙髓切断术、根尖诱导成形术、牙髓血管再生术等方法控制感染，促进牙根的发育。对于牙根发育完成的恒牙，可采取根管治疗术。对于牙根过短且根尖周病变范围过大的患牙，可予以拔除。近来，也有学者建议试行牙髓血运重建术。

（四）预后及相关因素

未折断的畸形中央尖进行加固后一般不易折断，可自行磨耗至正常。折断后并发感染的牙齿根据牙根发育情况不同，预后不同。牙根发育较长的牙齿经过牙髓切断术、根尖诱导成形术、牙髓血管再生术等方法治疗后，一般有较长的使用寿命。若牙根发育过短，则有可能因治疗效果不佳而拔除。

畸形舌窝和畸形舌尖

畸形舌窝和畸形舌尖为切牙的牙齿发育畸形，是牙齿发育时期成釉器出现邹褶向内陷入牙乳头所致，当向内陷入牙乳头形成窝状畸形时称为畸形舌窝（invaginated lingual fossa）（图 11-15），又称牙内陷（dens invaginatus）。当舌隆突呈圆锥形突起形成牙尖畸形时称为畸形舌尖（图 11-16）。根据舌窝深浅程度和形态变异，又分为畸形舌沟、畸形舌尖和牙中牙（dens in dente）。

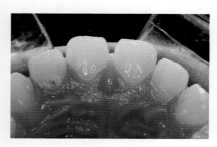

图 11-15　畸形舌窝

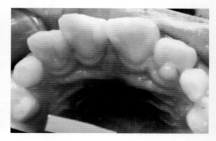

图 11-16　畸形舌尖

（一）临床检查要点

1. 病史　询问既往乳牙是否有外伤史，患牙是否有不适症状。

2. 口腔基本检查　通过视诊可见舌侧异常凹陷，内陷较深的患牙可呈圆筒状，易堆积食物致龋。部分患牙可见舌侧凸起锥形舌尖，即为畸形舌尖。还有部分患牙可见舌侧裂沟，裂沟可越过舌隆突，甚至延伸至牙颈部或根中部。

发现有发育异常的牙齿应当进行探诊，查看舌窝底部是否龋坏；进行叩诊及松动度检查，判断是否有根尖周炎；还应该注意检查牙龈的情况。

3. 口腔辅助检查　临床上发现有畸形舌尖或舌窝时，建议拍摄根尖片观察内陷深度及牙根发育情况和根尖周情况，确认有无根尖周病变。如凹陷较深怀疑牙中牙，应加拍CBCT片以确定凹陷深度及情况。

（二）诊断要点

根据病史、口腔基本检查及辅助检查即可进行诊断。

（三）治疗原则及主要治疗方法

1. 畸形舌窝的牙齿易患龋，需早期进行窝沟封闭或预防性树脂充填。

2. 畸形舌尖若较圆钝，不干扰咬合，可不处理。对于干扰咬合和高而尖、易折断的舌尖可磨除畸形尖，根据牙髓情况选择间接盖髓、直接盖髓或牙髓切断术。

3. 若患牙牙髓已被累及，根据牙髓感染情况及牙根发育情况，选择牙髓切断术、根尖诱导成形术、牙髓血管再生术及根管治疗术。

4. 畸形舌沟引起牙周和根尖周炎症者，可进行牙周翻瓣手术，必要时可考虑拔除。

（四）预后及相关因素

未累及牙髓感染的患牙经过充填后一般不易再感染；并发感染的牙齿根据牙根发育情况、内陷深度和复杂情况，预后不同。牙根发育较长或根管系统简单的牙齿经过牙髓切断术、根尖诱导成形术、牙髓血管再生术等方法治疗后，一般有较长的使用寿命。若牙根发育过短或根管过于复杂，则有可能因治疗效果不佳而拔除。

二、过大牙、过小牙与锥形牙

过大牙

过大牙（macrodontia）是指大于正常牙的牙齿，又称牙过大。过大牙有个别牙过大和普遍性牙过大。个别牙过大的病因尚不清楚，普遍性牙过大多见于脑垂体功能亢进的巨人症。环境因素和遗传因素共同决定牙的大小。

（一）临床检查要点

1．病史　应详细询问系统病史及家族史。

2．口腔基本检查　通过视诊可见过大牙的形态与正常牙相似，但体积较正常牙显著过大，多见于上颌中切牙和下颌第三磨牙。普遍性牙过大表现为全口所有牙齿都较正常的牙齿大。

3．口腔辅助检查　临床检查发现牙齿过大，建议拍摄根尖片查看髓腔及根管形态。若多颗牙过大则建议拍摄曲面体层片。X 线片可见髓腔及根管大于正常同名牙。

4．全身检查　普遍性牙过大的患者应进行脑垂体功能检查。

（二）诊断与鉴别诊断要点

根据病史、口腔基本检查、X 线检查及全身检查可进行诊断。需与融合牙进行鉴别，融合牙一般有两个牙根或两个牙冠的形态，可据此进行鉴别。

（三）治疗原则及主要治疗方法

个别牙过大对身体健康无任何影响可不作处理，若影响美观可后期行修复改形。

（四）预后及相关因素

如不伴发其余发育异常，一般不影响使用寿命。

过小牙与锥形牙

过小牙（microdontia）是指小于正常牙的牙齿，又称牙过小。过小牙的形态常呈圆锥形，又称锥形牙（cone shaped tooth）。过小牙或锥形牙统称为牙过小畸形。过小牙的病因多与遗传因素有关。

普遍性牙过小多见于脑垂体功能低下的侏儒症，临床上较罕见。绝大多数外胚叶发育不全的遗传病都会累及牙齿，呈现锥形牙的形态。

（一）临床检查要点

1. 病史 详细询问系统病史、家族史、既往乳牙根尖周病史。

2. 口腔基本检查 通过视诊可见过小牙的体积较正常牙显著过小，与邻牙之间有间隙，但钙化正常。个别过小牙常见于上颌侧切牙和上颌第三磨牙。

3. 口腔辅助检查 发现过小牙建议拍摄根尖片观察髓腔及根管形态。若多颗牙过小，则建议拍摄曲面体层片。X 线片可见髓腔及根管小于正常同名牙。

4. 全身检查 普遍性牙过小的患者可能与脑垂体功能低下相关，应进行相关全身系统疾病排查。

（二）诊断与鉴别诊断要点

根据病史、口腔基本检查、X 线检查及全身检查可进行诊断。过小牙多表现为锥形牙，注意与多生牙相鉴别，根据口腔检查及 X 线检查可进行鉴别。

（三）治疗原则及主要治疗方法

过小牙影响美观，可做改形修复美观，如不考虑美观可不作处理。

（四）预后及相关因素

过小牙如牙根发育长度正常，一般不影响使用寿命。

三、双牙畸形

双牙畸形是指牙齿在发育时期，由于机械压力因素的影响，使两个正在发育的牙胚融合或结合为一体的牙齿形态异常；或是因为一个牙胚分裂为二，牙冠呈两个牙的异常形态。这种形态为双牙形态。根据形态和来源，可分为融合牙、结合牙和双生牙。

融合牙

融合牙（fusion of tooth）是由两个正常牙胚的釉质或牙本质融

合在一起而成（图 11-17）。除牙齿发育受压力因素影响外，还有遗传倾向。乳牙列的融合牙较恒牙列更为常见。

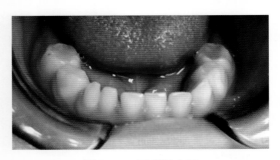

图 11-17　下颌融合牙

（一）临床检查要点

1. 病史　询问家族史、外伤史等。

2. 口腔基本检查　乳牙列多见于下颌乳中切牙和乳侧切牙融合，或乳侧切牙和乳尖牙融合。恒牙多为多生牙和正常牙融合，也有恒侧切牙和恒尖牙融合。视诊可见牙冠融合，颊舌侧可见融合沟，此处应注意检查是否龋坏。

3. 口腔辅助检查　当发现融合牙时，建议拍摄根尖片查看牙根融合情况。一般 X 线片可见冠部融合而根部分离，也有根部融合、冠部分离。通常情况下，两颗融合的牙齿有独立的髓腔和根管，少数情况下，根管也可以是一个。在 X 线片上应注意观察下方是否存在继承恒牙胚，一般融合牙下方容易有恒牙的先天缺失。

（二）诊断与鉴别诊断要点

根据病史、口腔检查与 X 线检查即可进行诊断。需要与过大牙进行鉴别，根据牙冠形态及 X 线片上牙根形态与数目即可进行鉴别。

（三）治疗原则及主要治疗方法

1. 乳牙列融合牙一般不用处理，但融合线处容易发生龋坏，可通过窝沟封闭或预防性树脂充填进行预防。

2. 伴继承恒牙先天缺失的融合牙在替牙期应及时进行间隙管

理。若达到继承恒牙萌出时间，融合牙影响恒牙萌出，可考虑拔除融合牙。

（四）预后及相关因素

融合牙融合沟处易龋坏，需注意清洁和早期处理；替牙期时容易乳牙滞留；一般融合乳牙下方有可能出现恒牙先天缺失。

结合牙

结合牙（concrescence of tooth）是两颗或两颗以上基本发育完成的牙齿由于牙齿拥挤或创伤，使两个牙根靠拢，由增生的牙骨质将其结合在一起而成。

（一）临床检查要点

1. 病史　询问家族史、外伤史等。

2. 口腔基本检查　临床检查可见通常为两颗牙的结合，也有三颗牙的结合。

3. 口腔辅助检查　当怀疑结合牙时，建议拍摄根尖片查看牙根结合情况。一般 X 线片可见两颗牙牙骨质结合，牙本质分开，有独立的髓腔和根管。

（二）诊断与鉴别诊断要点

根据病史、口腔检查与 X 线检查即可进行诊断。需要与过大牙进行鉴别，根据牙冠形态及 X 线片上牙根形态与数目即可进行鉴别。

（三）治疗原则及主要治疗方法

结合牙易造成菌斑堆积，引起龋病或者牙周组织炎症，必要时可考虑切割分离并拔除一非功能牙。

双生牙

双生牙（germination of tooth）是牙胚发育期间，成釉器内陷将牙胚分开而形成的畸形牙，表现为牙冠的完全或不完全分开，有一个共同的根管。

（一）临床检查要点

1. 病史　询问家族史、外伤史等。

2. 口腔基本检查　临床视诊可见牙冠比正常牙大。

3．口腔辅助检查　当临床上发现牙冠较大，怀疑双生牙时，应拍摄根尖片查看牙根及下方恒牙胚情况，X 线片上应可见双生牙只有一个共同的根管。

（二）诊断与鉴别诊断要点

根据病史、口腔基本检查及 X 线检查可进行诊断。需与过大牙进行鉴别，双生牙为融合的两个牙冠共用一个牙根，因此牙根基本正常，牙冠较大或有分离；过大牙牙冠与牙根均较大，且牙冠形态完整。

（三）治疗原则及主要治疗方法

1．乳牙列一般不作处理，若继承恒牙缺失则需要在替牙期及时进行间隙管理。

2．由于双生牙牙冠较大，会影响其他牙齿的排列，恒牙列中有时需要进行牙冠的改形。

四、弯曲牙

弯曲牙（delaceration of tooth）是牙冠和牙根形成一定弯曲角度的牙齿，多指前牙弯曲（图 11-18）。其病因主要是乳牙外伤，特别是乳牙的嵌入使正在形成和矿化的恒牙改变方向。其次是乳牙的慢性根尖周炎影响了恒牙的发育，造成恒牙根弯曲。也可见多生牙挤压造成邻近的恒牙弯曲畸形，或多生牙手术过程损伤了恒牙胚而造成牙齿弯曲。

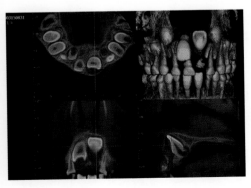

图 11-18　上前牙弯曲牙

（一）临床检查要点

1. 病史　患儿一般以前牙未萌或萌出方向异常就诊。详细询问乳牙外伤史、乳牙根尖周病史、治疗史及前牙区手术史等。

2. 口腔基本检查　弯曲牙多见于上颌中切牙，因此临床中部分患儿可见患牙未萌，对侧同名牙萌出正常。部分患儿可见上前牙唇侧或舌侧萌出，同时多可见对应的唇黏膜创伤性溃疡。

3. 口腔辅助检查　当怀疑有弯曲牙时，应常规拍摄根尖片观察牙根弯曲及发育情况，必要时可根据情况加拍曲面体层片和 CBCT 片，明确牙根发育程度、牙齿弯曲角度和位置。

（二）诊断与鉴别诊断要点

根据病史、口腔基本检查及 X 线检查即可进行诊断。弯曲牙需与牙阻生及牙根发育停止相鉴别，通过 CBCT 片明确牙根弯曲情况即可进行鉴别。

（三）治疗原则与主要治疗方法

1. 对于未萌出的弯曲牙，若患牙牙根发育未完成，弯曲程度较轻，可手术开窗助萌，或手术翻瓣牵引，使患牙排入牙列的功能位置。

2. 对于未萌出的牙齿，若弯曲严重，不宜保留，需拔除。拔除后的间隙管理需根据患儿的牙列发育情况而定。

3. 对于萌出的弯曲牙，根据牙根弯曲程度及发育情况，可酌情考虑正畸牵引或拔除后间隙保持。

（四）预后及相关因素

若牙根发育较短，弯曲程度较轻，经过正畸牵引一般可排入牙列正常位置正常使用。牙根弯曲较大不能牵引者需拔除。

五、牙髓腔异常

牙髓腔异常的牙齿是指牙冠长而牙根短，牙髓腔长而大，或髓室顶至髓室底的高度大于正常，根分歧向根尖处移位的牙齿，又称为牛牙样牙（taurodontism）。牛牙样牙的病因不明，可能与遗传因素相关。

（一）临床检查要点

1. 病史　询问家族史、全身系统疾病史。

2. 口腔基本检查　视诊下牙冠形态一般无明显异常。乳、恒牙均可发生，恒牙多见于下颌第二磨牙，乳牙多见于下颌第二乳磨牙。牛牙样牙可与综合征并发，遗传性釉质发育不全Ⅳ型以釉质发育不全和牛牙样牙为特点。

3. 口腔辅助检查　根尖片上可见牛牙样牙的特征，即牙体长而牙根短，根分歧到牙颈部的距离大于粭面到牙颈部的距离，髓室底的位置比正常牙明显移向根尖处。

（二）诊断要点

根据 X 线检查可进行诊断。

（三）治疗原则及主要治疗方法

髓腔异常的牙齿对身体健康无明显影响，可不作处理。根管治疗时由于髓室底位置低，根管口定位较困难，可利用显微镜探寻根管口进行治疗。

（四）预后及相关因素

髓腔异常的牙齿若无牙髓感染，不影响其寿命。若出现牙髓感染或牙根吸收，则根管治疗难度较大。

第四节　牙齿结构异常

牙齿结构异常通常指在牙齿发育期间，在牙基质形成或钙化时，受到各种障碍造成牙齿发育异常，并在牙体组织留下永久性的缺陷或痕迹。

临床常见的牙齿结构异常有釉质发育不全、牙本质发育不全、氟牙症和先天性梅毒牙等。近年来，萌出前牙冠内病损逐渐为人们所知。

一、釉质发育不全

釉质发育不全是釉质在发育过程中，受到某些全身性或局部性因素的影响而出现釉质结构异常。根据病因可分为遗传性釉质发育不全和外源性釉质发育不全。

遗传性釉质发育不全

遗传性釉质发育不全（amelogenesis imperfecta）是一组影响釉质发育的遗传性疾病（图 11-19），可有常染色体显性遗传、常染色体隐性遗传及 X 连锁遗传。

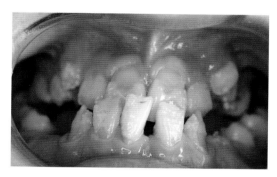

图 11-19　遗传性釉质发育不全

（一）临床检查要点

1. 病史　详细询问家族史、先行乳牙的疾病史等。

2. 临床表现　正常釉质发育经历釉质的形成、矿化和成熟。遗传性釉质发育不全分为 4 型：

（1）Ⅰ型（釉质发育不良型）：主要是釉基质形成缺陷，表现为釉质形成的数量不足。釉质硬度正常，矿化好。受累牙齿比较小，无接触点，釉质未达到正常厚度，甚至无法完全覆盖牙本质，患者对温度极敏感。X 线片显示釉质与牙本质对比度正常。

（2）Ⅱ型（釉质矿化不良型）：障碍发生在釉质矿化阶段，釉质数量正常，但基质矿化不良，质地软。临床表现为牙齿萌出时釉质呈橘黄色，似乳酪样软而易碎，厚度正常，但表面釉质很快剥脱，暴露牙本质。X 线片显示釉质射线阻射率低于牙本质。

（3）Ⅲ型（釉质成熟不全型）：釉基质形成基本正常，但釉质晶体成熟阶段受累，表现为釉质厚度正常，硬度降低，探针尖端用力可刺入。釉质矿物含量低，表面多孔、易着色。X线片显示釉质射线阻射率接近牙本质。

（4）Ⅳ型（釉质发育不全/成熟不全伴牛牙样牙）：釉质表现为黄棕色斑块及唇面点样凹陷，具备发育不全及成熟不全遗传性釉质发育不全的特征。磨牙表现为牛牙样牙，牙体长，牙根细，髓腔大。

（二）诊断与鉴别诊断要点

根据釉质发育不全的典型临床表现可进行诊断。大多数患者有家族史，但也有散发病例。

需和氟斑牙相鉴别。遗传性釉质发育不全常可见到釉质的磨耗、剥脱和大面积缺损。氟斑牙可见到釉质云雾状的斑块。

（三）治疗原则及主要治疗方法

遗传性釉质发育不全的患牙易快速磨耗或釉质剥脱，建议早期采用全冠修复磨牙，维持咬合高度，前牙可行树脂充填或树脂冠行过渡治疗，待成年后行永久修复。

（四）预后及相关因素

遗传性釉质发育不全的患牙易快速磨耗或釉质剥脱。

外源性釉质发育不全

外源性釉质发育不全是指在牙齿发育过程中，成釉细胞功能受周围环境变化的影响而造成的釉质缺陷。环境因素可分为全身因素和局部因素。全身因素包括营养不良、维生素缺乏、肾病综合征、放化疗等，局部因素主要指乳牙引起的根尖周炎症及局部创伤等。

（一）临床检查要点

1. 病史　详细询问患儿全身情况、既往病史及牙科治疗史、患儿母亲怀孕期间的身体状况等。

2. 临床表现　主要的临床表现为牙齿变色和釉质缺损（图11-20）。牙齿变色指釉质颜色为白垩色或黄褐色。釉质缺损指釉质出现实质性缺损。根据病损情况不同，釉质发育不全分为轻、中、重度。

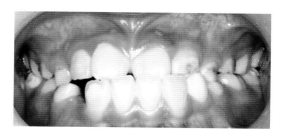

图 11-20 外源性釉质发育不全

（1）轻度釉质发育不全：釉质表面形态基本完整，表现为色泽改变，呈白垩色或黄褐色着色，釉质表面有少量浅沟、小凹点、细横纹，探诊不平。

（2）中度釉质发育不全：釉质表面出现实质性陷窝或带状缺损，色泽改变加重，为黄、棕或深褐色。

（3）重度釉质发育不全：釉质大面积缺失，呈蜂窝状缺损或釉质消失，前牙切缘变薄。

（二）诊断要点

根据牙釉质颜色、量和形态的变化可对患牙进行诊断。

（三）治疗原则及主要治疗方法

1. 加强母婴的营养保健，对有可能导致釉质发育不全的全身疾病及乳牙龋病根尖部进行积极治疗，预防釉质发育不全的发生。

2. 对于轻度的外源性釉质发育不全，早期可局部涂氟防止龋病发生，成年后可贴面修复或牙齿漂白等。

3. 对于中度的外源性釉质发育不全，萌出不全时需定期涂氟降低敏感性，完全萌出后行树脂充填或冠修复。

4. 对于重度的外源性釉质发育不全，建议早期冠修复，稳定𬌗关系，避免患牙进一步破坏。

（四）预后及相关因素

轻度釉质发育不全影响美观，如果能维持良好的口腔卫生，对功能无明显影响。中重度釉质发育不全的釉质易磨耗或脱落，牙本质暴露，牙齿易发生重度磨耗，垂直高度明显降低，影响口颌系统功能。

二、牙本质发育不全

牙本质发育不全（dentinogenesis imperfecta）是一种牙本质发育异常的常染色体显性遗传性疾病，可在一个家族连续几代出现。

（一）临床检查要点

1. 病史　详细询问家族史等。

2. 临床表现　牙本质发育不全的牙齿变化主要表现在牙本质，釉质基本正常，乳、恒牙皆可受累，乳牙列病损更严重。牙本质发育不全可分为三个亚型：

（1）Ⅰ型牙本质发育不全：牙本质发育不全伴有骨骼发育不全，表现为发育缓慢、身材矮小、骨质疏松、性脆易断、上下肢长骨弯曲、脊柱骨后侧凸等。绝大多数患者巩膜呈蓝色，角膜菲薄，部分病例伴有进行性听力丧失。

（2）Ⅱ型牙本质发育不全：又称为遗传性乳光牙本质（hereditary opalescent dentin）（图 11-21），单独发生，不伴有骨骼发育不全的表现。

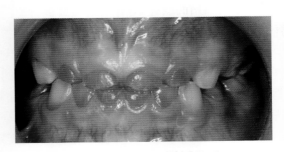

图 11-21　遗传性乳光牙本质

Ⅰ型和Ⅱ型牙本质发育不全均有类似的牙齿改变：①全口牙齿呈半透明的灰蓝色、棕色、棕红色或半透明的琥珀色，牙冠多呈钝圆球形。②全口牙齿磨损明显，患儿面部垂直距离降低。③牙髓腔早期宽大，而后由于修复性牙本质堆积使其狭窄或完全封闭。④X 线片显示牙髓腔明显缩小，根管呈细线状，牙根短而向根尖迅速变细。

（3）Ⅲ型牙本质发育不全：牙齿的变化为空壳状牙和多发性露髓。牙本质菲薄，牙根发育不足，髓腔和根管宽大，在乳牙极易累及牙髓而造成多发的牙槽脓肿。X 线片显示在釉质和牙骨质下方有一层很薄的牙本质，宛如空壳，故名壳状牙（shell tooth）。但患牙的形态、颜色和前两型相似。

（二）诊断要点

根据牙齿半透明且呈现特殊颜色的临床表现，可对患牙进行初步诊断，结合磨耗重、典型的 X 线片表现（Ⅰ型和Ⅱ型表现为髓腔及根管狭窄或封闭，Ⅲ型表现为髓腔和根管宽大，宛若空壳状），可对患牙进行诊断。

（三）治疗原则及主要治疗方法

主要治疗原则为预防牙齿磨损，保持牙齿功能，改善美观。可以早期做全牙列𬌗垫以预防或减轻牙齿过度磨耗。

1. 后牙可采用不锈钢预成冠防止磨耗。年龄较大的患儿可考虑恒后牙全冠修复。

2. 前牙可采用树脂贴面或树脂冠改善美观。

3. 伴有根尖透影和根折的患牙可考虑拔除。

4. 对于垂直距离降低，伴有颞下颌关节紊乱病的患者，需进行咬合重建。

（四）预后及相关因素

牙本质发育不全的患牙易磨耗而导致垂直高度降低，严重者影响颞下颌关节。Ⅰ型和Ⅱ型牙本质发育不全由于修复性牙本质形成较多，故而髓腔细窄甚至闭锁。若出现牙髓病或根尖周病变，行牙髓治疗较为困难。Ⅲ型牙本质发育不全的牙本质菲薄，极易累及牙髓而造成多发的牙槽脓肿。

三、氟牙症

氟牙症（dental fluorosis）又称氟斑牙或斑釉牙，是由于牙齿发育期摄入过多的氟导致的疾病。氟牙症的发生具有明显的地域特性，饮水中的氟是氟牙症的重要发病因素。

（一）临床检查要点

1. 病史　询问患儿生活地域的饮用水情况、家族史情况等。

2. 临床表现　主要表现是在同一时期萌出的牙齿釉质上有白垩色到褐色的斑块，严重者还会并发釉质的实质缺损。病损通常对称出现，其斑块呈散在的云雾状，与周围牙体组织并无明显界线。氟牙症主要发生于恒牙，很少发生于乳牙。根据炎症程度，氟牙症可分为白垩型（轻度）、着色型（中度）和缺损型（重度）三种类型。

（二）诊断与鉴别诊断要点

根据牙齿表面散在云雾状斑块的临床表现以及幼儿时高氟地区生活史，可对患牙进行诊断。应与遗传性釉质发育不全相鉴别。

（三）治疗原则及主要治疗方法

控制氟的摄入是预防氟牙症最主要的方法，应改良水源。根据氟牙症的严重程度可选择保守治疗或者部分磨除后树脂材料、贴面或全冠修复。氟牙症的保守治疗方法包括釉质微磨除和漂白脱色法。

四、先天性梅毒牙

先天性梅毒牙（congenital syphilitic teeth）是在胚胎发育后期和出生后第一年内，牙胚受梅毒螺旋体侵害而造成的釉质和牙本质发育不全。

（一）临床检查要点

1. 病史　询问母亲以及患儿的梅毒史，以及先行乳牙的根尖周病史。

2. 临床表现　主要发生在上中切牙和第一恒磨牙，牙齿呈半月形切牙或桶状牙、桑葚状磨牙和蕾状磨牙等。

半月形切牙的切缘窄小，切缘中央有半月形凹陷；桶状牙的切缘比牙颈部窄小，切角圆钝，牙冠形态如木桶状；桑葚状磨牙牙冠表面粗糙，牙尖皱缩，殆面呈多数颗粒状结节和坑窝凹陷，形似桑葚；蕾状磨牙牙冠短小，表面光滑，牙尖向中央聚拢，殆面缩窄，无颗粒状结节和坑窝凹陷，形似花蕾。

（二）诊断要点

双亲中有梅毒史；患者本人梅毒血清试验阳性；恒中切牙、第一恒磨牙形态结构异常；有的有听力和视力障碍。

（三）治疗原则及主要治疗方法

最根本的治疗和预防是妊娠期对母体进行抗梅毒治疗，妊娠4个月内用抗生素治疗，基本上可预防婴儿先天性梅毒的发生。形态结构异常的梅毒牙可用复合树脂、树脂冠修复，第一磨牙可做高嵌体或金属冠修复。

五、萌出前冠内病损

萌出前冠内病损（pre-eruptive intracoronal lesion）是未萌（或部分萌出）的恒牙牙冠部的缺陷。其病因尚不清楚，目前较被接受的学说认为是牙本质吸收造成的。

（一）临床检查要点

1. 病史 询问患儿全身情况、先行乳牙的治疗情况等。

2. 临床表现 通常无症状，在X线检查时偶然发现，表现为未萌的恒牙牙冠部牙本质内邻近釉牙本质界的透影区。外科暴露后，牙冠表面大多完整，内有黄褐色软化组织，透影区与髓腔之间常有牙本质分开。好发于第一和第二恒磨牙，也可发生于尖牙和前磨牙。

（二）诊断要点

根据未萌出的牙齿X线片中可见冠部牙本质内邻近釉牙本质界的透影区的临床表现可进行诊断。

（三）治疗原则及主要治疗方法

早期发现并在累及牙髓前早期干预非常重要。一般而言，应早期发现并定期拍片确定病损是进展性还是静止性。如为进展性，则应积极外科暴露充填治疗；如为静止性，则可待其萌出后再行充填治疗。

（四）预后及相关因素

有萌出前冠内病损的患牙部分萌出后，病损区即使未暴露，也极易发生牙髓及根尖周的感染，造成局部剧烈的疼痛或肿胀。

参考文献

［1］葛立宏. 儿童口腔医学. 5版. 北京：人民卫生出版社，2020：56-79.

［2］Dean JA. 麦克唐纳 - 埃弗里儿童青少年口腔医学. 10版. 秦满，译. 北京：北京大学医学出版社，2018：39-73，350-358.

［3］Dean JA, McDonald RE, Avery DR. Dentistry for the Child and Adolescent. 9th edition. St Louis: Mosby, 2011.

［4］Bailleul-Forestier I, Molla M, Verloes A, et al. The genetic basis of inherited anomalies of the teeth. Part 1: clinical and molecular aspects of non-syndromic dental disorders. Eur J Med Genet, 2008, 51(4): 273-291.

［5］Kennedy DB. Treatment strategies for ankylosed primary molars. Eur Arch Paediatr Dent, 2009, 10(4): 201-210.

［6］Witkop Jr CJ. Amelogenesis imperfecta, dentinogenesis imperfecta and dentin dysplasia revisited: problems in classification. J Oral Pathol, 1988, 17: 547-553.

［7］Kjær I, Steiniche K, Kortegaard U, et al. Preeruptive intracoronal resorption observed in 13 patients. Am J Or Dentofacial Orthop, 2012, 142(1): 129-132.

（朱俊霞　凌龙）

第十二章
咬合诱导与早期矫治

第一节　生长发育期错𬌗畸形的检查

一、问诊

问诊可以获得很多患儿的重要资料，在错𬌗畸形矫治方案的设计中起着重要作用。问诊的主要内容包括主诉、现病史、家族史、口腔不良习惯、牙病史、全身情况及生长发育情况。通过问诊，可以了解患儿的全身状态及错𬌗畸形的发生、发展过程，为实施后续检查及制订治疗方案奠定基础。

二、口腔检查

口腔检查包括牙𬌗阶段、牙齿数目、健康状况及咬合评价。由于不同类型的错𬌗畸形需要开始治疗的阶段不同，因此首先需要关注的是患儿的牙𬌗阶段是乳牙列、替牙列还是恒牙列。患儿是否存在多生牙、先天缺牙或牙齿的形态异常，这些均会影响正畸治疗方案的设计。牙齿是否存在龋坏、外伤等，这些情况会影响牙齿的存留、位置及排列。

对上下颌牙列及咬合关系的评价主要包括牙齿排列以及牙弓前后向、垂直向和宽度这几个方面。牙齿排列是否整齐，是否存在明显的牙齿错位，牙弓中是否存在间隙或拥挤，是牙列检查的第一步。牙弓前后向检查主要是对磨牙关系、尖牙关系、前牙覆盖的检查。牙弓垂直向检查主要是针对前牙覆𬌗的检查。而宽度检查主要是评价上下颌牙弓或单个牙齿是否存在宽度不调的问题,包括后牙反殆或锁殆。

对于一些较为复杂的错殆畸形,除了常规的口内检查,记存模型为错殆畸形的诊断分析及治疗设计提供了重要的参考依据。

三、面部检查

正畸治疗非常关注患者面部,甚至有甚于对牙齿的关注,所以面部检查非常重要。面部检查主要包括正面观(面部对称性、面部高度及唇齿关系)的检查,以及侧面观(侧貌面型及颌骨突度)的检查。此外,还应注意到颞下颌关节的相关检查,以及舌、扁桃体、唇舌系带等软组织的检查,均对错殆畸形的诊断分析及治疗方案设计有着重要作用。

四、X 线头影测量分析

X 线头影测量主要是测量 X 线头颅定位照相所得的影像,对牙颌、颅面各标志点描绘线角进行测量分析,从而了解牙颌、颅面软硬组织结构,使正畸检查深入到内部的骨骼结构,更好地指导临床方案设计。需要强调的是,X 线头影测量在正畸治疗中具有不可替代的作用。

头颅侧位定位片通过头颅定位 X 线照相获得,是头影测量的标准化 X 线片。通过在头颅侧位定位片上描记软硬组织标志点及平面形成各种线角,来最终获得对颌骨骨骼及牙齿位置的量化评价指标。常用的颌骨硬组织测量项目包括 SNA(反映上颌相对于颅部的前后向位置关系)、SNB(反映下颌相对于颅部的前后向位置关系)、ANB(反映上下颌骨对颅部在前后方向上的协调关系)、MP/SN(下颌平面角,反映下颌体陡度,同时反映面下 1/3 高度)、U1/SN(反映上颌切牙相对于前颅底平面的倾斜度,体现上前牙的唇倾度)、L1/MP(反映下颌切牙相对于下颌平面的倾斜度,体现下前牙的唇倾度)。此外,通过对头颅侧位定位片上颈椎形态的观察(Baccetti 改良颈椎骨龄分析法),可以评价患儿的生长发育阶段,从而选择更准确的治疗介入时机。

　　头影测量有众多的分析方法，目的都是为了更好地把握前后向和垂直向上上下颌骨的骨骼位置及形态。考虑篇幅限制，在此不一一赘述，仅以图 12-1 简单描述一份头颅侧位定位片及头影测量数据（北京大学口腔医学院综合分析法）。

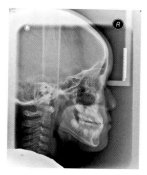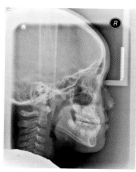

测量项目	正常值		测量值	单位
	均值	标准差		
SNA	82.3	3.5	77.2	度
SNB	77.6	2.9	78.9	度
ANB	4.7	1.4	-1.7	度
FH-NP	83.1	3.0	91.7	度
NA/PA	10.3	3.2	-4.5	度
U1-NA	3.1	1.6	4.3	毫米
U1/NA	22.4	5.2	27.7	度
L1-NB	6.6	1.5	3.4	毫米
L1/NB	32.7	5.0	19.5	度
U1/L1	122.0	6.0	134.5	度
U1/SN	104.8	5.3	105.0	度
MP/SN	35.8	3.6	32.6	度
MP/FH	31.8	4.4	27.6	度
L1/MP	94.7	5.2	81.5	度
Y	65.5	2.9	58.2	度
Pg-NB	0.2	1.3	0.6	毫米

图 12-1　头颅侧位定位片及头影测量数据（北京大学口腔医学院综合分析法）

五、一般 X 线检查

　　常用的 X 线检查包括曲面体层片、局部根尖片、咬合片、颞下颌关节开闭口位片。对于复杂的牙齿位置及错𬌗畸形，需要加拍局部或全口的 CBCT 片。对于需要了解生长发育阶段的患儿，有时可以加拍手腕骨片。

　　错𬌗畸形检查常规资料如图 12-2 所示。

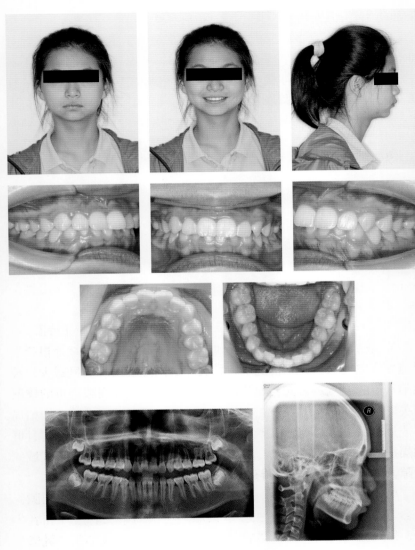

图 12-2　错殆畸形检查常规资料

第二节 乳牙、恒牙早失与间隙管理

一、间隙管理的意义

在牙弓中，牙齿处于正确的位置依赖于多方面力量的相互作用。如果这些力量出现不均衡，会造成牙齿位置的改变。牙齿早失后，邻牙往往向缺牙部位倾斜移动，对颌牙过长，使缺牙间隙变小。为防止间隙丧失，对牙齿早失需要进行评估和必要的间隙管理。

二、不同部位乳、恒牙早失，间隙变化的情况以及间隙保持的方法

1. 乳切牙早失 乳切牙脱落、恒切牙萌出的时候，牙弓的长度增加，切牙区域的牙槽骨随着恒切牙的萌出，骨量明显增加，此区域往往不会因为乳切牙的早失而出现间隙丧失。在恒切牙萌出过程中，牙槽骨继续增长，间隙减小的可能性不大，因此可以不用保持间隙。如果碍于美观和发音的原因，可以制作活动式功能保持器。

2. 乳尖牙早失 往往是由于恒侧切牙萌出时对乳尖牙牙根产生压迫性吸收所致。此种情况下，乳尖牙的间隙会出现明显减少，甚至消失。此区域是否需要间隙保持尚存争议，在间隙许可的情况下可以考虑选择常规的间隙保持器。

3. 第一乳磨牙、第二乳磨牙早失 常见原因是严重的龋病、根尖周病变使乳磨牙被拔除。乳磨牙早失后，应当尽量保持该区域的间隙，为恒牙列中牙齿的排列提供充足的间隙。

单个乳磨牙早失，近、远中基牙良好，可以制作丝圈式间隙保持器。例如第一乳磨牙早失，可以利用稳固的第二乳磨牙和乳尖牙，采用丝圈式间隙保持器的方法进行间隙保持；又如第二乳磨牙早失，可以利用已经萌出足够高度的第一恒磨牙和稳固的第一乳磨牙，采用丝圈式间隙保持器的方法进行间隙保持。

如果缺少合适的基牙，例如第二乳磨牙早失，第一恒磨牙尚未萌出，无法使用丝圈式间隙保持器保持间隙，可以等到第一恒磨牙

萌出后，使用矫治力将其推向远中，恢复第二前磨牙萌出的空间。

同一牙列中有 2 颗或以上的乳磨牙早失，继承恒牙在短期内尚不能萌出，可以制作可摘式功能性间隙保持器维持间隙，同时还有助于恢复咀嚼功能。

同一牙列中有 2 颗或以上的乳磨牙早失，继承恒牙在半年内萌出，缺牙远中有合适的基牙，可以制作舌弓或 Nance 弓间隙保持器维持间隙。

4. 第一恒磨牙早失　由于第一恒磨牙萌出时间比较早，龋患高发，未得到及时治疗往往会导致残根残冠而被拔除。一般情况下，第一恒磨牙早失，可以使用可摘式功能保持器来维持三维间隙，成年后进行永久修复。应当注意的是，第一恒磨牙早失，第二恒磨牙往往会向近中移动，第二前磨牙会向远中倾斜，该侧的尖牙、切牙也会明显向缺隙侧移动，往往会造成复杂的咬合紊乱。因此，在牙齿缺失后，通常需要综合考虑全口咬合情况以及牙列的发育情况，进行全面设计，尽早请正畸科和修复科会诊，协商间隙管理或间隙调整的方案，给未来的正畸治疗和修复治疗提供帮助。

5. 恒切牙早失　常常与牙齿外伤有关。对于儿童，恒切牙早失，短期内就会出现间隙变化，邻牙容易向缺牙间隙倾斜移动，对颌牙过长。此种变化涉及近远中向、唇舌向以及殆龈向的变化，造成后期修复间隙不足，需要尽早制作可摘式功能保持器。需要注意的是，随着患儿的生长发育，保持器可能需要定期更换，成年后做永久性修复。如果缺失恒切牙的间隙已经缩小或改变，根据情况可以扩展间隙后制作功能性间隙保持器。功能性间隙保持器可以在一定程度上帮助维持该区域的三维间隙。

三、生长发育的相关因素对间隙管理的影响

1. 患儿的年龄和牙龄　乳牙早失的年龄越小，越容易造成邻牙的倾斜和间隙的丧失。

2. 恒牙的发育情况　主要是通过 X 线片来判断，如牙胚有无先天缺失，牙齿形态是否正常，牙齿是否弯曲、扭转、异位，牙胚上

方骨板的厚度如何。

3. 牙齿萌出的先后顺序　应当观察早失牙齿的邻牙与正在发育及萌出牙齿之间的关系，判断是否需要制作间隙保持器，以及选用哪种间隙保持器。

4. 牙量与骨量的关系　牙量大于骨量，间隙丧失的风险大；骨量明显大于牙量，牙列中可见到散在的间隙，无拥挤的趋势，可以暂时观察，选择时机决定是否做间隙保持器。

5. 年轻恒牙早失的间隙处理　年轻恒牙早失后，短期内牙齿就可能出现移位，对颌牙也会因失去约束而出现移位。因此，需要尽早做间隙保持。如果已经有间隙缩小，可以根据情况扩展间隙后再制作间隙保持器。尽量选用功能性间隙保持器。

第三节　混合牙列期常用的间隙保持技术

一、带环 - 丝圈式间隙保持器

带环 - 丝圈式间隙保持器是在选择的基牙上安置带环，在缺失牙处通过弯制的金属丝维持缺隙的近、远中长度（图 12-3）。

1. 适应证　一个象限内非游离端单颗乳磨牙或磨牙早失，需要维持间隙，近、远中的基牙无松动。

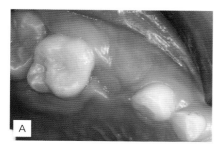 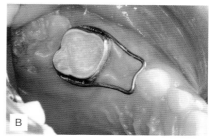

图 12-3　带环 - 丝圈式间隙保持器

A. 第一乳磨牙早失，间隙无明显缩小、近、远中基牙形态完整，无松动。B. 戴入带环—丝圈式间隙保持器，维持间隙。

2. 操作步骤

（1）临床检查：一般在拔牙后 1～2 周进行，此时局部拔牙创基本愈合，近、远中基牙良好，不松动。

（2）选带环：在远中基牙上试带环，合适后，用带环推子调整带环形态，使其与牙齿外形贴合紧密。让患儿咬合，检查如果有咬合高点，使用金刚砂车针调磨带环的殆龈向高度。

（3）取印模：印模包括参考印模（基牙戴带环）和工作印模（基牙不戴带环）两种。取单颌牙列印模，要求包括缺牙部位近、远中的两颗基牙。灌制石膏模型。

（4）技工室加工制作：参照参考模型，将选好的带环安放在工作模型的基牙上。通常使用 0.8 mm 不锈钢丝弯制近中丝圈，丝圈距离组织面 0.5 mm，外形遵照牙槽骨的形态。激光点焊丝圈后，将制作完成的丝圈式间隙保持器清洁抛光。

（5）临床试戴：将丝圈式间隙保持器戴到患儿的基牙上，用带环推子使之就位。如有咬合高点或者压迫牙龈情况，进行调改。

（6）粘接保持器：清洁牙面，对基牙进行隔湿。玻璃离子水门汀粘接剂涂满带环内壁，将其戴到基牙上就位。清除多余的粘接剂。

（7）3～6 个月定期随访，恒牙萌出后拆除丝圈式间隙保持器。

3. 注意事项　避免用戴着间隙保持器的部位进食较黏、较硬的食物，以防保持器松动脱落。如有松动或脱落，应当尽早就诊处置。

二、Nance 弓与舌弓式间隙保持器

舌弓是用于下颌牙列的间隙保持器，保持器两端固定在第二乳磨牙或第一恒磨牙上，前端位于下颌切牙舌侧，以保持牙弓周长和牙齿间隙。

Nance 弓是用于上颌牙列的间隙保持器，与舌弓式间隙保持器相似，区别在于其前方止于上颚皱襞处（图 12-4）。

1. 适应证　舌弓和 Nance 弓分别适用于下颌或上颌双侧或多颗牙的缺失。乳牙列及混合牙列期，多颗后牙早失，远中有基牙。另外，不能配合使用可摘式间隙保持器的乳磨牙早失患儿短期内也可使用。下颌舌弓通常在下颌恒切牙萌出后使用，以免影响切牙萌出。

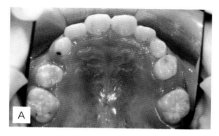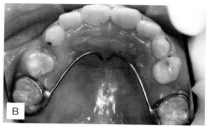

图 12-4　上颌 Nance 弓

A. 上颌第二乳磨牙早失，间隙缩小，右侧上颌第一前磨牙萌出中，远中基牙（上颌第一恒磨牙）牙冠完整，无松动。B. 戴入上颌 Nance 弓，维持间隙。

2. 操作步骤

（1）临床检查：一般在拔牙后 1 ~ 2 周进行，口腔检查局部拔牙创基本愈合，远中基牙良好，不松动。

（2）选带环：在同颌牙列的远中基牙上试带环，大小合适后，固位良好，并用带环推子调整带环使之与牙齿外形紧密贴合。此时要检查咬合，如果有咬合高点，使用金刚砂车针调磨带环的船龈向高度。

（3）取参考印模和工作模型：使用藻酸盐印模材，取单颌牙列印模，要求包括缺牙部位近远中的两颗基牙。此外，上颌要保证硬腭清晰完整，下颌要保证下切牙区域完整。灌制石膏模型。

（4）技工室加工制作：参照参考模型，将选好的带环安放在工作模型的基牙上；Nance 弓使用 0.9 mm 不锈钢丝，舌弓使用 1.0 mm 不锈钢丝弯制弓丝，外形遵照硬腭或牙槽骨的形态，焊接。上颌 Nance 弓还需要在硬腭皱襞区域放置树脂基托。以上步骤完成后，将间隙保持器清洁抛光。

（5）临床试戴：将 Nance 弓或舌弓戴到患儿的基牙上使之就位，如有咬合高点，应当取下保持器进行调改。

（6）粘接保持器：保证牙面清洁，使用纱卷对基牙进行隔湿。玻璃离子水门汀粘接剂涂满带环内壁，将其戴到基牙上就位。清除多余的粘接剂。

3. 注意事项

（1）与丝圈式间隙保持器相同。

（2）需要防止前牙向远中移位时，可以在弓丝相应乳尖牙的远中位置焊接一根挡丝（0.8 mm 直径的钢丝）。

（3）Nance 弓保持器的腭弓可加 U 形曲，方便随着患儿的生长发育对保持器进行调整。

三、可摘式功能性间隙保持器

可摘式功能性间隙保持器由树脂基托、卡环、树脂牙组成，类似于局部义齿。优点是能够保持缺牙间隙的近远中距离，而且能够保持间隙的垂直高度，恢复咀嚼功能。前牙区域的可摘式功能性保持器能够恢复美观，改善因缺牙造成的语音功能障碍，预防口腔不良习惯的产生（图 12-5、图 12-6）。

1. 适应证　同颌单侧乳磨牙缺失两颗上者，或两侧乳磨牙、恒磨牙缺失，或外伤导致的恒前牙缺失，先天缺牙的患者。

2. 操作步骤

（1）临床检查：牙齿缺失 2 ~ 3 周，拔牙创口愈合后，进行保持

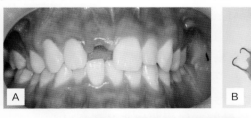
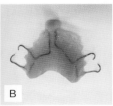
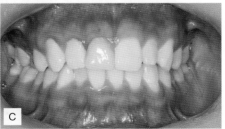

图 12-5　上颌前牙的可摘式功能性间隙保持器

A. 右侧上颌中切牙早失。B. 上颌的可摘式功能性间隙保持器。C. 上颌戴入可摘式功能性间隙保持器。

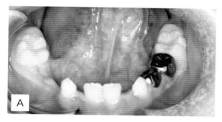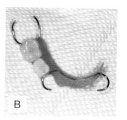
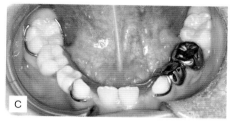

图 12-6　下颌乳磨牙的可摘式功能性间隙保持器
A. 右侧下颌第一、第二乳磨牙早失。B. 下颌的可摘式功能性间隙保持器。C. 下颌戴入可摘式功能性间隙保持器。

器的制作。口内检查患者的咬合情况，基牙完整、无松动，缺牙间隙的大小，颌间高度情况。

（2）取上下颌工作印模：可以采用藻酸盐印模材或硅橡胶印模材取印模，灌制石膏模型。记录咬合关系，取殆蜡记录，用于在模型上模拟口内的咬合关系。如果是前牙的可摘式功能性间隙保持器，通过比色选择合适颜色的树脂牙。

（3）技工室加工制作：主要过程为弯制卡环，调磨树脂牙、排牙、铺托，固化，打磨与抛光。

（4）临床试戴，可摘式功能性间隙保持器就位顺利，对软组织没有明显的压迫和机械性损伤。戴入后患者咬合关系良好，如有咬合高点，可以进行调磨。

（5）3~6个月定期复查，依据孩子的生长发育变化，适时更换保持器。

3. 注意事项

（1）原则上尽量少使用卡环，减少对牙弓宽度发育的影响。

（2）树脂基托的范围尽量避免扩展到牙槽骨的唇颊侧，否则会影响牙槽骨向唇颊侧的生长发育。

（3）随着颌骨的发育、牙齿的萌出，需要定期调改可摘式功能性间隙保持器，必要时重新制作。

第四节　儿童口腔不良习惯的破除

口腔不良习惯的存在可导致颌骨、肌肉及牙齿各方面的改变，是引起生长发育期儿童错𬌗畸形的重要病因之一。不良习惯的矫治通常越早越好，持续时间越长，造成的错𬌗畸形程度往往越重，也通常更为顽固、难以干预。矫治过程需要家长及患儿的密切配合，不间断的监督指导及功能训练是矫治成功的关键。

一、舌习惯

替牙期儿童常用舌尖舔舐松动的乳牙、乳牙残根或初萌的恒牙，逐渐形成吐舌习惯。婴儿式吞咽的残留是吐舌习惯的另一种常见类型。由吮指习惯或口呼吸习惯造成开𬌗畸形后，极易继发舌习惯。舌习惯由于舌肌位置及力量的异常，常引起开𬌗畸形；对于伴有下颌位置改变者，会造成下颌前突或后缩畸形（图12-7）。

舌习惯的去除不仅需要矫治器的帮助，更重要的是需要长期的舌肌功能训练以建立正常的舌体位置及吞咽动作（图12-8）。对于舌习惯引起的开𬌗畸形，或是继发了舌习惯的开𬌗畸形，舌习惯的有效纠正是正畸治疗成功的基石，否则在去除正畸矫治器后，开𬌗复发可能性明显增大。

舌习惯的纠正首先需要教导患儿及家长正确的吞咽方式：吞咽时上下颌牙齿接触，上下唇闭合，舌背与腭穹窿接触，舌尖接触硬腭前部近切牙乳头处，舌肌向上、后运动使食物进入咽部。静息状态下的舌体位置为舌尖位于上前牙腭侧黏膜近切牙乳头处，不接触上下前牙，舌背隆起位于口腔中后部，与腭穹窿轻轻接触。训练舌体位置需要教导家长及患儿抬起舌尖舔舐腭部中后部，大约与上颌第一磨

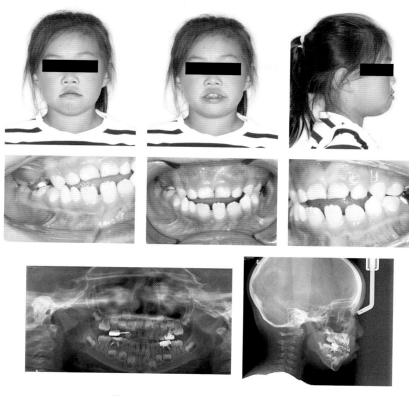

图 12-7 舌习惯造成的前牙开𬌗畸形

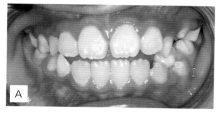

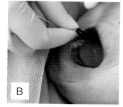

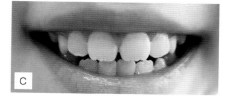

图 12-8 单纯舌肌功能训练纠正吐舌习惯并改善前牙开𬌗

A. 吐舌习惯，矫正前，前牙开𬌗；B. 舌肌训练，可使用橡皮圈辅助进行舌肌训练；C. 舌肌功能训练 3 个月后，前牙开𬌗明显改善。

牙连线平齐，以达到不断抬高舌背位置，去除舌肌对上下前牙异常力量的目的。正确的舌体位置及吞咽方式需要反复练习强化，才能有效改正不良的舌习惯。对于伴有扁桃体过大的患儿应进行治疗。必要时可以借助正畸矫治器（腭珠、腭屏、舌刺等）帮助破除吐舌习惯，建立正常的舌体位置及吞咽动作（图 12-9 ~ 12-11）。

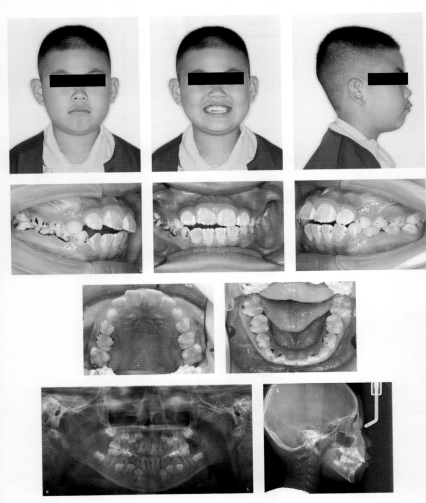

图 12-9　吐舌习惯导致前牙开𬌗治疗前面𬌗像及 X 线片

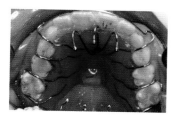

图 12-10 带舌刺的上颌活动矫治器戴入后上颌𬌗像

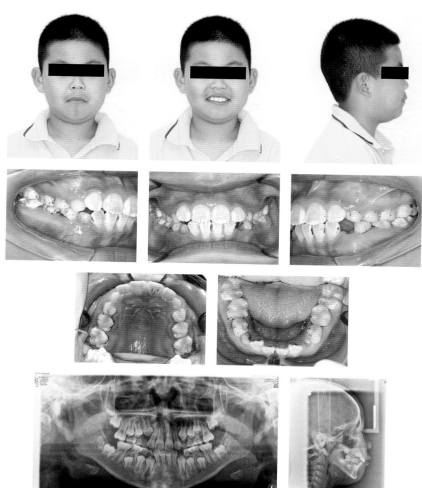

图 12-11 活动矫治器配合舌肌功能训练矫治吐舌习惯治疗后面𬌗像及 X 线片

245

二、吮指习惯

吮指是婴幼儿最初学会神经反射的一种行为。随着年龄不断增大，这种习惯通常会慢慢消失。如果在 4 ~ 6 岁，吮指习惯仍然持续存在，则属于不良习惯，可导致明显的错𬌗畸形。吮指习惯以吮拇指最为常见，常常会出现前牙圆形开𬌗，牙弓狭窄，上前牙前突，开唇露齿，甚至会造成后牙反𬌗（图 12-12）。

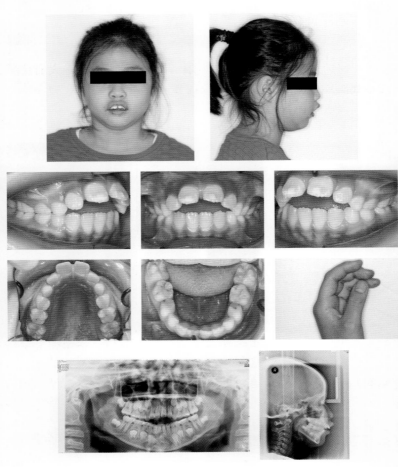

图 12-12　吮拇指习惯致前牙开𬌗、下颌后缩一例

吮指习惯的破除首先需要向家长及患儿强调不良习惯的危害，建立破除不良习惯的决心。由于存在这类习惯的患儿尤其是大龄儿童往往存在心理上的某种依赖，需要依靠吮指习惯得到安抚，因此破除习惯必须得到患儿的配合，帮助患儿找到其他的安抚方式，解除心理依赖，必要时可以寻求心理咨询的帮助。早期干预不良习惯的正畸矫治器通常为带舌刺或腭屏的上颌活动矫治器，可以同时扩弓及采用双曲唇弓回收上前牙。矫治器除了夜间戴用外，白天的戴用时间要尽量延长，促使患儿改变对吮指习惯的依赖。

三、口呼吸

口呼吸习惯主要是由于鼻气道阻塞或鼻气道阻力增大而长期部分或全部采用经口呼吸。导致鼻气道阻塞或鼻气道阻力增大的常见原因有腺样体和（或）扁桃体肥大、慢性鼻炎、鼻窦炎等鼻咽部疾病。长期的口呼吸习惯往往会导致严重的牙𬌗面畸形，称为"腺样体面容"，包括开唇露齿、上唇外翻、唇短厚、上前牙前突、上腭高拱、上颌牙弓狭窄、下颌后下旋转，出现前牙开𬌗及长面畸形（图 12-13）。

口呼吸习惯的矫治需要首先解除鼻气道阻力增大的问题，因此需要积极治疗鼻咽部疾病，及时切除肿大的腺样体和（或）扁桃体，防控鼻炎、鼻窦炎的反复发作。待鼻气道通畅后，考虑进行错𬌗畸形的矫治。一般来说，口呼吸习惯持续时间越短，错𬌗畸形程度越轻，矫治越容易。对于轻度的错𬌗畸形患儿，教育其养成闭嘴习惯，用鼻呼吸，配合简单的唇肌功能训练，必要时戴用一段时间的前庭盾，可以有效地建立经鼻呼吸的习惯，消除错𬌗畸形对生长发育的不良影响。对于错𬌗畸形程度较重、处于恒牙期或已过生长发育期的儿童，要根据错𬌗畸形情况决定是否采用更为激进的矫治手段，包括上颌快速扩弓、功能矫治器导下颌向前、恒牙期拔牙矫治甚至是正畸 - 正颌联合治疗。值得一提的是，上颌快速扩弓可以有效地扩宽鼻基底宽度，降低鼻气道阻力，在短期内（3 个月）获得显著改善。即使对于扩弓前不存在后牙反𬌗及上颌宽度不足的患儿，

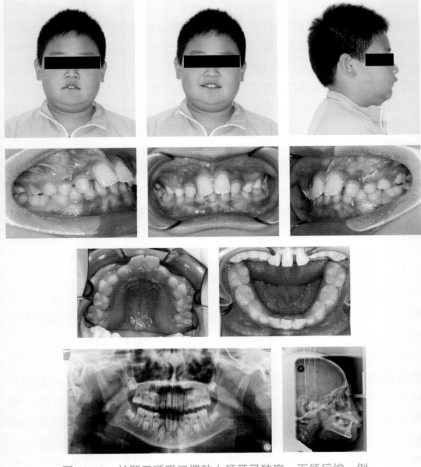

图 12-13　长期口呼吸习惯致上颌牙弓狭窄、下颌后缩一例

上颌快速扩弓后后牙覆盖及咬合关系会逐渐恢复正常，而骨性扩弓对口呼吸习惯的纠正作用则可以保留下来。

四、唇习惯

唇习惯包括咬下唇、吮吸下唇、下唇兜上唇等，以吮吸下唇最为多见。吮吸下唇时，下唇位于上前牙舌侧及下前牙唇侧，从而对上下前牙产生异常的压力，使上前牙唇向倾斜，下前牙舌向倾斜，阻碍下颌牙弓的向前发育，形成前牙深大覆盖。对唇习惯已造成明显错殆畸形的患儿除了教导说服外，往往需要矫治器的辅助帮助去除不良习惯。常用的正畸矫治器包括加焊唇挡丝的上颌活动矫治器以及下颌唇挡。下颌唇挡常采用半固定式，双侧下颌第一磨牙或第二乳磨牙上粘接带环，技工室制作下颌唇挡丝，唇挡丝要求离开下前牙唇面 2 ~ 3 mm。戴用时将唇挡丝插入带环上的颊面管，一方面使吮吸下唇的动作更为困难不适，另一方面消除下唇对上下前牙的异常压力。正畸矫治器的戴用时间要求全天戴用，尽快解除不良习惯。

第五节　上下颌第一恒磨牙异位萌出的矫治

上下颌第一恒磨牙异位萌出是替牙早期较常见的错殆畸形，文献报道第一恒磨牙的异位萌出率为 2% ~ 6%。第一恒磨牙异位萌出时牙齿萌出角度异常，牙轴偏向近中，近中边缘嵴阻生于第二乳磨牙的远中牙颈部，而远中牙冠部萌出暴露，常伴有近中第二乳磨牙的牙根吸收、松动或早失，牙弓长度丧失及远中磨牙关系。X 线片通常可见第二乳磨牙远中根上 1/3 圆弧形吸收影像。上下颌第一恒磨牙异位萌出容易出现第一磨牙的龋坏，常导致第二乳磨牙早失、磨牙远中关系、牙弓间隙明显丧失、第二前磨牙阻生等一系列替牙期较为棘手的错殆畸形。因此，替牙期须根据情况尽可能使牙齿正常萌出，牙弓长度恢复，为恒牙期的矫治降低难度。

第一恒磨牙异位萌出存在自行纠正的可能。一般来说，如果对侧第一恒磨牙已萌出到位，而患侧第一恒磨牙异位萌出尚未纠正，临床上认为自然缓解的可能性小。临床上治疗和干预的方法包括片切法、分牙法、改良 Nance 弓矫治第一恒磨牙异位萌出、局部片段弓矫治下颌第一恒磨牙异位萌出以及口外弓推上颌第一恒磨牙向远中。

一、片切法

此方法较为简单，主要应用于第一恒磨牙近中异位萌出，牙冠嵌入第二乳磨牙牙颈部程度较轻，而患儿不能配合复杂操作的病例。该方法需要根据片切量的情况决定是否需要对第二乳磨牙先行根管治疗，再进行远中牙冠部分的片切，直至完全暴露第一磨牙近中边缘嵴为止，解除第一恒磨牙的萌出阻力，第二乳磨牙剩余部分可以选择金属全冠进行保护。片切法对第二乳磨牙的损伤较大，且不能恢复牙弓间隙。

二、分牙法

分牙法是指在嵌顿部位放置分牙装置，给予第一恒磨牙远中倾斜移动的力量，帮助第一恒磨牙越过近中嵌顿正常萌出，适用于第一恒磨牙牙冠嵌入近中第二乳磨牙牙颈部距离小于 2 mm 且第二乳磨牙没有明显松动的情况。分牙法配合片切法使用时可以适当放宽适应证，可以降低因为片切第二乳磨牙牙冠而造成的牙齿敏感甚至根管治疗可能。

分牙法包括分牙圈分牙和铜丝分牙。铜丝分牙较为传统，是指用 0.5 ~ 1.0 mm 的铜丝在第一恒磨牙和第二乳磨牙间进行结扎分离，通过铜丝结扎产生的楔力，使异位萌出的第一恒磨牙在萌出过程中受到远中方向的力，帮助磨牙萌出至正常位置。但由于阻生部分常位于龈下，铜丝分牙时常产生出血或疼痛，有时需要配合局部麻醉。采用弹性分牙圈进行分牙的方式称为分牙圈法。两种分牙法均需要定期复诊加力，一般为一个月一次。铜丝法继续拧紧铜丝以产生楔力，分牙圈法更换新的分牙圈以保证弹力。一般来说，经过 3 ~ 6 个月的治疗，第一恒磨牙可以萌出到正常位置。

三、改良 Nance 弓矫治第一恒磨牙异位萌出

改良 Nance 弓可以应用于单侧或双侧的上下颌第一恒磨牙异位萌出。由于下颌牵引弓丝位置靠近磨牙后垫区，极易造成软组织溃

疡，患儿耐受性较差，因此更多用于上颌第一恒磨牙异位萌出的治疗。改良 Nance 弓通常选择双侧第二乳磨牙上带环作为支抗，因此第二乳磨牙明显松动者不适用。改良 Nance 弓在前腭部制作腭托，患侧由带环向远中制作颊舌侧两根不锈钢丝作为牵引钩，戴入后远中牵引钩位置位于患侧第一恒磨牙牙冠远中 5 mm 左右，保证足够的牵引量。改良 Nance 弓戴入时，患侧第一恒磨牙𬌗面粘接舌侧扣，患侧弹性牵引第一恒磨牙向远中至第一恒磨牙近中边缘嵴脱离嵌顿，之后观察萌出，必要时再次加力。改良 Nance 弓加力频率一般为一个月一次，疗程半年左右（图 12-14）。这种矫治方法中，第一恒磨牙主要表现为倾斜移动，且移动量一般小于 5 mm，因此主要适用于轻中度的上下颌第一恒磨牙异位萌出。改良 Nance 弓矫治第一恒磨牙异位萌出可以部分恢复牙弓长度，但此方法以乳磨牙及前部腭托作为支抗，支抗控制较差，有时会增大前牙牙弓的拥挤度，对重度拥挤的患儿慎用。

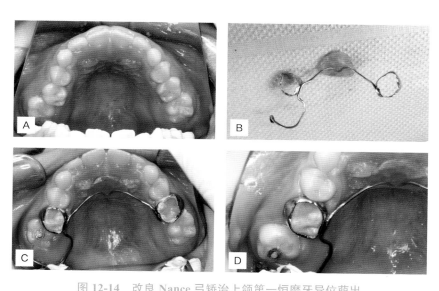

图 12-14　改良 Nance 弓矫治上颌第一恒磨牙异位萌出
A. 矫正前；B. 矫正使用的改良 Nance 弓；C. 改良 Nance 弓戴入，矫正；D. 磨牙的阻碍被解除。

四、局部片段弓矫治下颌第一恒磨牙异位萌出

对于中重度的下颌第一恒磨牙异位萌出的治疗较为棘手，而下颌间隙的丧失、下颌牙弓长度的减少对恒牙期矫治的难度影响更为明显。临床上可以尝试采用局部片段弓技术矫治下颌第一恒磨牙异位萌出，纠正第一恒磨牙近中倾斜或移位，恢复牙弓长度，为牙齿替换及萌出提供必要间隙。该方法可以通过正畸局部固定矫治器对牙齿在三维方向上的控制，完成部分的第一磨牙整体移动，更好地恢复替牙间隙。局部片段弓技术设计包括以下颌舌弓作为支抗装置（单侧第一磨牙近中移位：患侧第一乳磨牙/第一前磨牙上设计带环，加焊直丝弓托槽，健侧第一磨牙设计带环；双侧第一磨牙近中移位：双侧第一乳磨牙/第一前磨牙上设计带环，加焊直丝弓托槽），在近中移位的下颌第一恒磨牙上粘接直丝弓颊面管，采用片段弓技术远中移动下颌第一恒磨牙至中性或偏远中磨牙关系（初始弓丝为0.016英寸镍钛丝，循序更换至0.018英寸×0.025英寸或0.019英寸×0.025英寸不锈钢丝；配合使用镍钛推簧或垂直开大曲，轻力直立后移第一磨牙；3个序列弯曲调整下颌第一磨牙位置及咬𬌗关系）。复诊频率为一个月一次，疗程一般在半年到1年左右。结束矫治后需根据情况决定是否进行间隙保持并观察乳磨牙替换及前磨牙萌出（图12-15）。

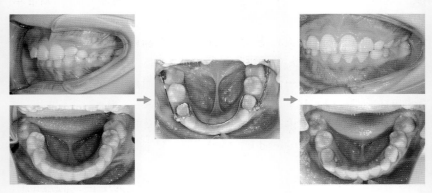

图12-15　局部片段弓矫治下颌双侧第一恒磨牙异位萌出

五、口外弓推上颌第一恒磨牙向远中

口外弓推上颌第一恒磨牙远中移动是正畸传统的用于纠正磨牙远中关系的矫治方法，可用于单侧或双侧上颌第一恒磨牙异位萌出而导致的间隙丧失。该方法可以完成第一恒磨牙的直立及整体移动，远中移动量较大，常常可以达到一个前磨牙的距离，同时可以控制第一恒磨牙的垂直向高度。但该法同时也有缺点，包括对患者依从性极度依赖，可能增大垂直向高度，并可能增大后牙段的拥挤度而造成上颌第二恒磨牙及第三恒磨牙的颊倾或阻生。另外，由于下颌存在颞下颌关节的特殊解剖结构，口外弓法不能应用于下颌。

口外弓推上颌第一恒磨牙远中移动的矫治装置组成包括：磨牙带环、内弓、外弓及头帽/颈带。双侧上颌第一恒磨牙上粘接专用口外弓带环，带环上自带用于插入内弓的口外弓管，内径为1.0~1.2 mm。口外弓内弓上需要弯制用于阻挡的"Ω"曲或"U"形曲。口外弓外弓及内弓于上颌尖牙处焊接相连，向后延伸至口外耳屏前方，通过弹性牵引与头帽/颈带相连。根据需要的矫治力量的方向不同，选择头帽或颈带进行牵引：头帽牵引时牵引力方向斜向后上方，在推磨牙远中移动的同时可以少量压低磨牙，控制后牙段的垂直向距离，避免因垂直向距离增大而造成前牙开𬌗；颈带牵引时牵引力量斜向后下方，没有垂直向控制的分力，因此适用于下颌平面角低的前牙深覆𬌗患者；有时为了平衡两种牵引方式的力量方向，可以同时应用头帽及颈带进行牵引。

口外弓推上颌第一恒磨牙远中移动的力量应尽可能持续，每天戴用时间应在12~14 h以上，每侧牵引力200~350 g。复诊频率为每个月复诊一次，复诊时需要仔细询问和计算戴用时间，叮嘱患儿及家长必须戴用足够时间才能保证疗效，同时检查牵引力量，避免因长时间戴用使弹性牵引力逐渐减小。口外弓推上颌第一恒磨牙远中移动的治疗疗程一般在1年左右。磨牙关系应为中性或轻度的中性偏近中，根据前磨牙的萌出情况决定在结束治疗后是否需要进行间隙保持。如可能，最好在前磨牙萌出后再结束口外弓治疗，避免因磨牙前移、间隙缩小而降低疗效（图12-16）。

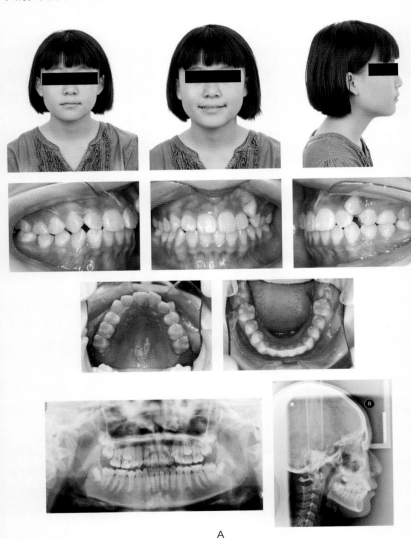

A

图 12-16 口外弓合并高位牵引治疗上颌第一恒磨牙
近中移位致上颌牙列重度拥挤一例
图 A、B 分别为治疗前后面验像及 X 线片。

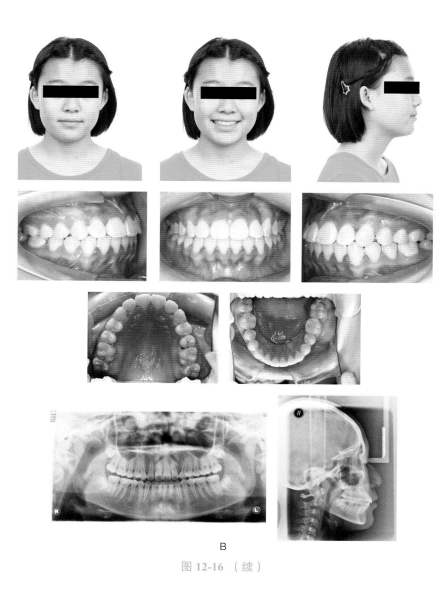

B

图 12-16 （续）

第六节　生长发育期儿童骨性错𬌗畸形的早期矫治

一、骨性Ⅲ类前 / 后牙反𬌗的早期矫治

前牙反𬌗是乳、替牙期常见的错𬌗畸形，常伴有单侧或双侧的后牙反𬌗。根据中华口腔医学会 2000 年的调查结果显示，中国人群中安氏Ⅲ类错𬌗畸形乳牙期发病率为 14.94%，替牙期为 9.65%，恒牙期为 14.98%。前牙反𬌗常常伴有颌骨发育异常，由于上、下颌骨在前后方向上的发育异常（上颌发育不足，下颌发育过度或兼而有之）而导致出现前牙反𬌗，称为骨性Ⅲ类错𬌗畸形（图 12-17）。骨性Ⅲ类前 / 后牙反𬌗常常存在家族史。下颌不能后退至前牙对刃位，磨牙关系中性偏近中或近中关系，尖牙关系近中，前牙代偿性移动（上前牙唇倾、下前牙舌倾），侧貌凹面型，头影测量结果显示颌骨发育异常。骨性Ⅲ类错𬌗畸形早期矫治的原则是去除病因，促进颌骨的正常生长发育，改善面型，增强患儿自信。

（一）乳牙反𬌗的矫治

乳牙期前牙反𬌗骨性因素往往不明显，常表现为牙性或功能性反𬌗，而伴有单侧 / 双侧后牙反𬌗者往往提示存在骨性因素（图 12-18）。对于乳牙期已经存在明显骨性因素的患儿，替牙期反𬌗复发的可能性明显增大，因此乳牙期早期干预需要谨慎。

乳牙期早期矫治前牙反𬌗一般选择在 4 岁左右进行，此时患儿配合度较前改善，乳前牙牙根尚处于稳定期。乳牙期反𬌗矫治疗程一般小于半年，在最短的时间内纠正不良因素，促进上、下颌骨正常生长。常用矫治方法包括上颌𬌗垫舌簧矫治器、下颌联冠斜面导板及上颌前方牵引治疗。上颌𬌗垫舌簧矫治器或下颌联冠斜面导板的主要原理是唇倾上切牙掩饰骨性畸形，对骨性因素没有直接作用；而上颌前方牵引治疗可以促进上颌前移，缓解骨性因素。

上颌𬌗垫舌簧矫治器主要通过舌簧加力唇倾上前牙，解除前牙反𬌗，对于伴有后牙反𬌗的可以在腭部基托中央放置螺旋扩大器，

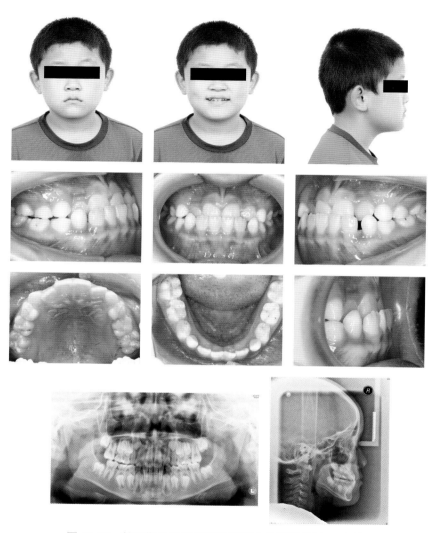

图 12-17　替牙期骨性Ⅲ类错𬌗畸形患儿面𬌗像及 X 线片

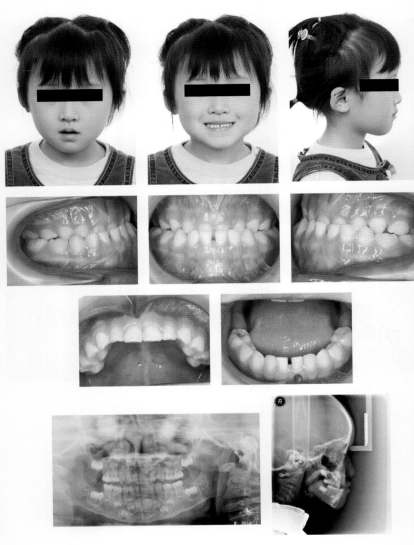

图 12-18　乳牙期骨性Ⅲ类错𬌗畸形患儿面𬌗像及 X 线片

舌簧加力同时扩弓增大上颌牙弓宽度，治疗后期分次磨除后牙𬌗垫，避免后牙压低造成前牙早接触（图 12-19）。下颌联冠斜面导板主要用于反覆𬌗深的乳牙期前牙反𬌗，斜面与上切牙牙轴呈 45° 角，引导上前牙唇向移动，但因为联冠斜面导板戴入后患儿只有前牙有接触，需要交代家长在治疗期间注意软食。近年来，文献报道上颌前方牵引治疗可应用于乳牙期前/后牙反𬌗，结果显示前方牵引治疗效果与替牙期基本一致，但疗程较短。

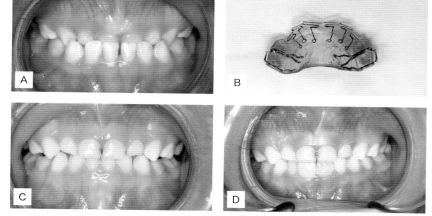

图 12-19 上颌𬌗垫舌簧矫治器矫治乳牙期前牙反𬌗

A. 治疗前；B. 𬌗垫舌簧矫治器；C. 矫正后；D. 矫正后 9 个月复查，咬合关系稳定。

（二）替牙期前/后牙反𬌗的上颌前方牵引治疗

替牙期是骨性Ⅲ类错𬌗前/后牙反𬌗矫治的黄金时期。通过正畸矫治器对患者颌骨施加生长改形力量，利用患儿的生长潜力，促进上颌生长，抑制下颌生长，改善上、下颌骨的协调关系，减轻颌骨畸形。因此，对于前牙反𬌗的患儿，不管在乳牙期是否进行早期干预，都建议替牙早期复诊排除颌骨发育问题，避免错过颌骨生长干预治疗的最佳时机。研究表明，即便是严重的骨性Ⅲ类错𬌗畸形，替牙期的早期矫治仍然是有意义的。

上颌前方牵引治疗是替牙早期治疗骨性Ⅲ类错𬌗畸形的重要手段。前方牵引治疗的最佳适应证为生长发育高峰期前上颌发育不足的骨性Ⅲ类前/后牙反𬌗患儿，上前牙牙轴基本正常或舌倾，垂直方向上短面型或平均面型者。但临床上也常常用于治疗下颌轻度前突导致的骨性Ⅲ类错𬌗畸形，改善上下颌骨矢状向协调关系。前方牵引的治疗时机一般为 8~10 岁，女孩偏早，男孩偏晚。前方牵引的作用原理主要是通过对上、下颌骨施加矫治力量，促进上颌骨在前下方向上的生长发育，前移上牙列，并完成下颌的后下旋转。前方牵引通过打开上颌骨的骨缝，促进上颌骨表面的骨沉积，从而改善上颌骨发育不足。一般来说，前方牵引后，上颌骨上齿槽座点（A点）的前移量一般在 2 mm 左右。

上颌前方牵引治疗的主要装置包括口内固定装置和口外牵引装置两部分（图 12-20）。口内装置包括上颌固定式螺旋扩大器、上颌全牙弓平面式𬌗垫或上颌固定矫治器等。研究表明，配合上颌快速扩弓，可以增大前方牵引治疗中的骨生长反应，因此临床上常用上颌螺旋扩大器作为口内装置。口外装置主要包括额垫、颏兜在内的前方牵引器。通过弹性皮筋连接口内固定装置和口外前方牵引器，对上、下颌骨施加矫治力量。一般来说，口内装置的牵引钩会设置在上颌尖牙附近，目的是使牵引力的方向尽可能通过上颌骨中心，完成上颌骨的整体移动。牵引方向为斜向前下方，与𬌗平面成角 20°左右。牵引力值为每侧 400~500 g，每天牵引 12~14 h，疗程 1 年左右。对于伴随上颌宽度不足的前牙反𬌗患儿，牵引前先进行上颌快速扩弓治疗，纠正宽度不调的问题。对于不存在宽度不调的患儿，可以采用扩-缩-扩-缩的方式打开上颌骨骨缝，促进上颌骨前移。研究表明，这种反复扩缩上颌牙弓的方式可以增大上颌骨前移量 1~2 mm。

前方牵引治疗结束的指征包括前/后牙反𬌗解除，前牙Ⅰ度深覆盖，正常或Ⅰ度深覆𬌗，磨牙关系中性或偏远中，后牙覆盖正常，侧貌改善（图 12-21）。一般来说，前方牵引治疗后不需要进行主动保持，但需要定期复查，观察追踪下颌生长。

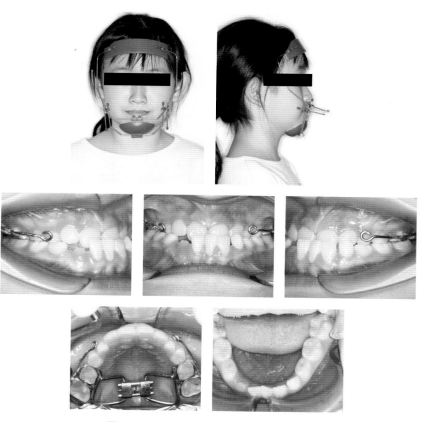

图 12-20 上颌前方牵引治疗装置示意图

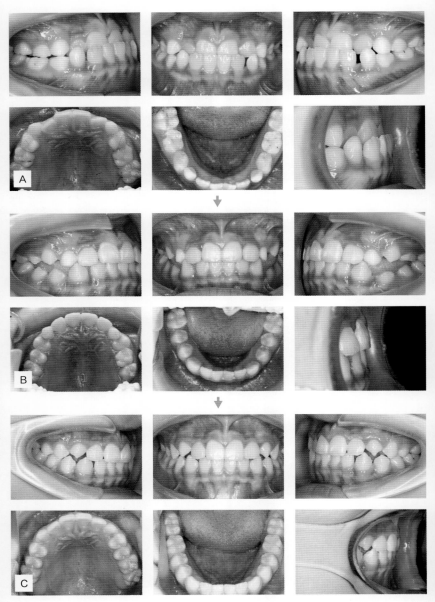

图 12-21　上颌前方牵引矫治替牙期前牙反𬌗
A. 治疗前；B. 治疗后；C. 随访 1 年半。

二、骨性Ⅱ类下颌后缩的早期矫治

骨性Ⅱ类患儿前牙覆盖较大，往往表现为深覆𬌗，磨牙关系为远中尖对尖或完全远中，尖牙关系远中，常伴有上颌宽度不足，下颌前伸后咬合明显改善，侧貌明显改善，头影测量显示上颌发育基本正常或轻度前突，下颌发育不足或下颌位置后缩（图12-22）。研究表明，随着生长发育的不断进行，骨性Ⅱ类患者的颅面形态不能自行改善，前牙覆盖有进一步增大的趋势，上颌牙弓宽度基本不会改善，下颌生长量较骨性Ⅰ类相比较小，差值具有显著性差异。因此，骨性Ⅱ类错𬌗畸形患儿常常同时具备上颌牙弓宽度不足及下颌后缩的双重特点，也是早期矫治的干预重点所在。

功能矫治器是骨性Ⅱ类下颌后缩早期矫治的主要矫治器，主要原理是通过改变颌面部肌肉环境从而促进𬌗发育及颅面骨骼发育的

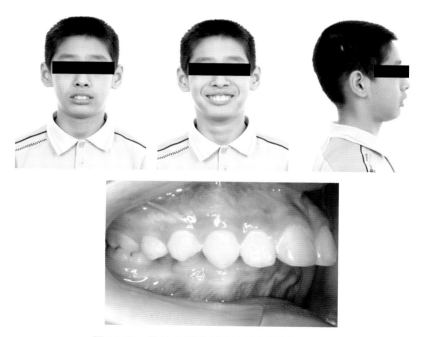

图12-22　骨性Ⅱ类下颌后缩的典型侧貌及侧面𬌗像

一类矫治器。简单来说，就是通过建立新的"功能型"而产生新的"形态型"。应用于骨性Ⅱ类下颌后缩的功能矫治器类型众多，包括上颌斜面导板、肌激动器 Activator、Frankel 矫治器、Herbst 矫治器及 Twin-block 双𬌗垫矫治器等。限于本章篇幅，以下主要介绍 Twin-block 矫治器的应用。

大量研究表明，骨性Ⅱ类下颌后缩的早期矫治应该在患儿生长发育高峰期进行，使下颌的快速生长期与咬合关系的调整相重叠，能有效促进下颌生长，调整咬合，改善面型。患儿生长发育高峰期的判断需要结合多方面证据综合考虑，包括年龄、身高、骨龄（手腕骨龄：拇指内收籽骨的出现意味着生长发育进入高峰期；颈椎骨龄：Baccetti 改良颈椎骨龄分析法 CVS3 期表明生长发育处于高峰期）及第二性征（月经初潮或喉结）。研究表明，治疗时机的选择远远比矫治器类型的选择更为重要。

Twin-block 双𬌗垫矫治器是临床上应用较为广泛的一种功能矫治器。戴入矫治器后，上、下颌矫治器通过𬌗垫的斜面引导滑动实现咬合接触，将下颌引导至前伸位置。矫治器通过前伸下颌诱导产生有利方向的𬌗力，牵拉咀嚼肌纤维伸长，产生持续的刺激作用，从而影响下颌的生长速度和支持骨的骨小梁结构，纠正或改善骨性Ⅱ类错𬌗畸形。

（1）Twin-block 矫治器的设计：矫治器由上、下颌两部分组成（图 21-23）。上颌矫治器在上颌第一磨牙处放置箭头卡，在前磨牙区放置邻间钩以保证固位；前牙区放置双曲唇弓以防止上前牙唇倾；对伴有上颌宽度不足者在腭部中央放置螺旋扩大器以实现上颌扩弓；上颌第一磨牙与第二前磨牙区域铺𬌗垫，并在第二前磨牙处将𬌗垫制成斜向下颌远中的 45°～70° 斜导平面。下颌矫治器在下颌第一前磨牙处放置箭头卡以保证固位；在切牙区放置切端钩以防止下前牙伸长；下颌第一前磨牙与第二前磨牙区域铺𬌗垫，并与上颌对应形成斜导平面。

（2）Twin-block 矫治器的治疗程序：取工作模型并取下颌前伸位𬌗记录，送技工中心加工制作矫治器。𬌗记录原则上下颌前伸

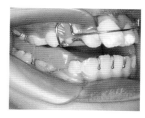
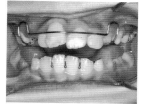
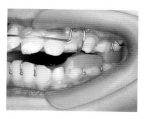
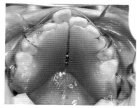
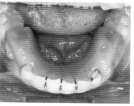

图 12-23 Twin-block 双𬌗垫矫治器

量不得小于 5 ~ 7 mm，同时上、下切牙之间打开 1 ~ 2 mm 以容纳𬌗垫，并尽量恢复中线关系。临床操作中，一般要求矢状向上，下颌前伸至尖牙中性关系，磨牙中性或近中关系，前牙覆盖基本正常，中线基本对正；垂直向上，前牙垂直打开 3 mm 左右；矢状向 + 垂直向上，下颌共计前移 8 ~ 10 mm，既保证了咀嚼肌纤维牵拉张力产生疗效，又避免了过度前伸下颌导致关节或肌肉不适。对于下颌后缩明显，前牙深覆盖大于 10 mm 者，可考虑分次制作多个功能矫治器进行治疗。

（3）Twin-block 矫治器的临床使用及注意事项：Twin-block 矫治器原则上要求患者全天戴用，矫治时间必须大于每天 12 h。一般认为，吃饭时可以戴用矫治器，但大部分患儿适应比较困难，因此不强求吃饭时戴用。伴有上颌宽度不足者可同时开始上颌扩弓，加力频率为每周加力两次，扩弓量每周 0.5 mm。一般半年后可建立稳定的 Ⅰ 类咬合关系。之后分次调磨𬌗垫，逐渐减少矫治器戴用时间，促进后牙建𬌗。Twin-block 矫治器的总治疗时间一般在 1 年左右。功能矫治器治疗结束后，根据情况决定是否进行固定矫治（图 12-24）。

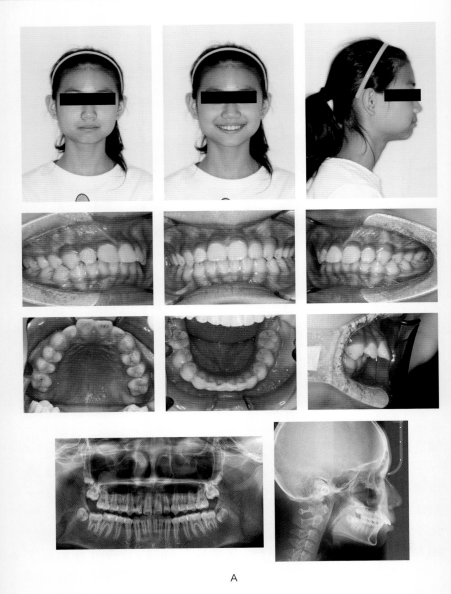

A

图 12-24　Twin-block 双𬌗垫矫治器矫治恒牙早期骨性 Ⅱ 类下颌后缩
图 A、B 分别为治疗前后面𬌗像及 X 线片。

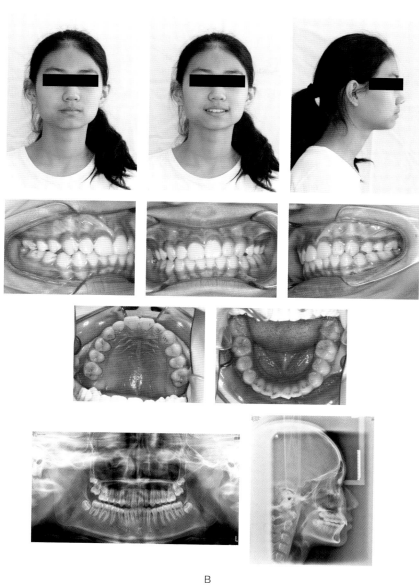

B

图 12-24 （续）

参考文献

［1］葛立宏. 儿童口腔医学. 5版. 北京：人民卫生出版社，2020.

［2］秦满，夏斌. 儿童口腔医学. 3版. 北京：北京大学医学出版社，2020.

［3］Dean JA. 麦克唐纳埃弗里儿童青少年口腔医学. 10版. 秦满，译. 北京大学医学出版社有限公司，2018：419-434.

［4］Aliakbar Bahreman. 儿童口腔早期矫治. 戴红卫，卫光曦，译. 北京：人民卫生出版社，2020：67-96.

［5］Dean JA, Avery DR, McDonald RE. McDonald and Avery's dentistry for the child and adolescent. 9th edition. Missouri: Mosby Elesevier, 2011: 590-592.

［6］郑树国. 儿童牙齿发育异常Ⅲ：第一恒磨牙异位萌出的早期临床处理. 中华口腔医学杂志，2012，47（10）：637-639.

［7］王郁，葛立宏，刘鹤. 儿童第一恒磨牙异位萌出的治疗及相关进展. 中华口腔医学杂志，2012，47（8）：507-509.

［8］Proffit WR, Fields Jr HW, Sarver DM. Contemporary Orthodontics. 5th editoion. Missouri: Mosby Elesevier, 2013.

［9］林久祥，许天民. 现代口腔正畸学：科学与艺术的统一. 4版. 北京：北京大学医学出版社，2010.

（刘鹤　章晶晶　李静）

第十三章
儿童常见牙周黏膜组织疾患

第一节 菌斑性龈炎与青春期龈炎

一、菌斑性龈炎

菌斑性龈炎（dental plaque-induced gingivitis）又称为边缘性龈炎（marginal gingivitis），是菌斑性牙龈病中最常见的疾病。牙龈的炎症只位于游离龈和龈乳头，是一种在儿童和青少年中患病率较高的牙龈病。

1. 临床表现

（1）牙龈炎症局限于游离龈和龈乳头，以前牙区为主。

（2）表现为龈缘和龈乳头颜色鲜红或暗红，外形水肿圆钝、松软，失去扇贝状外形。

（3）探诊后出血（bleeding on probing，BOP）对龈炎的早期诊断有意义。

2. 辅助检查 X线检查未见牙槽骨吸收。

3. 诊断

（1）龈缘处有菌斑，病变局限于龈缘和龈乳头。

（2）牙龈红肿、松软、有压痕，刺激后出血。

（3）无附着丧失和牙槽骨吸收。

4. 鉴别诊断

（1）早期牙周炎：主要在于有无附着丧失。牙龈炎应无附着丧失。影像学检查可帮助确定有无牙槽嵴顶吸收。

（2）血液病引起的牙龈出血：血小板减少性紫癜、白血病等血液系统疾病均可引起牙龈出血，易自发出血，出血量较多，不易止住。应详细询问病史。血液学检查有助于排除上述疾病。

（3）坏死性溃疡性龈炎：坏死性溃疡性龈炎以牙龈坏死为特点，可有口臭和伪膜，疼痛明显。而菌斑性龈炎无自发痛和自发出血。

5．治疗　彻底清除菌斑牙石，消除造成菌斑滞留和局部刺激牙龈的因素。帮助患儿掌握正确的刷牙方法，保持口腔清洁。

6．预后及相关因素　儿童和青少年菌斑性龈炎是可逆的，其疗效较理想，但也容易复发。教会患儿控制菌斑的方法，使之能够持之以恒地保持良好的口腔卫生状况，这是保持疗效、预防复发的关键。

二、青春期龈炎

青春期龈炎（puberty gingivitis/puberty-associated gingivitis）是受内分泌影响的牙龈炎之一（图 13-1），男女均可患病，女性稍多于男性。菌斑仍然是青春期龈炎的主要病因，青春期儿童体内性激素水平的变化是青春期龈炎发生的全身原因。牙龈是性激素的靶向组织，由于内分泌的改变，牙龈组织对菌斑等局部刺激物的反应性增强，产生较明显的炎症反应，或使原有的慢性龈炎加重。

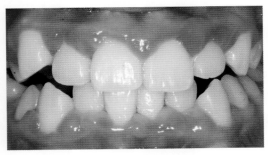

图 13-1　青春期龈炎
患儿，男，11 岁，牙龈红肿，刷牙出血。

1．临床表现

（1）青春期龈炎好发于前牙唇侧龈乳头和龈缘。

（2）唇侧牙龈肿胀明显，舌侧和后牙区牙龈炎症较轻。

（3）龈乳头常呈球状突起，颜色暗红或鲜红，松软发亮，探诊出血明显。

（4）龈沟可加深形成龈袋，但无附着丧失和牙槽骨吸收。

（5）牙龈肥大发炎的程度超过局部刺激程度。

（6）易复发。

（7）可存在如牙列拥挤、正畸矫治器或不良习惯等因素。

2．辅助检查 X线检查未见牙槽骨吸收。

3．诊断

（1）青春期前后多见。

（2）牙龈肥大增生的程度超过局部刺激的程度。

（3）前牙唇侧好发。

（4）牙龈肿胀明显，可有牙龈增生。

（5）口腔卫生情况较差。

4．治疗

（1）口腔卫生指导。

（2）控制菌斑：洁治，去除龈上牙石、菌斑和假性袋中的牙石。

（3）纠正不良习惯。

（4）去除不良修复体或不良矫治器。

（5）经上述治疗后仍有牙龈外形不良、纤维性增生者可行牙龈切除术和龈成形术。

5．预后及相关因素 青春期龈炎在青春期后症状缓解，但是如果不能很好地控制菌斑和保持良好的口腔卫生，症状会加重。因此，应定期复查，教会患儿控制菌斑的方法，养成良好的口腔卫生习惯，以防止复发。

第二节　其他牙周组织疾患

一、常见儿童牙龈病

（一）萌出性龈炎

萌出性龈炎（eruption gingivitis）是在乳牙和第一恒磨牙萌出时常见的暂时性牙龈炎（图 13-2）。

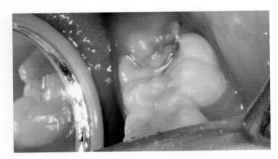

图 13-2　萌出性龈炎

患儿，女，6 岁，左下第一恒磨牙萌出时远中牙龈糜烂、红肿、出血。

1. 临床表现

（1）正在萌出的牙齿冠周牙龈组织充血，但无明显自觉症状，随牙齿萌出自愈。

（2）第一恒磨牙萌出时常见冠周红肿，远中龈袋内可有溢脓，患儿主诉疼痛，严重时炎症扩散可引起间隙感染、面肿。

2. 诊断

（1）患牙处在牙齿萌出期。

（2）牙冠周围牙龈组织红肿、出血，探诊出血。

（3）感染较重时可扪及同侧淋巴结肿大。

3. 治疗

（1）轻微的炎症无须处理，改善口腔卫生即可减轻牙龈症状。

（2）炎症较重时可用 3% 过氧化氢溶液和 0.9% 生理盐水冲洗，

局部上碘甘油。

（3）伴发淋巴结肿大或间隙感染时需要全身应用抗生素进行治疗。

（4）萌出性囊肿可以随着牙齿的萌出而消失（图13-3），影响萌出时可切除部分组织暴露牙冠。

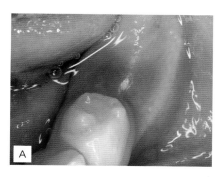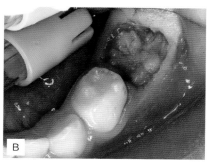

图 13-3　萌出性囊肿

A. 患儿，女，4岁，左下第二乳磨牙不萌出，黏膜表面蓝色，扪波动感；B. 萌出性囊肿，切除囊肿暴露左下第二乳磨牙咬合面术后。

4. 预后及相关因素　萌出性龈炎预后良好。改善口腔卫生环境和去除局部不良因素是治疗关键。

（二）急性龈乳头炎

急性龈乳头炎（acute localized papillary gingivitis）是指病损局限于个别牙龈乳头的急性非特异性炎症，是一种较为常见的牙龈急性病损（图13-4）。

1. 临床表现

（1）单个龈乳头发红、肿胀，探触和吸吮时易出血，可有自发性的胀痛感。

（2）局部可检查到刺激物或邻面龋，去除嵌塞的食物，牙龈可有渗血。

（3）患牙可有轻叩痛。

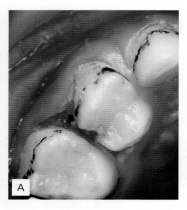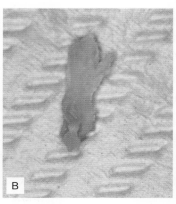

图 13-4　龈乳头炎

A. 右上第一乳磨牙和第二乳磨牙之间食物嵌塞，牙龈充血、糜烂，探诊出血；B. 嵌塞的
食物。

2．诊断　根据临床表现不难诊断。

3．治疗

（1）去除嵌塞的食物、菌斑、牙石，彻底去除充填体的悬突，治疗龋病等局部刺激因素。

（2）局部可使用抗菌消炎药物如 3% 过氧化氢溶液冲洗。

4．预后及相关因素　去除局部致病因素、对症治疗后，急性龈乳头炎预后良好。

（三）药物性牙龈肥大

药物性牙龈肥大（drug-induced gingival enlargment）又称药物性牙龈增生（drug-induced gingival hyperplasia），主要是指因长期服用某些药物，如抗癫痫药和免疫抑制剂等所致的牙龈纤维性增生和体积增大。

1．临床表现

（1）牙龈肥大一般开始于服药后的 1~6 个月内。

（2）多数无自觉症状，无疼痛。

（3）增生肥大起始于唇颊侧或舌腭侧龈乳头，呈小球状突起于牙龈表面，表面呈颗粒状或小叶状，继而肥大的龈乳头继续增大而互相靠近或相连，并向龈缘扩展，盖住部分牙面，使牙龈外观发生明显的变化。

（4）肥大的牙龈组织一般呈淡粉红色，质地坚韧，略有弹性，不易出血。

（5）牙龈增生肥大严重时能使牙齿发生移位、扭转，以致牙列不齐。

（6）牙龈肥大的好发区域为：上颌前牙唇面最好发，其次是下颌前牙唇面、上颌后牙颊面和下颌后牙颊面。

（7）牙龈增生肥大的临床表现与服药的年龄阶段有关。在恒牙萌出前开始服用，牙龈组织增生肥大和纤维化会使恒牙萌出受阻。

2. 诊断

（1）患者有癫痫或高血压、心脏病或接受过器官移植，有苯妥英钠、环孢菌素、硝苯地平等用药史。

（2）增生起始于牙龈乳头，后波及龈缘。表面呈小球状、分叶状或桑葚状，质地坚实，略有弹性，色粉。

（3）若存在感染则有龈炎表现，存在局部刺激因素。

3. 鉴别诊断

（1）增生性龈炎：有明显局部刺激因素，无全身用药史。病情进展缓慢。多见于唇颊侧，主要局限于龈乳头和边缘龈。

（2）遗传性龈纤维瘤病：有家族史，无用药史。牙龈增生广泛，覆盖牙面 2/3 以上。以纤维性增生为主。

4. 治疗

（1）停止或更换引起牙龈增生的药物：对那些病情不允许停药的患儿，需与相关医师协商，考虑更换使用其他药物或与其他药物交替使用，以减轻副作用。

（2）去除局部刺激因素：通过洁治、刮治清除菌斑、牙石，并消除一切可能导致菌斑滞留的因素。一些症状较轻的病例经上述处理后，牙龈肥大可明显好转甚至消退。

（3）局部药物治疗：对于牙龈有明显炎症的患儿，可用 3% 过氧化氢溶液冲洗龈袋，并可在袋内放置抗菌消炎药物，待炎症减轻后再做进一步的治疗。

（4）手术治疗：对于牙龈增生明显，虽经上述治疗，增生牙龈仍不能完全消退者，可采用牙龈切除术及牙龈成形术去除增生的牙龈组织，并修整其外形。手术应选择在全身病情稳定时进行。

（5）口腔卫生指导：教会患儿控制菌斑、保持口腔清洁的方法，以减少和避免术后的复发。对于需要长期服用苯妥英钠、环孢菌素或钙通道阻滞剂的患儿，应在开始用药前进行口腔检查，消除可能引起牙龈炎的刺激因素，减少本病的发生。

（四）遗传性牙龈纤维瘤病

遗传性牙龈纤维瘤病（hereditary gingival fibromatosis，HGF）又名家族性（familial）或特发性（idiopathic）牙龈纤维瘤病，为牙龈组织的弥漫性纤维结缔组织增生疾病（图 13-5）。此病发病率很低。纽约哥伦比亚大学医学中心在 20 余年所接诊的 10 万名患者中，确诊此病的仅有 20 例，未发现有性别差异。本病有明显遗传倾向，通常为常染色体显性遗传，也有常染色体隐性遗传，但也有非家族性病例，称为特发性龈纤维瘤病。

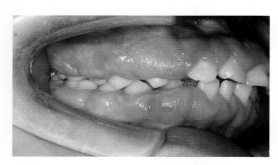

图 13-5　遗传性牙龈纤维瘤病

1. 临床表现

（1）牙龈开始纤维增生可在乳牙萌出时、恒前牙萌出时或恒后牙萌出时，一般开始于恒牙萌出之后。

（2）牙龈逐渐增生，可累及全口的牙龈缘、龈乳头和附着龈，甚至达膜龈联合处，但不影响牙槽黏膜。增生的牙龈表面呈结节状、球状、颗粒状，组织致密而硬，色泽正常、略白。

（3）增生的范围可呈局限性，也可呈广泛性增生。增生通常为对称性，也有单侧性增生。一般下颌症状轻于上颌，上颌磨牙区、上颌结节部及下颌磨牙区的病变均为舌腭侧比颊侧明显，其中以上颌磨牙腭侧最为严重。

2. 诊断与鉴别诊断

（1）该病发生于萌牙后，可波及全口牙龈。多见于儿童，也可见于成人。

（2）龈颜色正常，坚实，表面光滑或结节状，点彩明显。

（3）替牙期儿童可有萌牙困难。

（4）可有家族史。

（5）与药物性牙龈肥大鉴别。本病没有服药史，增生程度重。

3. 治疗

（1）控制菌斑，消除炎症。

（2）手术切除肥大牙龈，以牙龈成形术为主，切除增生的牙龈并修整成形，以恢复牙龈的生理功能和外观。但是应注意恰当地选择手术的时期。在发病后 1~2 年，或是 X 线片显示牙齿已萌出于牙槽骨、表面仅为软组织覆盖时手术为宜。7 或 8 岁时行前牙区牙龈切除术，14 岁左右行后牙区牙龈切除术。部分患者在青春期后缓解，故手术最好在青春期后进行。

4. 预后及相关因素　本病为良性增生，切除后疗效较佳，但术后容易复发。口腔卫生保持得好，可以不复发或复发缓慢。

二、常见儿童牙周病

（一）侵袭性牙周炎

侵袭性牙周炎（aggressive periodontitis，AgP）是一类多发于年轻人，疾病发展迅猛，其临床表现和实验室检查均与慢性牙周炎有区别的牙周炎（表 13-1）。侵袭性牙周炎包含了青少年牙周炎、快速进展性牙周炎和青春前期牙周炎。侵袭性牙周炎按其患牙的分布可分为局限型和广泛型。侵袭性牙周炎有家族聚集性。

表 13-1　慢性牙周炎与局限型侵袭型牙周炎和广泛型侵袭性牙周炎的比较

病名	慢性牙周炎	局限型侵袭性牙周炎	广泛型侵袭性牙周炎
好发人群	主要见于成人，也可发生于儿童	通常发生于青少年（青春期前后）	多为30岁以下，也可更大
家族聚集性	无明显家族聚集性	明显家族聚集性	明显家族聚集性
菌斑量与破坏程度的关系	菌斑量与破坏程度一致	菌斑量与破坏程度不一致	不定，有时一致
有无龈下结石	多有龈下牙石	一般无或少龈下牙石	可有或无龈下牙石
病变分布	病变分布不定，无固定类型	局限于切牙、第一磨牙，其他牙不超过两个	除切牙、第一磨牙外，累及其他牙超过三个
进展速度	慢到中等速度进展	快速进展	快速进展

1. 临床表现

（1）局限型侵袭性牙周炎（localized aggressive periodontitis, LAgP）

1）发病始于青春期前后，女性多于男性，进展快速，早期出现牙齿松动和移位。

2）局限于第一恒磨牙或切牙的邻面并且有附着丧失，至少波及两颗恒牙，其中一颗为第一恒磨牙，其他患牙（非第一恒磨牙和切牙）不超过两颗，多为左右对称。

3）牙周组织的破坏程度与局部刺激物的量不成比例。早期患者菌斑、牙石量很少，牙龈炎症轻微，但能探及深牙周袋，袋壁有炎症和探诊后出血，晚期可发生牙周脓肿。

4）X线片可见第一恒磨牙的邻面有垂直型骨吸收，若近远中均有垂直型骨吸收则形成典型的"弧形吸收"，在切牙区多为水平型骨吸收。

（2）广泛型侵袭性牙周炎（generalized aggressive periodontitis，GAgP）

1）广泛型侵袭性牙周炎受累的患牙广泛，侵犯第一磨牙和切牙以外的牙数在 3 颗以上。

2）有严重而快速的附着丧失和牙槽骨破坏。在活跃期，牙龈有明显的炎症。

3）患者有时伴有发热、淋巴结肿大等全身症状。

2．诊断

（1）发病年龄小。

（2）牙石等刺激物与牙周组织破坏程度不成比例。邻面牙周袋深，牙齿松动、移位。

（3）微生物检测异常有助于诊断。

（4）注意需排除明显影响因素，如是否存在咬𬌗创伤，是否曾接受过不正规的正畸治疗，有无伴随 1 型糖尿病、HIV 感染等全身疾病。

（5）X 线检查显示牙槽骨破坏。

3．治疗

（1）早期治疗，彻底消除感染，防止复发。通过洁治、刮治等牙周基础治疗，大多数患者可有较好的疗效。

（2）应用抗菌药物。可全身服用抗生素作为洁治、刮治的辅助疗法。在深牙周袋内放置缓释的抗菌制剂如甲硝唑、米诺环素等可减少龈下菌斑的重新定植，减少本病的复发。

（3）定期复查。应根据每位患者菌斑和炎症的控制情况，确定复查间隔期。在牙周炎症控制后，还应强调患者的依从性和维护期中的菌斑控制。

4．预后及相关因素　侵袭性牙周炎发病早、进展快，发病年龄越小，预后越差，需要强化、综合的治疗，更要强调积极治疗阶段后的定时维护治疗。通过自我保护意识的加强、防治条件的改善，牙周病是可以控制的。

（二）创伤性牙周炎

在混合牙列期，恒中切牙萌出时，牙冠常向远中倾斜，中间产生一暂时性的间隙，此间隙随着侧切牙和尖牙的萌出而逐渐关闭。有些家长和口腔医师不了解此生理现象，擅自用橡皮圈直接套在中切牙上进行间隙的关闭。橡皮圈逐步滑向根尖，可引起急性创伤性牙周炎（图 13-6）。

1. 临床表现　橡皮圈引起的急性创伤性牙周炎病变仅局限于两颗中切牙，牙龈红肿，牙周袋深，可伴有溢脓。患牙松动，甚至伸长，突出于曲线以外。X 线片显示中切牙牙槽骨广泛性吸收（图 13-7）。

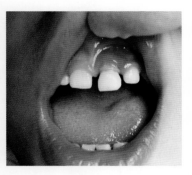

图 13-6　皮圈引起创伤性牙周炎
患儿，男，5 岁，皮圈套入左上乳前牙，牙齿松动、移位（权俊康医师提供）。

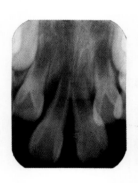

图 13-7　创伤性牙周炎 X 线表现
患儿，女，7 岁，橡皮圈矫治上颌中切牙造成牙槽骨吸收，牙齿松动、下垂。

2. 治疗　首先去除埋入牙龈中的橡皮圈，局部涂抹 1% 碘酊或 2% 碘甘油。全身可服用抗生素等消炎药物。松动患牙予以固定。

3. 预后及相关因素　其预后与病程长短有关。若发现及时、治疗得当，牙槽骨吸收未达根尖，尚可保留患牙。发现时牙周破坏已达根尖、牙槽骨吸收明显、松动明显的患牙，多数情况下无法保留。

常见儿童牙龈、牙周疾病诊断流程如图 13-8 所示。

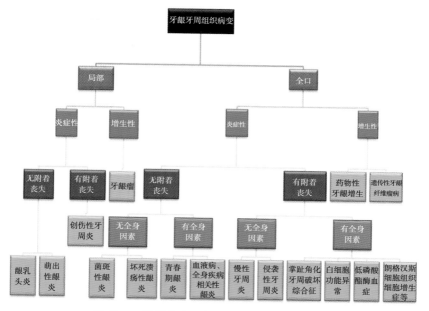

图 13-8　常见儿童牙龈、牙周疾病诊断流程图

第三节　儿童常见黏膜组织疾患

一、急性假膜型念珠菌口炎

急性假膜型念珠菌口炎（acute pseudomembranous candidal stomatitis）是白色念珠菌引起的真菌感染。新生儿和 6 月龄以内婴儿最多见，出生后 2～8 天就可发生。其又称新生儿"雪口"或"鹅口疮"。其感染途径可以是经母亲产道感染，也可以经哺乳用具或母亲乳头感染。

1. 临床表现

（1）好发部位是唇、舌、颊、软腭。

（2）黏膜充血、水肿，表面出现散在的凝乳状斑点，并逐渐扩大、相互融合，形成白色微凸的片状假膜。假膜若强行擦去，留下出血创面。

（3）患儿全身症状不明显，有的患儿出现拒食、啼哭。

2. 诊断

（1）根据病史、发病年龄和临床症状可以诊断。

（2）实验室涂片检查。取假膜置于载玻片上，再加一滴 10% 氢氧化钾，镜下观察，如果见到菌丝及孢子即可确诊。

3. 治疗

（1）局部药物治疗

1）2%～4% 碳酸氢钠溶液擦洗口腔，每 2～3 h 一次。也可用此药物在哺乳前后清洗乳头或哺乳用具。

2）每毫升水加入制霉菌素 5 万～10 万单位，涂布患处，每 2～3 h 一次。

3）两性霉素 100 mg/ml，每天 4 次，局部涂布。

（2）全身抗真菌治疗：重症患儿每天口服克霉唑 20～60 mg/kg，分 3 次服用。

4. 预防

（1）预防产房交叉感染，避免产道感染。

（2）哺乳用具煮沸消毒，保持干燥。温开水擦洗婴儿口腔。

5. 预后　该病为原发性，病程短，经治疗后效果好，痊愈后不易复发。

二、疱疹性龈口炎

疱疹性口炎（herpetic stomatitis）是由单纯疱疹病毒引起的口腔内原发性急性感染性疾病（图 13-9）。多发生于 6 岁前的儿童，出生后 6 个月至 3 岁的婴幼儿最为多见。

1. 临床表现

（1）有疱疹患者接触史，潜伏期约 1 周。

（2）全身症状：发病急，患儿可有唾液增多、流涎，发热，烦躁，拒食，有时颌下淋巴结肿大、压痛，咽喉部轻度疼痛等前驱症

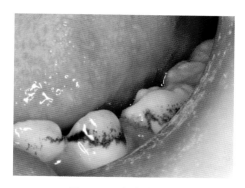

图 13-9　疱疹性口炎

患儿，男，3 岁，发热 1 周后牙龈充血，舌、唇黏膜簇形小疱，牙龈充血。

状。症状在 7～14 天逐渐消失。

（3）黏膜损害：唇、舌、颊、牙龈黏膜与上腭等处口腔黏膜充血、水肿，出现平伏而不隆起和界线清楚的红斑，红斑上出现针头大小、直径约 2 mm 的数量不等圆形小水疱，水疱呈丛簇，少数单个散在。疱破溃形成溃疡。初裂时水疱周围留有隆起的灰白色疱壁。儿童常伴有急性龈炎，舌背部有明显的舌苔。

（4）皮肤损害：唇、口角、鼻颊等区域可发生疱疹，破溃后形成黄褐色痂皮。

2. 诊断

（1）临床症状：儿童急性发热，淋巴结肿大，有全身反应。口周皮肤出现成簇水疱。口腔黏膜散在簇集溃疡。

（2）实验室检查：疱疹基底涂片或培养，可见气球样变的细胞及多核巨细胞，核内有包涵体。

3. 鉴别诊断

（1）疱疹性咽峡炎（herpangina）：由柯萨奇（Coxackie）病毒 A4 感染引起。软腭、悬雍垂、扁桃体等口咽部好发，前庭部位少发。初为丛集小水疱，破溃后形成溃疡。病程 1 周。全身前驱症状轻。

（2）手 - 足 - 口病（hand-foot-mouth disease）：常见的病原体是

柯萨奇病毒 A16 和肠道病毒 71 型。秋季好发。多发生于婴幼儿，潜伏期 2～7 天。前驱症状有低热、困倦和淋巴结肿大。唇、颊、舌、腭等口腔黏膜出现直径 1～3 mm 小水疱，破溃后形成溃疡。手掌、足底出现米粒大小疱疹，圆形，几个到十几个。四周红晕，无明显压痛。口腔损害较皮肤严重。7～10 日后愈合。

4．治疗

（1）充分休息，给予含维生素 B、C 的饮食。

（2）局部采取消炎、止痛、促愈合措施。患儿疼痛、不能进食时，应用 1%～2% 普鲁卡因溶液含漱，止痛。局部涂布消炎防腐止痛剂。皮肤保持洁净，防止感染，促使干燥结痂。疱破可用复方硼酸液湿敷。无渗出时，可涂布疱疹净软膏或抗生素软膏。

（3）抗病毒治疗：重者给予全身抗病毒治疗如阿昔洛韦或利巴韦林。

（4）预防继发感染：口服抗生素或磺胺类药物预防继发感染。

（5）中医治疗：清热解毒中药治疗，如口服板蓝根冲剂、双黄连口服液、抗病毒冲剂等。

5．预防　应与患儿隔离。可口服板蓝根汤进行预防。应注意个人卫生，勤晒被褥，房间良好通风。

三、婴幼儿创伤性溃疡

婴幼儿创伤性溃疡（traumatic ulcer）多因局部机械刺激或不良习惯造成。

（一）李 - 弗病（Riga-Feda disease）

1．病因　下颌乳中切牙萌出过早，切端锐利。吸吮时，切端摩擦舌系带和舌腹产生溃疡。

2．临床表现

（1）损害位于舌系带中央两侧。

（2）开始为充血、糜烂，随后形成溃疡。溃疡表面不平，灰白色。

（3）由于长期摩擦，溃疡面扩大。也可形成肉芽肿，局部质硬，颜色苍白，影响舌的运动。

3. 治疗　局部涂布消毒防腐剂。调磨牙齿锐利的边缘，或去除过早萌出的松动乳牙。也可改变喂养方式，减少吸吮运动。舌系带过短时，溃疡愈合后做舌系带成形术。

（二）创伤性溃疡

1. 病因　乳牙残根（图 13-10）、残冠破坏了颊侧或唇侧骨板使根尖外露，持续刺激相应的黏膜造成局部糜烂、溃疡。

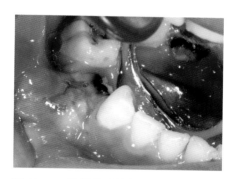

图 13-10　残根导致的颊黏膜创伤性溃疡

2. 临床表现　损伤形态与创伤因素有关。相应黏膜出现糜烂、溃疡。陈旧性损害呈暗红色，边缘高起，中央凹陷，有灰色假膜。长期不治，边缘隆起，基底较硬。此类溃疡也称为"褥疮性溃疡"。

3. 治疗

（1）去除致病因素：拔除残根、残冠。

（2）局部消炎止痛、促愈合。

4. 预后及相关因素　去除致病因素，局部对症治疗后一般预后良好。

（三）咬伤

幼儿在口腔注射麻药后，尤其是下颌传导阻滞麻醉后，颊、舌、唇黏膜出现增厚、麻木感，患儿用牙咬麻木部位的黏膜造成损伤，形成糜烂、溃疡。

局部麻醉后要反复强调注意事项，预防咬伤。咬伤部位可局部涂布消毒防腐药物。

四、口角炎

口角炎（angular cheilitis）好发于儿童（图 13-11）。病因包括不良习惯如经常舔口角，咬手指、铅笔等导致口角损害。儿童体质虚弱，口角潮湿、皲裂或长期服用抗生素，容易引起白色念珠菌感染，称为白色念珠菌口角炎。儿童口角炎也可以由葡萄球菌或摩-阿（Morox-Axenfeld）双杆菌引起。核黄素缺乏引起生物氧化、脂肪与蛋白质代谢障碍，长期缺乏可形成营养不良性口角炎。烟酸、泛酸、吡多醇和维生素 B_1 等缺乏时，也可发生口角炎。

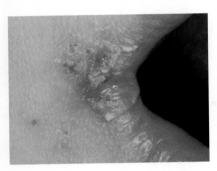

图 13-11　口角炎

1. 临床表现

（1）口角炎多为双侧，也可为单侧。

（2）口角区皮肤湿白、糜烂、皲裂。皲裂的渗出液可结成黄痂，继发感染后颜色加深，张口运动可导致痂裂出血，引起疼痛，影响患儿说话、进食。口唇的活动又延缓损害愈合。

（3）可继发白色念珠菌及球菌感染。

2. 鉴别诊断　应与口-眼-生殖器综合征相鉴别，其由长期缺乏核黄素引起。临床表现包括：口角炎或伴唇红纵裂与鳞屑形成，有时伴发萎缩性舌炎；眼球结合膜炎，出现灼热、异物感，角膜睫状体充血，视力减退；阴囊对称性红斑，可伴有细小秕糠状脱屑，红斑边缘常见痂皮，可有轻度瘙痒，严重时红斑鳞屑和痂皮可波及大腿内侧面皮肤。

3. 治疗

（1）去除不良习惯。

（2）局部可用消炎防腐类溶液洗涤，如 0.1% 高锰酸钾溶液、1.5% 过氧化氢溶液、2% 碳酸氢钠等。无渗出时可涂布抗生素或激素类软膏。

（3）有白色念珠菌感染时，可涂 1%～5% 克霉唑软膏。

（4）积极治疗全身疾病，如补充核黄素等。

五、游走性舌炎

游走性舌炎（migratory glossitis）在儿童、青少年多见。病因不清。其表现为发生于舌背的游走性环形病变，形状似地图，也称地图舌。游走性舌炎病程可长达数年，但不少患儿在幼儿期后渐渐消失。

1. 临床表现

（1）病损好发于舌尖、舌背及舌侧缘。

（2）主要表现为丝状乳头剥脱区出现圆形、椭圆形或不规则形红色斑块，其外围的丝状乳头增殖形成白色或黄白色微微隆起的弧形边界。病变区红白相间，剥脱区范围不断扩大，向周围蔓延，与邻近剥脱区融合。

（3）一般无自觉症状，或者有轻度刺麻感和烧灼感。

2. 治疗

（1）游走性舌炎是一种良性病变，一般不需治疗。

（2）消除刺激因素，注意局部口腔卫生。

（3）有症状者可给予弱碱性含漱剂，症状明显时涂布 1% 金霉素软膏。

3. 预后及相关因素　该病预后良好，无症状者不需要治疗。

六、慢性唇炎

慢性唇炎（chronic cheilitis）是一种病程迁延、反复发作的非特异性唇部炎症（图 13-12）。病因不清，可能与长期慢性刺激有关，如气候干燥、寒冷，舔唇或咬唇等不良习惯，日光照射等温度、化学或机械刺激因素。

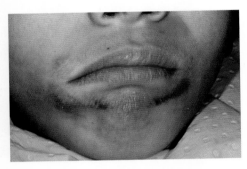

图 13-12　慢性唇炎

1. 临床表现

（1）寒冷干燥季节多发，下唇唇红部好发。

（2）慢性脱屑性唇炎：以干燥脱屑为主。唇红部淡黄色干痂，伴灰白色鳞屑，周围轻度充血。患处干胀、痒、疼痛。

（3）慢性糜烂性唇炎：反复糜烂，炎性渗出，结血痂或脓痂，疼痛明显，肿胀不退。

2. 诊断

（1）通过临床表现多可诊断。

（2）病理表现为非特异性炎症表现：黏膜上皮角化不全或过角化，有剥脱性缺损；上皮内细胞排列正常或有水肿，固有层淋巴细胞、浆细胞浸润，血管扩张、充血。

3. 治疗

（1）去除刺激因素，改变咬唇、舔唇不良习惯。

（2）干燥脱屑者可涂布抗生素或激素类软膏。

（3）糜烂性唇炎以局部湿敷为主。

参考文献

［1］秦满，夏斌. 儿童口腔医学. 3 版. 北京：北京大学医学出版社，2020.

［2］孟焕新. 牙周病学. 3 版. 北京：人民卫生出版社，2008.

［3］McDonald ER . Dentistry for Children and Adolescent . Missouri: Mosby Company, 1983.

［4］Soxman JA. Handbook of Clinical Techniques in Pediatric Dentistry. New Jersey: JohnWiley & Sons, Inc. , 2015.

［5］Bimstein E. Periodontal and Gingival Health and Disease. London: Martin Dunitz Ltd, 2001.

［6］Hoeger P, Kinsler V, Yan A. Harper's Textbook of Pediatric Dermatology. 4th edition. New Jersey: John Wiley & Sons Ltd. , 2020.

（张笋　郭怡丹）

第十四章

儿童常见的系统性疾病和遗传性疾病相关的口腔异常

第一节 系统性疾病的口腔异常表现

系统性疾病（systemic disease）是指影响机体多个组织和器官，或影响全身的一类疾病。虽然系统性疾病到晚期常会侵犯身体多个脏器，但疾病初起时可能仅表现在个别器官，因此了解口腔状态与系统性疾病间的相互关系，对疾病的早期诊断和治疗具有重要意义。本节将介绍几个有明显口腔表征的儿童系统性疾病。

一、白血病

白血病（leukemia）是发生于造血器官，以血液和骨髓中的白细胞及其前体细胞的增殖和发育异常为特点的一种进行性恶性疾病，是儿童最常见的恶性肿瘤之一。临床表现为贫血、出血、感染及各器官浸润症状。儿童时期发生的白血病多为急性白血病，起病急，常出现持续高热、进行性贫血和皮肤出血点、骨关节疼痛。

1. 临床表现

（1）口腔主要表现为牙龈肿胀和出血。牙龈肿胀范围广，多为全口牙，严重者可覆盖整个牙面。牙龈自发性出血倾向严重，出血难以止住，黏膜上可见瘀斑或出血点。

（2）龈缘可见组织坏死、溃疡和假膜覆盖，伴有疼痛，似坏死性溃疡性龈炎。

（3）由于白细胞功能障碍、抵抗力低下，口腔内常合并真菌和细菌继发感染。

2. 诊断与鉴别诊断　临床表现和血常规及血涂片发现大量幼稚白细胞可以诊断。临床上需与其他一些血液病和坏死性溃疡性龈炎鉴别。

3. 治疗　口腔感染是白血病患者常见的并发症，而口腔感染又会影响白血病的全身治疗，因此对相应口腔感染应早期控制以减少并发症的发生。在化疗前和骨髓移植前可采取以下措施：

（1）局部涂氟、窝沟封闭来预防龋病。

（2）积极治疗已有的龋病，避免牙髓感染或形成根尖周病变。

（3）控制菌斑，维护健康的口腔环境。使用 0.12% 氯己定漱口液控制菌斑，可以进行龈上洁治，但动作要轻柔，避免组织损伤。

（4）对于有可能引起全身感染的牙齿应在治疗前进行拔除。

（5）化疗期间由于白血病细胞浸润和抗肿瘤药物的副作用，使患儿的口腔黏膜发生改变，容易继发口腔内感染。可以含漱抗菌药物控制菌斑，预防口腔炎症的发生，局部使用药物促进溃疡的早期愈合，5% 碳酸氢钠溶液漱口预防真菌感染。对学龄儿童建议使用软毛牙刷和非磨损性牙膏，以防再次损伤黏膜。

二、血友病

血友病（hemophilia）是一种由于缺乏某种血液凝结物质而导致的出血性疾病，是 X 染色体连锁隐性遗传性疾病，男性发病，女性携带。根据缺乏的因子不同，又分为血友病 A、血友病 B 和血友病 C。

1. 临床表现　血友病在口腔主要表现为自发性牙龈出血，口腔黏膜紫癜、瘀斑，严重者可出现血肿，创伤或拔牙后出血不止。由于牙龈易出血，血友病患儿口腔卫生状况常较差，软垢、牙结石较多，牙龈炎症明显。

2. 诊断与鉴别诊断　主要根据家族史、临床特点和实验室检查明确诊断，但须与出血性疾病鉴别。

3. 治疗

（1）预防牙龈、牙周疾患，降低患者牙龈出血风险。使用 0.12%

氯己定漱口液控制菌斑，指导患儿用正确的刷牙方法刷牙。定期进行牙周洁治，去除牙石及局部刺激因素，治疗过程中应避免损伤软组织。如果计划行龈下刮除术，需评估患者凝血功能，是否需要补充凝血因子取决于出血量和凝血因子缺乏的严重程度。

（2）牙髓治疗：乳牙和恒牙的深龋应尽量避免牙髓暴露。如果牙髓已经暴露，可以通过摘除牙髓、棉球压迫来止血，一般不会发生严重的出血问题。

（3）如需要进行局部麻醉下治疗时，可以行局部浸润麻醉或牙周膜注射；如果需要行下牙槽神经或上牙槽后神经阻滞麻醉，凝血因子浓度应达到 40% 水平，或在进行抗纤溶治疗后注射，避免形成深部血肿。

（4）当患者因病情需要而必须进行创伤性口腔治疗时，应在术前补充凝血因子，术中局部可应用止血药。对于拔牙的患者，拔牙窝内应放置可吸收明胶海绵，再用纱布压迫创面止血。一般来说，乳牙生理性脱落通常不会导致严重的出血，不需要凝血因子治疗。如出血，可采用手指和纱布直接按压几分钟即可控制。如果有持续缓慢渗血，可行抗纤溶治疗。

三、中性粒细胞减少症

中性粒细胞减少症（neutropenia）是由于外周血中粒细胞的绝对值减少而出现的一组综合征。出生后 2 周至 1 岁的婴幼儿中性粒细胞低于 $1 \times 10^9/L$、1 岁以上儿童中性粒细胞低于 $1.5 \times 10^9/L$ 时，即可诊断为中性粒细胞减少症。当中性粒细胞低于 $0.5 \times 10^9/L$ 时则可诊断为粒细胞缺乏。

1. 临床表现　中性粒细胞是机体抵抗病原微生物入侵的第一道屏障，是机体的重要防御细胞，因此中性粒细胞减少症的临床表现主要是感染、发热等非特异性症状。在口腔主要表现为反复发作的口腔炎、口腔溃疡，牙齿松动、乳牙早失，牙龈红肿、糜烂、龈袋溢脓、牙槽骨丧失等。

2. 诊断与鉴别诊断　通过典型的病史、临床表现和辅助实验室检查可以确诊。实验室检查显示外周血白细胞绝对值、中性粒细胞绝对值低于正常范围。临床上需与其他一些血液病进行鉴别。

3. 治疗 口腔治疗主要为对症治疗。口腔内注意清洁，防止继发感染。对糜烂、溃疡者采取局部对症治疗，牙周洁治以去除菌斑、牙石，进行口腔卫生宣教维持口腔卫生。

4. 提示 血液病患儿的口腔治疗主要为维护口腔卫生，避免继发感染，以局部的对症治疗为主。在进行有创的口腔操作之前要考虑患儿的全身状态，必要时要在内科医生的指导下进行。

四、朗格汉斯细胞组织细胞增生症

朗格汉斯细胞组织细胞增生症（Langerhans cell histiocytosis，LCH）又称组织细胞增生症 X（histiocytosis X），是一组原因不明的、以朗格汉斯细胞及其前体细胞克隆性增生为特点的疾病。根据患者的发病年龄和临床特点，将其分为三型：嗜酸性肉芽肿、汉-许-克病和勒-雪病。临床上也可根据病变累及的范围，将其分为广泛性 LCH 和局限性 LCH。

1. 临床表现 口腔颌面部常见的为骨嗜酸细胞肉芽肿，好发于下颌磨牙区与下颌角部位，病变主要为溶骨性破坏。早期表现为慢性炎症和局部无痛性膨隆，病变区牙槽黏膜糜烂、溃疡；牙龈充血，形成深牙周袋。随着病变进展，出现牙齿松动加重，病变区钝痛，进食时加剧，口臭明显。拔除松动牙后，拔牙创经久不愈，触碰牙槽窝时疼痛剧烈。影像学检查可见骨内圆形或椭圆形低密度影，边缘较囊肿模糊。颌骨内病损常延伸至牙槽嵴，形成牙齿悬浮的特征性影像。

2. 诊断与鉴别诊断 原因不明的多个牙松动是本病的重要特征，可同时发生在上、下颌牙槽突。局部牙龈充血、水肿、糜烂，形成经久不愈的溃疡，有口臭和血性唾液等。LCH 的诊断除临床表现外，还需结合影像学、组织病理学及免疫组化检查结果。病灶组织活检是确诊的最重要依据。

1987 年，国际组织细胞协会制定了 LCH 的病理诊断三级标准：

（1）初步诊断：皮疹压片、皮肤活检、淋巴结、肿物穿刺或手术标本发现组织细胞浸润。

（2）诊断：在初步诊断的基础上，具有下述 4 项指标的 2 项或 2 项以上。①腺苷三磷酸（ATP）酶阳性；②CD31/S-100 阳性表达；③α-D 甘露糖酶试验阳性；④花生凝集素结合试验阳性。

（3）确诊：电镜在病变细胞内发现 Birbeck 颗粒或 CDla 抗原阳性。近年研究发现 Birbeck 颗粒是朗格汉斯细胞细胞膜表面 Langerin（CD207）内化后形成的，CD207 检测方便，且其诊断的敏感性和特异性比 CDla 高，因此有学者提出将 CD207 作为诊断本病的主要免疫组化依据。

3. 治疗　根据病变范围及受累部位不同，对 LCH 患者可采取手术治疗、放射治疗、化学治疗、免疫治疗及造血干细胞移植等治疗方法，常需多学科综合治疗。预后与发病年龄、受累器官多少、器官功能损害程度及初期治疗反应有关。

五、先天性梅毒

先天性梅毒（congenital syphilis）是梅毒螺旋体在妇女怀孕 16～18 周后由母体经胎盘脐血管进入胎儿血循环所致的感染性疾病，可分为早期胎传梅毒（小于 2 岁）和晚期胎传梅毒（2 岁以上）。

1. 临床表现　口腔表现为上颌骨短、腭盖高拱、下颌前突。晚期梅毒导致的牙齿发育异常非常具有特征性，可帮助快速诊断。其主要影响切牙和磨牙。Hutchinson 牙是指上、下𬜯中切牙切缘部分缩窄，切端呈半月形凹陷，牙齿短小，牙间隙宽。桑葚牙表现为第一磨牙牙冠短小，𬜯面聚拢，牙尖集中并有多数小球状突起，形似桑葚，故而得名。釉质发育不全，表面粗糙，易患龋齿。

2. 诊断与鉴别诊断　根据病史、患儿的临床表现、实验室检查可以进行诊断。血清梅毒螺旋体抗体试验可用于确诊。皮肤病损应与天疱疮、勒 - 雪病相鉴别。骨骼病损需与骨结核和化脓性骨髓炎相鉴别。

3. 治疗　口腔治疗主要是对症，预防和治疗磨牙龋坏，对影响美观的 Hutchinson 牙可进行修复。

六、青少年局限性硬皮病

硬皮病是以局限性或弥漫性皮肤、黏膜增厚及纤维化为特征的慢性结缔组织病。根据内脏是否受累，其又分为系统性硬皮病和局限性硬皮病（localized scleroderma，LS），又称硬斑病。

1. 临床表现　面部的硬斑块有时可累及其下方的肌肉、骨骼。严重者一侧面部的组织萎缩，患侧面部明显小于健侧，致使面部歪斜，又称为进行性半侧颜面萎缩。患侧轻度脱发，头发变白。局部皮肤色素沉着、萎缩变薄、汗腺萎缩、感觉迟钝。可有局灶性癫痫发作、神经性疼痛。

口腔表现为患侧嘴唇变薄、嘴角向上，唾液分泌减少，同侧舌萎缩。可伴有同侧硬腭、上下颌骨发育不全，牙齿缺失、牙齿发育不全，牙周组织破坏、牙根吸收、牙根短小、牙齿迟萌，错𬌗畸形。

2. 诊断与鉴别诊断　根据患者的临床表现和体征，结合病史、免疫生化检查、影像学检查可以确诊。生化免疫检查可检测到抗核抗体、类风湿因子、抗组蛋白抗体、抗着丝点抗体和抗 SCL-70 抗体阳性。

进行性半侧颜面萎缩者应与先天性面部发育不良及儿童时期肿瘤放疗后导致面部软、硬组织畸形相鉴别。

3. 治疗　目前尚无特效疗法，治疗主要是针对炎症反应、免疫调节和纤维化。口腔治疗主要是维持良好的口腔卫生，不能保留的牙齿应及时拔除，并行间隙保持或义齿修复，以恢复颌间高度、功能和美观。错𬌗畸形应早期矫治，矫治器的卡环不能放在患侧受累牙上，以免加速牙根吸收。

第二节　遗传性疾病相关儿童口腔异常的诊断和治疗

遗传性疾病是指由于基因或染色体异常导致的一些疾病，尤其是一些先天性疾病。根据造成遗传性疾病的原因，又可将其分为单基因病、多基因病、染色体病和细胞质遗传病。目前对大多数遗传性疾病尚无有效治疗方法，因此对其的预防就有特别重要的意义。本节将介绍几种与口腔颌面部发育相关的遗传性疾病的临床表现、诊断和防治。

一、颅骨锁骨发育不良

颅骨锁骨发育不良（cleidocranial dysplasia）是一种罕见的先天性骨骼系统发育异常综合征（OMIM 119600），发病率约为 1/1 000 000，多为常染色体显性遗传，约 2/3 患者有家族史。RUNX2 为颅骨锁骨发育不良的致病基因。

1. 临床表现

（1）锁骨：10% 出现锁骨单侧或双侧缺如，肩峰末端缺损，表现为双肩陡峭下垂，肩关节活动大，双肩可向前胸相互靠拢。

（2）颅骨：头颅增大，囟门和颅缝增宽、延迟闭合或不闭合。

（3）面型：面骨相对较小，眼距增宽，鼻梁塌陷。

（4）口腔：腭盖高拱，腭裂或腭黏膜下裂，上颌骨发育不良；伴随多生牙，乳牙滞留，恒牙萌出阻滞。

2. 诊断与鉴别诊断　依据典型的家族史、临床表现和影像学检查可以得出诊断，RUNX2 基因突变检测可以进一步明确病因（图 14-1）。

颅骨锁骨发育不良的骨骼发育异常需与成骨不全症（患者好发骨折）、致密性成骨不全症（骨密度低、易骨折）和先天性甲状腺功能减退症进行鉴别。身体矮小、囟门迟闭应与佝偻病相鉴别。

3. 口腔治疗　颅骨锁骨发育不良患者的口腔治疗常常需要多学科综合进行，根据畸形的类型和严重程度，联合颌面外科、正畸科和修复科制订个性化的长期治疗方案。

（1）分批拔除滞留乳牙和多生牙，以促进恒牙的正常萌出。

（2）对阻生的恒牙，可采取手术开窗暴露、正畸牵引的方式进行治疗。

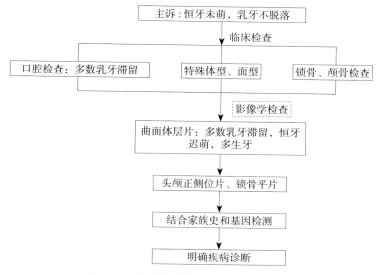

图 14-1 颅骨锁骨发育不良诊断流程图

（3）对上颌骨发育不良的患者，可采用正畸矫治器扩大狭窄的牙弓，前方牵引治疗上颌骨矢状向发育不足。

（4）无法牵引到位的恒牙可手术拔除后行义齿修复。当颌骨发育完全后，可进行种植义齿和固定桥修复。

4. 预后及相关因素 颅骨锁骨发育不良的畸形虽然很多，但一般表现程度较轻，有些患者可以只表现为牙齿发育异常。除牙齿外，其他畸形对生活质量的影响不大。

二、少汗型外胚叶发育不全

外胚叶发育不全是一种罕见的遗传性疾病，表现为无汗或少汗、毛发稀少及先天缺牙。根据患者有汗和无汗，将其分为少汗型外胚叶发育不全和有汗型外胚叶发育不全。

少汗型外胚叶发育不全（hypohidrotic ectodermal dysplasia，HED）（OMIM 305100）的遗传方式主要为 X 连锁隐性遗传（75%~

95%），也有报道为常染色体显性/隐性遗传。其在出生男婴中的发病率为1/100 000，女性患者较少且表现型不完全，多为致病基因携带者。

1. 临床表现

（1）皮肤及全身表现：患者身材矮小。由于缺乏毛囊和皮脂腺，皮肤干燥、多皱纹，少汗或无汗，不能耐受高温。毛发、眉毛、汗毛稀少，指（趾）甲发育不良。

（2）面部表现：额部和眶上部隆凸而鼻梁下陷，口周和眼周有细小的皱纹及色素沉着，口唇突出，耳郭明显。

（3）口腔表现：先天缺牙，乳牙和恒牙常全部缺失，无牙𬌗较少见。牙齿形态较小，前牙常为圆锥形，磨牙常为牛牙样牙，釉质发育不全，牙槽嵴低平。

2. 诊断与鉴别诊断　临床上常可以根据患儿的典型面容、皮肤和毛发特点，以及口腔内缺失牙齿的数目确诊（图14-2）。

有汗型外胚叶发育不全是常染色体显性遗传性疾病，又称为毛发 - 指甲 - 牙齿综合征，主要表现是患儿汗腺发育正常，其他表现与少汗型外胚叶发育不全相似。

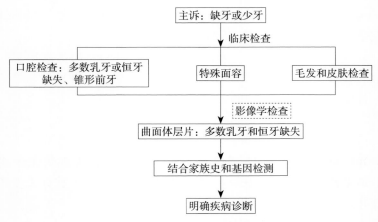

图14-2　少汗型外胚叶发育不全诊断流程图

3．口腔治疗　口腔治疗的目的是修复功能和美观。应早期进行局部义齿或总义齿修复（图 14-3），以改善患儿的咀嚼功能，促进全身和颌面部生长发育。随着牙列和牙槽骨的发育，应定期对义齿进行适当调改或重做。成年后，可采用种植义齿修复。

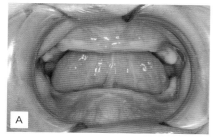
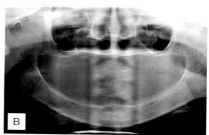
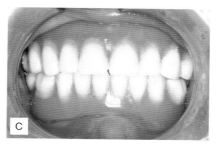

图 14-3　10 岁外胚叶发育不全患儿义齿修复

A. 口内像可见口内无牙，牙槽嵴低平；B. 曲面体层片示全口牙胚先天缺失；C. 全口义齿
修复后口内像。

三、低磷酸酯酶症

低磷酸酯酶症（hypophosphatasia）是一种罕见的遗传性疾病（OMIM 146300，241500，241510），其特点为骨骼和牙齿矿化不全，血清及骨组织中碱性磷酸酶活性降低。发病率约为 1/100 000。其临床表现多样，可分为 6 型：围产期致死型、围产期良性、婴幼儿型、儿童型、成人型和牙型。

1．临床表现

（1）全身表现

1）围产期致死型：在宫内即发生明显的骨矿化异常，通常导致患儿死亡。

2）婴幼儿型：出生后 6 个月内开始出现低磷酸酯酶症的症状，高钙血症较明显，患儿易怒、肌张力低、喂养困难、厌食、呕吐等，肾功能因高尿钙症和肾盂结石受损。胸廓畸形，易发生呼吸道感染。虽然囟门宽，但常出现颅缝早闭而导致颅内压增高。易发生骨折，病死率达 40%。蓝色巩膜、脊柱侧弯、长骨弯曲，随年龄的增长，骨骼矿化自行改善。乳牙早失。

3）儿童型：此型病症较轻，主要表现为佝偻病、身材矮小和步履不稳、牙齿早失。

4）成人型：主要症状是骨质疏松导致假性骨折，骨痛明显，好发软骨钙化和明显的骨关节病。多有乳牙早失病史。

5）牙型：有学者认为牙型低磷酸酯酶症是儿童型和成人型的轻微表现形式，主要表现为乳牙早失，通常不伴有骨骼系统异常。

（2）口腔表现：牙齿萌出迟缓，乳、恒牙均易早失，乳前牙最易受累而早失。牙周无明显炎症。X 线片示髓腔和根管增大，牙槽骨有吸收。其中，牙根、牙骨质形成不全或发育不良被认为是其主要表现。

2．辅助检查　血清碱性磷酸酶活性低，尿中磷酸乙氨醇或焦磷酸盐含量增高。

3．诊断与鉴别诊断　主要根据临床和 X 线检查发现骨骼异常，乳、恒牙早失，结合实验室检查在尿中发现磷酸乙氨醇，血清中碱性磷酸酶活性降低，可以得出诊断（图 14-4）。

儿童型和成人型低磷酸酯酶症应与佝偻病、成骨不全、骨质疏松症及软骨发育不良综合征鉴别。根据特征性口腔表现和实验室检查结果可以确诊。

4．口腔治疗　口腔治疗主要是口腔卫生指导，对症治疗。拔除过度松动的乳牙或恒牙，缺牙较多的应进行局部义齿修复，以恢复患儿的咀嚼功能。

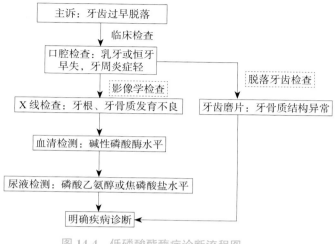

图 14-4 低磷酸酯酶症诊断流程图

四、掌跖角化 - 牙周破坏综合征

掌跖角化 - 牙周破坏综合征（Papillon-Lefèvre syndrome，PLS）（OMIM 245000）是一种罕见的常染色隐性遗传性疾病，发病率为（1~4）/1 000 000。其特点为手掌和足跖部皮肤的过度角化和脱屑，牙周组织严重破坏。研究显示组织蛋白酶 C（cathepsin C，CTSC）基因为其致病基因。

1. **临床表现** 掌跖角化 - 牙周破坏综合征患者的角化异常最早在出生后 3 个月内即可出现，但多数患者从 1~4 岁开始出现对称性掌跖角化症和重度牙周炎。患儿的智力及身体发育正常。

（1）皮肤表现：对称性的皮肤发红，牛皮癣样鳞屑。

角化部位：以手掌、脚掌为主，膝部、肘部、外踝、胫骨粗隆、指／趾关节背部的皮肤也可累及。

角化范围：可达掌缘、鱼际隆凸及腕部。足跖角化通常更为严重，可延伸至跟腱处。

（2）其他表现：患者易感染其他化脓性炎症，如肝脓肿和脓

301

皮病。

（3）口腔表现：表现为乳牙列早发性牙周炎，牙龈重度炎症，有深牙周袋，溢脓、出血、口臭明显。深牙周袋形成导致牙齿过早脱落，到4岁左右几乎所有乳牙均脱落。牙齿脱落后炎症减轻，牙龈恢复正常表现。到恒牙萌出时，又重新出现牙周组织破坏的过程。X线片显示牙槽突重度破坏，有时可见牙根细而尖。

2．辅助检查

（1）血清学检查：血常规正常。患者的组织蛋白酶C、G活性降低。有多种免疫缺陷存在，如T辅助细胞和抑制细胞的比例降低，血清免疫球蛋白水平升高，多形核白细胞趋化和吞噬功能下降，浆细胞变性。血清抗伴放线放线杆菌抗体水平升高。

（2）细菌学检查：患者牙周袋内的龈下菌斑组成与典型的牙周炎相似，以革兰氏阴性厌氧杆菌为主，包括牙龈卟啉菌和螺旋体。也有研究显示伴放线放线杆菌为患者的牙周优势菌，可能在牙周破坏中发挥重要作用。

3．诊断与鉴别诊断　主要是根据患者典型的皮肤和牙周临床表现、实验室检查可以辅助诊断。检测到CTSC基因突变及组织蛋白酶C活性降低是确诊的金标准（图14-5）。

在掌跖角化病中，只有PLS和Haim-Munk综合征（HMS）有早期牙周组织破坏。HMS是一种极罕见的常染色体隐性遗传性疾病，也与CTSC基因突变有关。HMS患者的皮肤变化开始得较晚，但受累更加严重且范围更大，牙周组织病变较轻。临床表现除有掌跖过度角化和牙周组织破坏外，还有肢端骨质溶解症及蜘蛛样细长指（趾），有时可见特征性甲弯曲和扁平足。

4．口腔治疗　口腔治疗主要是控制牙周炎症反应，减缓乳牙脱落，确保恒牙正常萌出并维护其牙周健康。单纯机械方法对牙周治疗效果很差，目前多提倡采用全身和局部综合治疗。治疗原则包括：

（1）严格控制菌斑，维持良好口腔卫生。

（2）清除伴放线放线杆菌感染，有助于牙周炎症的控制。目前多建议同时服用阿莫西林和甲硝唑，也有学者提倡在维护期内服用

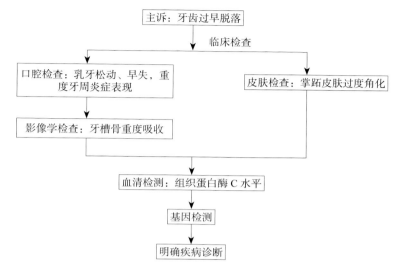

图 14-5　掌跖角化 - 牙周破坏综合征诊断流程图

四环素，但不适用于发育期儿童。

（3）拔除有重度牙周炎的乳牙，制作间隙保持器，以维持颌间距离，恢复咀嚼功能。

（4）恒牙萌出后，每 1~3 个月进行专业的牙周维护。

（5）拔除无法保留的恒牙。恒牙缺失者应及时采用义齿修复，也可用种植体修复，以恢复功能和美观。

5. 预后及相关因素　预防和治疗 PLS 患者牙周炎比较困难。本病对常规的牙周治疗效果一般不佳，患牙病情继续加重，往往导致全口拔牙。

五、成骨不全症

成骨不全症（osteogenesis imperfecta）是一种少见的结缔组织遗传性疾病，发生率约为 1/10 000，男女间无差异。多数为常染色体显性遗传，少数为常染色体隐性遗传，亦可见散发病例。其特点为先天性骨骼发育障碍，又称脆骨病或脆骨 - 蓝巩膜 - 耳聋综合征。主要临床特征包括多发性骨折、关节松弛、蓝巩膜、牙本质发育不全和进行性耳聋。

1. 临床表现

（1）全身骨骼、肌肉和皮肤表现：骨密度减低，脆性增加，易骨折，严重的患者可有自发性骨折。长骨畸形、脊柱畸形，还有关节伸展过度及脱位。患者肌肉量减少、肌无力。皮肤过于柔软，容易出现伤痕。发育迟缓，身材矮小，代谢亢进。

（2）眼部表现：90% 以上患者有蓝巩膜。

（3）耳部表现：一般在 20 ~ 30 岁开始出现传导性听力丧失，50岁时约一半患者出现听力丧失。

（4）头面部表现：重度颅骨发育不良者，出生时头颅有皮囊感。囟门闭合晚。患者头颅宽阔，顶骨及枕骨突出，颞部突出，额骨前突，双耳被推向下方。上颌发育不全，下颌相对前突，脸呈倒三角形。有的患者伴脑积水。

（5）口腔表现：牙齿的异常表现为牙本质发育不全。乳牙和恒牙为乳光色、琥珀色或蓝灰色。牙釉质正常或发育不全，切缘或𬌗面釉质易剥脱，牙齿磨耗明显。由于全口牙磨损严重，可导致患者面下 1/3 垂直距离降低。X 线检查表现为冠根交界处变窄，早期牙髓腔宽于正常，牙根比正常细而短。随着牙齿的磨耗，髓腔内大量继发性牙本质沉积，髓腔明显缩小，根管呈细线状，严重时完全消失。恒牙的症状相对较轻。

2. 诊断与鉴别诊断　诊断主要是根据特征性临床和影像学表现，包括：①家族史；②蓝巩膜；③骨密度减低，脆性增加，易骨折；④进行性耳聋；⑤牙本质发育不全。诊断流程见图 14-6。

对婴儿和儿童轻度成骨不全症的诊断较为困难，需与其他一些有类似骨骼表现的疾病相鉴别，如低磷酸酯酶症、青少年 Paget 病、佝偻病、原发性青少年骨质疏松症，以及一些遗传性维生素 D 代谢缺陷、库欣病等。可通过血检和尿检进行排除。

3. 口腔治疗　口腔治疗同牙本质发育不全。

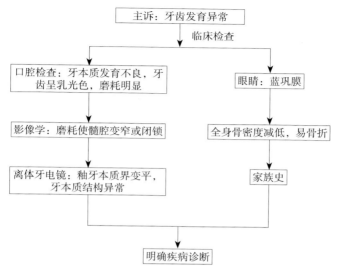

图 14-6 成骨不全症诊断流程图

六、Rieger 综合征

Rieger 综合征（Rieger syndrome）是一组双眼发育性缺陷，伴有或不伴有全身发育异常的发育性疾病。发生率约为 1/200 000，多有家族史，是一种常染色体显性遗传性疾病，无性别差异。其特点为双眼发育缺陷，可伴有全身发育异常和继发性青光眼。

1. 临床表现

（1）眼部表现：眼的特征性表现是角膜后胚胎环，虹膜角膜角发育不全，即眼球前房发育畸形。常见瞳孔异位、变形甚至为裂隙状。约 50% 的患者在 20 岁左右出现眼内压升高。绝大多数为双眼发病，极个别为单眼发病。

（2）口腔表现：上颌前部相对发育不足，少牙、小牙。通常牙齿数目减少在上颌多见，前牙呈锥形。

（3）其他表现：脐周皮肤不能正常退化，皮肤皱褶过多，个别患者有先天性脐疝。其他表现还有尿道下裂、腹股沟疝、肛门狭

305

窄、麦克尔憩室、眼部皮肤白化病、心脏缺陷、智力缺陷，以及垂体发育异常导致空蝶鞍综合征和生长激素不足。

2. 诊断与鉴别诊断　诊断主要根据典型的口腔临床表现以及眼科检查结果（图 14-7）。

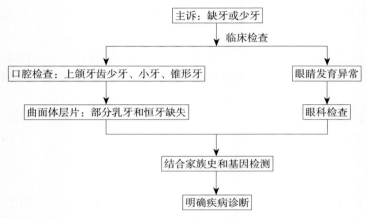

图 14-7　Rieger 综合征诊断流程图

先天性牙齿缺失及锥形牙需与少汗型外胚叶发育不全、Ellisvan Creveld 综合征、色素失调症、牙发育不全、指（趾）甲发育不全症和末端牙骨质 - 骨发育障碍相鉴别。

3. 口腔治疗　口腔治疗主要是对症，修复缺失牙，促进颌骨发育。

七、大疱性表皮松解症

大疱性表皮松解症（epidermolysis bullosa，EB）是一组罕见的单基因遗传性疾病，表现为皮肤脆性增加，皮肤或黏膜在轻微创伤后即发生水疱。根据遗传方式不同，该型又可分为常染色体显性遗传型和常染色体隐性遗传型。大疱性表皮松解症的显性遗传型在出生婴儿中发病率为 1/50 000，严重隐性遗传型为 1∶（200 000 ~ 500 000）。

1．临床表现

（1）全身表现：手、足是最常受累的部位。皮肤在发热、摩擦、受压或外伤后出现水疱、大疱，病变常并发感染。一些类型患者的眼部有以下改变：结膜明显萎缩，非特异性睑炎、睑球粘连，结膜炎以及伴角膜混浊和水疱形成的角膜炎。

（2）口腔表现：口腔黏膜病损多见于软硬腭交界处、舌部，大疱呈血性，易破溃形成溃疡。

2．诊断与鉴别诊断　诊断依据主要是患儿的临床表现和病史，同时结合扫描电镜、免疫荧光抗原定位技术和 EB 相关单克隆抗体检测。皮肤活检可以明确裂隙在皮肤中的位置。

在儿童患者中，应与大疱性脓疱病、Ritter 病、皮肤卟啉病、新生儿天疱疮、先天性梅毒、青少年疱疹样皮炎相鉴别。在较大年龄患者中，应与天疱疮、药疹、疱疹性皮炎、多形性大疱性红斑进行鉴别。

3．口腔治疗　口腔病损治疗主要是保持口腔卫生，可用生理盐水清洗、漱口水含漱防止继发感染，口腔黏膜可涂布鱼肝油滴剂混合液。由于患者口腔黏膜脆弱，牙科治疗时应特别注意，避免造成创伤。

八、唐氏综合征

唐氏综合征（Down syndrome）又称为先天愚型或染色体 21-三体综合征，是儿童最为常见的一种染色体异常所导致的先天性疾病。在我国，唐氏综合征在活产新生儿中的发生率为 0.5‰ ~ 0.6‰，男女比例为 3：2。随着母亲生产年龄的增大，发生率也随之增加，35 岁以上是唐氏综合征的危险因素。主要临床特征为智能障碍、体格发育落后和特殊面容，并可伴有多发畸形。

1．临床表现

（1）智力和体格发育：患者智力发育明显迟缓，智商一般在 20 ~ 50。语言发育和行为障碍，运动发育迟缓，体格发育落后，身材矮小，肌张力低下。通贯掌。

（2）特殊面容：典型特征为面中部发育不良、鼻部扁平、鼻梁凹陷。大部分表现为小头畸形，额窦缺如、上颌窦缺如或发育不足，囟门闭合延迟，眼部畸形包括眼距宽、睑裂短、外眦上斜、内眦赘皮。

（3）口腔表现：口腔卫生状况很差，有重度牙周炎、深牙周袋，其严重程度超过菌斑、牙石等局部刺激物的量。错𬌗畸形发生率高，主要是Ⅲ类错𬌗。可伴有舌体肥大、吐舌、舌面裂纹、腭裂等。

（4）其他伴发畸形：约半数患儿有先天性心脏病，甲状腺功能低下，性发育延迟，免疫功能低下，易患感染性疾病，白血病的发病率较高，为 10% ~ 30%。

2. 诊断与鉴别诊断　根据患者的特殊面容和智力低下可以确诊，嵌合型患儿可采外周血进行染色体分析。本病需与先天性甲状腺功能减低症相鉴别，可通过检测血清 TSH、T4 和核型分析进行鉴别。

3. 口腔治疗　主要是对症治疗和改善口腔卫生状况，进行系统牙周治疗。

九、遗传性牙龈纤维瘤病

遗传性牙龈纤维瘤病（hereditary gingival fibromatosis）是一种罕见的以全口牙龈弥漫性、渐进性增生为特点的良性牙龈病变，可独立出现，也可作为综合征的一部分存在。非综合征型偶尔合并有多毛、智力低下和癫痫为特征的三联征。发病率约为 1/750 000，遗传方式以常染色体显性遗传为主，少数为常染色体隐性遗传。患者多有家族史，偶有散发病例。

1. 临床表现　病变多发生于恒牙萌出前后，也可发生于乳牙萌出时。牙龈增生可分为局限型和广泛型，后者较为常见。局限型常侵犯上颌结节和下颌磨牙颊侧的牙龈，而广泛型者全口牙龈广泛纤维性增生，表面光滑或呈结节状、球状、颗粒状，点彩明显。龈色粉红，质地坚韧，探诊不易出血、无痛，由于牙龈增生不易清洁而导致大量菌斑堆积者也可伴有牙龈炎症。病变累及附着龈、边缘龈和牙间乳头，唇舌侧牙龈均可发生，以上颌磨牙腭侧牙龈最为严重，常覆盖牙面 2/3 以上，有时甚至超过咬合面，影响咀嚼、语言和美观。

2. 诊断与鉴别诊断　根据患者典型的临床表现和家族史可以确诊。无家族史者应与药物性牙龈增生、青春期或妊娠期牙龈增生相鉴别。药物性牙龈增生有长期服药史，病变主要累及牙间乳头和牙龈缘，增生程度中等。青春期或妊娠期增生性龈炎多发生于前牙部位，局部刺激因素明显，炎症表现相对较重，增生程度相对较轻，无长期服药史和家族史，诊断根据患者的年龄和妊娠情况。

3. 口腔治疗　牙龈纤维瘤病的治疗原则主要是控制菌斑，消除炎症，手术切除肥大牙龈、修整外形。术后易复发。本病为良性增生，复发后可再次手术。对于牙龈增生导致错𬌗畸形的患者，术后还应配合正畸治疗，改善牙齿排列状况，以利于菌斑控制、维护口腔健康。

参考文献

［1］葛立宏. 儿童口腔医学. 5 版. 北京：人民卫生出版社，2020.

［2］秦满，夏斌. 儿童口腔医学. 3 版. 北京：北京大学医学出版社，2020.

［3］Gorlin RJ. 头颈部综合征. 4 版. 马莲，译. 北京：人民卫生出版社，2006.

［4］Dean JA. 麦克唐纳埃弗里儿童青少年口腔医学. 10 版. 秦满，译. 北京大学医学出版社，2018：419-434.

（赵玉鸣　杨媛）

索 引